教育部/中央财政支持高职院校专业发展项目
江苏省示范性高等职业院校专业建设项目
医学影像技术专业无界化教学系列教材

脊柱与四肢影像检查技术

JIZHU YU SIZHI YINGXIANG JIANCHA JISHU

主　编　沈孝翠　辛　春

副主编　许海兵　徐高峰　姚立正　谢冬生

本书编委

（按姓氏笔画排序）

许海兵　江苏医药职业学院
肖　勇　盐城市第一人民医院
辛　春　江苏医药职业学院
辛立旭　盐城市第三人民医院
沈孝翠　江苏医药职业学院
陈　懿　贵州安顺职业技术学院
罗晓筠　贵州安顺职业技术学院
庞古胜　江苏省连云港市灌南仁慈医院
姚立正　盐城市第三人民医院
徐高峰　盐城市第一人民医院
董天祥　中国人民解放军总医院
谢冬生　扬州大学附属苏北人民医院

江苏大学出版社
JIANGSU UNIVERSITY PRESS
镇　江

图书在版编目(CIP)数据

脊柱与四肢影像检查技术 / 沈孝翠，辛春主编. —
镇江：江苏大学出版社，2017.7
ISBN 978-7-5684-0524-9

Ⅰ. ①脊… Ⅱ. ①沈… ②辛… Ⅲ. ①脊椎病—影象诊断—图解②四肢—影象诊断—图解 Ⅳ. ①R681.504-64②R658.04-64

中国版本图书馆 CIP 数据核字(2017)第 174218 号

脊柱与四肢影像检查技术

主　　编/沈孝翠　辛　春
责任编辑/徐　婷
出版发行/江苏大学出版社
地　　址/江苏省镇江市梦溪园巷 30 号(邮编：212003)
电　　话/0511-84446464(传真)
网　　址/http://press.ujs.edu.cn
排　　版/镇江华翔票证印务有限公司
印　　刷/镇江文苑制版印刷有限责任公司
开　　本/787 mm×1 092mm　1/16
印　　张/18
字　　数/376 千字
版　　次/2017 年 7 月第 1 版　2017 年 7 月第 1 次印刷
书　　号/ISBN 978-7-5684-0524-9
定　　价/45.00 元

如有印装质量问题请与本社营销部联系(电话:0511-84440882)

前　言

20 世纪 70 年代以来，随着医学科学技术的飞速发展，X 线计算机断层成像(X - ray computer，X - rayCT，CT)、核磁共振成像(magnetic resonance imaging，MRI)等现代影像技术相继崛起并迅速普及。现代医学影像不仅提供丰富的组织和器官的位置与形态，而且使人们能够更全面深入地认识人体的生理、生化和病理过程。目前迫切需要熟悉和掌握医学影像技术的人才，现在大部分教材是以医学影像解剖、医学影像检查技术、医学影像诊断来设计组建，本系列教材以综合素质养成为主线，职业岗位能力为导向，将专业基础课程医学影像成像原理、X 线摄影化学及照片打印技术、放射物理与防护、质量控制概要等整合为《医学影像基础概论》；在其基础上将原有的专业课程医学影像检查技术、医学影像解剖、医学影像诊断等构建为以人体头颈、胸、腹、盆、脊柱与四肢为模块的专业核心教材：《头颈部影像检查技术》《胸部影像检查技术》《腹部影像检查技术》《盆部影像检查技术》和《脊柱与四肢影像检查技术》。本系列教材打破传统学科界限，将解剖、医学影像检查技术、医学影像诊断等学科知识精简优化、有机组合；重点放在各种影像检查技术操作及正常影像的解读，突出其应用性。

《脊柱与四肢影像检查技术》主要讲述脊柱与四肢的相关解剖(本部位的系统解剖和典型影像解剖)，影像检查技术(X 线、CT、MRI)，常见病和多发病的影像诊断和鉴别诊断。本书由沈孝翠、辛春、辛立旭、陈懿、庞古胜、罗晓筠、姚立正、徐高峰、谢冬生、董天祥、肖勇等老师参与编写，在此谨向参编人员以及所有支持、帮助、指导本书编写的同志表示衷心的感谢。

本书可作为高职高专影像技术专业的教学用书或者教学参考用书，也可供医学影像专业的研究工作者和医疗工作者参考。由于编者水平有限，疏漏在所难免，诚望广大读者批评指正。

编　者

2017 年 7 月

目录

项目一

脊柱与四肢影像检查相关解剖

学习目标

1. 学习骨骼的生长发育过程；
2. 触摸脊柱四肢骨的体表定位标志；
3. 识别四肢骨与关节的相关的解剖。

任务1　骨骼的生长机理

骨骼由人体胚胎时期的间充质发生，出生后继续生长发育，直到成年才停止长大，但骨骼的内部改建活动持续终身。

一、骨骼的发育

在母亲怀孕的第8周左右，胎儿体内由间充质分化出胚胎性结缔组织，形成膜性骨。以后膜性骨的大部分被软骨所取代，再由软骨组织发展成骨组织。结缔组织和软骨组织被钙盐沉积而转化为骨组织的过程称为骨化，人体骨骼的骨化方式有膜内化骨和软骨内化骨两种。

（一）膜内化骨

膜内化骨又叫纤维性骨化或结缔组织性骨化，主要见于人体的顶骨、额骨和锁骨等。先由间充质细胞演变为纤维细胞，形成结缔组织膜。部分膜先开始骨化，形成骨化中心。然后由这些骨化中心向周围形成辐射状的骨梁，骨梁再生骨小梁并互相连接成网，网眼（小梁间隙）内含有胚性造血组织。

以顶骨为例，随着脑的发育，原始顶骨外表面以成骨为主，使骨不断生长。内表面以分解、吸收为主，不断改变骨的曲度，使顶骨的生长与脑的发育相适应。顶骨由几个骨化点骨化，然后融合成两块顶骨。

（二）软骨内化骨

人体除锁骨以外的四肢骨、躯干骨和颅底骨的发生都是软骨内化骨，在软骨膜和软骨内部同时进行。软骨膜化骨形成骨密质及其外层的骨膜；软骨内化骨形成骨松质、骨髓腔及充填于其内的骨髓。

以长管状骨为例（图 1-1-1），在胚胎发育早期，首先由间充质细胞分化成软骨细胞。再由软骨体中部的软骨膜内层分化出成骨细胞，开始骨化形成圆筒状的骨龄。此时有血管侵入软骨体中央，并分化出成骨细胞与破骨细胞，形成初级骨化中心，又叫原发骨化中心或一次骨化中心。在初级骨化中心部位，破骨细胞将骨质吸收而形成骨髓腔，其内的间充质转化为红骨髓。胎儿出生后，长骨的骨干已完全骨化，而两端骺软骨继续骨化，形成次级骨化中心，又叫继发骨化中心或二次骨化中心。

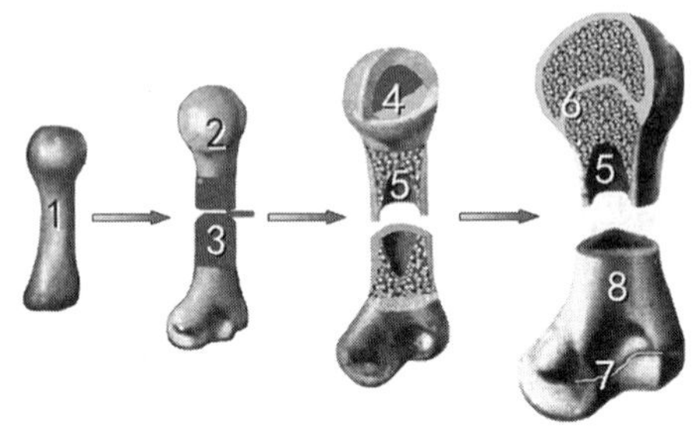

1. 软骨雏形；2. 骨骺；3. 一次骨化中心；4. 二次骨化中心；5. 骨髓腔；
6. 骨骺板；7. 骨骺线；8. 完全骨化的骨干

图 1-1-1　长管状骨发育过程示意图

当骨干和骨骺的骨化都接近完成时，两者之间仍保留一层骺软骨。在 X 光片上（图 1-1-2），厚些的骺软骨表现为低密度的骨骺板；薄些的骺软骨则表现为低密度的骨骺线。骨骺板或骨骺线两侧的高密度线为临时钙化带。随着人体的发育，骨化中心增大，与干骺端逐渐融合，骨骺线消失。至 20 岁左右发育成完整的成人骨骼，部分临时钙化带保留成为高密度的生长线。熟悉骨化中心的出现及愈合时间，在诊断骨创伤时不至于将骨骺线误认为骨折线。

长骨在发育过程中，依据内、外环境诸多因素的影响，骨质不断改建，达到以最少的原料构建具有高度韧性和强度的骨质。短骨的骨化过程与长骨相似，但首先从软骨膜开始化骨，然后再进行软骨内化骨。

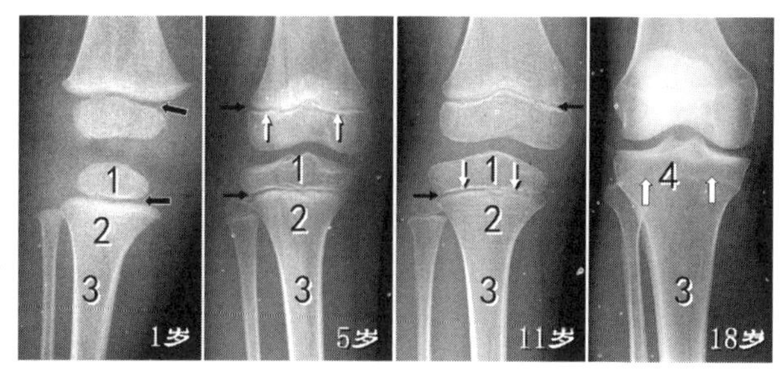

1. 骨骺;2. 干骺端;3. 骨干;4. 骨端;粗黑箭头—骨骺板;细黑箭头—骨骺线;
细白箭头—临时钙化带;粗白箭头—生长线

图 1-1-2 不同年龄膝关节 DR 正位片

二、骨组织构成

骨组织是一种坚硬的结缔组织。成人骨无机成分约占 2/3,有机成分仅占 1/3。

(一) 骨组织成分

骨组织由细胞成分、纤维成分和骨基质构成。

1. 骨细胞成分

骨组织中的细胞主要有三种:成骨细胞,分泌骨基质,然后自身埋于其中,衍变为骨细胞;骨细胞,是骨组织的主要细胞;破骨细胞,具有特殊的吸收功能。某些局部炎症病灶中的巨噬细胞也参与骨质吸收过程。

2. 骨纤维成分

骨组织中的纤维为骨胶纤维,是一种结晶纤维蛋白原,被包埋在含有钙盐的骨基质中。骨胶纤维占骨质中有机物的 90% 。

3. 骨基质

骨基质由成骨细胞分泌而来,分布在成骨细胞周围,有大量的钙盐沉积,成为很坚硬的组织。脱水后的骨组织中无机物重量占 65% ~75% ,其中 95% 是固体钙和磷。钙磷固体仅有 0.5% 的钙可以游离到体液中成为自由钙。骨质中次要的矿物质是镁、钠、钾,以及一些微量元素如锌、锰、氟化物和钼等。

(二) 骨组织结构

骨组织结构由外向内依次为骨膜、骨密质、骨松质和骨髓腔。

1. 骨膜

骨膜是覆盖在骨表面的坚固的结缔组织包膜,由胶原纤维紧密结合而成,富含血管和神经末梢,具有营养和感觉作用。在骨端和肌腱附着处骨膜非常牢固地附着在骨质上,其他部位的骨膜较厚,容易从骨质上剥脱。

正常骨膜在 X 光片或 CT 片上不显影,但受到病理因素刺激可以形成高密度的骨膜新生骨，又称为骨膜反应（图1-1-3），或骨膜增生。

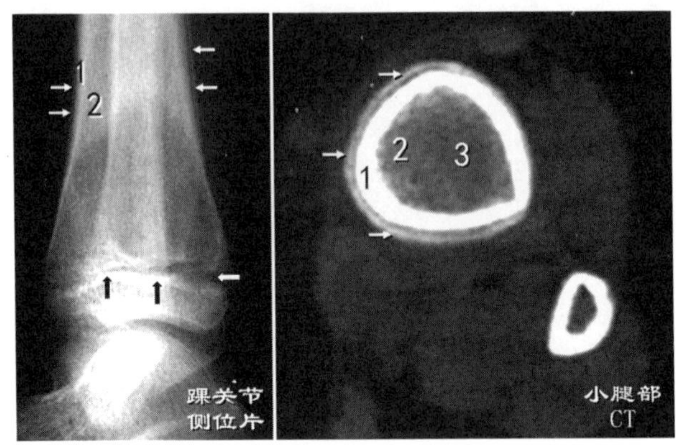

1. 骨密质；2. 骨松质；3. 骨髓腔；粗白箭头—骨骺板；粗黑箭头—临时钙化带；细白箭头—骨膜新生骨

图1-1-3　左侧胫骨下端化脓性骨髓炎的骨膜反应

2. 骨密质

骨密质又称为骨皮质（图1-1-4），分布在骨质表面，位于骨膜和骨松质之间，由骨板紧密排列而成。骨板之间有很多呈同心圆排列的哈氏骨板，其中心有管状系统为哈氏管（Haversian canal），又称为纵管，与长骨的长轴平行，并有分枝连成网状，在管内有血管、神经通过。

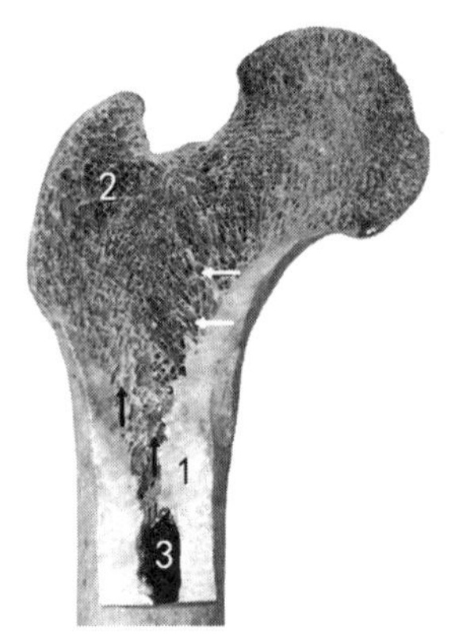

1. 骨密质；2. 骨松质；3. 骨髓腔；细黑箭头—骨小梁；细白箭头—骨梁间隙

图1-1-4　右侧股骨上端冠状面标本

3. 骨松质

骨松质又叫骨疏质，呈海绵状，位于骨密质和骨髓腔之间，由相互交织的网状骨小梁排列而成。骨小梁的排列与骨骼所承受的压力和张力方向一致。骨松质存在于长骨的骨端、短骨和不规则骨的内部。

4. 骨髓腔

骨髓腔位于长管状骨的中央。骨髓腔和小梁间隙内充填骨髓，能产生血细胞的骨髓略呈红色，称为红骨髓。人出生时，红骨髓充满全身骨骼内，随着年龄增大，脂肪细胞增多，相当部分红骨髓被黄骨髓取代，成人几乎只有扁平骨的骨髓腔中有红骨髓。

三、骨骼的代谢

骨骼内的细胞、无机盐等都在不停地进行着代谢活动，以保证骨骼在活体中动态改建和重建。适宜的血钙浓度才能保证心肌和骨骼肌的正常工作，而人体内99%以上的钙在骨组织中，所以骨骼是维持血钙平衡的重要器官。骨髓中有大量骨髓干细胞，可诱导分化成各种血细胞进入血液。

（一）成骨和破骨

通常骨组织中成骨和破骨两个过程保持相对平衡，有时其中之一占优势。在生长发育期，成骨活动占优势；成年期，成骨活动和破骨活动保持相对平衡；老年期，破骨活动占优势。

（二）钙、磷代谢

机体的钙和磷主要存在于骨质和体液内，其中钙含量的99.7%位于骨质内。在体液中的钙、磷含量虽少，但具有重要的生理功能，且与骨质内的钙、磷在正常情况下保持动态平衡。

1. 钙的代谢

人体内的钙主要来源于食物，大部分经小肠上段吸收。影响钙吸收的主要因素是维生素D和机体对钙的需要。

食物中的钙必须转变为水溶性的离子状态才能被吸收，维生素D有促进小肠对钙吸收的作用。钙的排泄是经肾脏和肠道，排出量与血清含钙量有关。人体内钙的吸收多于排泄，为钙的正平衡；老年人、营养不良或甲状旁腺机能亢进时，钙的排泄多于吸收，为钙的负平衡。

2. 磷的代谢

人体内的磷也来源于食物，以磷酸基的形式在小肠内吸收，一般比钙容易吸收。磷的吸收与小肠中钙的含量有关，因此也受维生素D的影响。人体内80%～90%的磷与钙结合成磷酸钙形成骨盐。正常人体内60%～80%的磷经肾排出，其余经粪便排出。磷的排出量与血清中无机磷的含量成正比。

3. 钙、磷平衡

正常成人骨质中的钙、磷含量及其排出量与摄入量保持平衡。骨盐与体液中的钙、磷不断进行交换，使骨盐成分维持动态平衡。当体液内钙离子含量增多时，血磷离子则减少，反之亦然。如血中钙、磷含量降低，儿童有可能发生佝偻病，成人有可能发生骨软化症。

（三）影响骨代谢的因素

骨的代谢过程很复杂，成骨和破骨过程、钙磷的代谢等受许多因素影响。

1. 维生素

与骨骼代谢活动相关的维生素主要有维生素A、维生素C、维生素D等。

(1) 维生素A:能协调成骨细胞和破骨细胞的活动,维持骨的正常生长和改建。维生素A严重缺乏时,骨骺板生长缓慢,骨骼生长迟缓或停止。维生素A过多,则破骨细胞过度活跃,容易发生骨折。

(2) 维生素C:促进骨和其他结缔组织细胞间质的正常发育,维持成骨细胞产生足量的碱性磷酸酶。维生素C缺乏,可引起骨质疏松和坏血病。

(3) 维生素D:主要促进小肠对钙、磷的吸收,提高体液内钙和磷的水平,有利于软骨基质和类骨质的钙化。儿童缺乏维生素D,可导致佝偻病;成人缺乏维生素D,可引起骨软化症。

2. 激素

骨的代谢受多种激素的影响,其中以甲状旁腺素和降钙素最为重要,二者通过反馈机制调节体液内钙的水平。

(1) 甲状旁腺素:可促进钙从骨质中游离到体液中,体液中的钙从肾脏排出。所以甲状旁腺素主要维持体液中的钙离子浓度。甲状旁腺功能亢进时,甲状旁腺素分泌增多,骨质中游离出去的钙增多。时间长了就会导致骨质内无机盐含量减少,骨脆性增加,易发生骨折。而经过泌尿系统排泄的钙盐浓度增高,也容易继发尿路结石。

(2) 降钙素:由甲状腺分泌,通过抑制骨吸收而降低血钙,维持钙平衡。对破骨细胞的骨吸收呈直接抑制作用,而对骨形成则无明显影响。

(3) 甲状腺素:对骨骼有直接作用,使骨吸收和骨形成均增强,而以骨吸收更为明显。T3(三碘甲腺原氨酸)和T4(四碘甲腺原氨酸)增加钙、磷的转换率,促进其从尿和粪便中排泄。

(4) 生长激素:能促进蛋白质合成和软骨及骨的生成,从而促进全身骨骼的生长发育。

(5) 雌激素:能刺激成骨细胞合成骨基质。正常时,雌激素可拮抗甲状旁腺素的骨吸收作用,降低骨组织对甲状旁腺素骨吸收作用的敏感性。雌激素水平下降,则成骨细胞活性减弱、骨形成减少。绝经后雌激素减少,可使骨盐溶解增加,如不给予雌激素替代治疗,常发生骨质疏松。

(6) 糖皮质激素:对骨骼内矿物质代谢有明显作用。人体内糖皮质激素过多如库欣综合征或长期使用糖皮质激素(医源性库欣综合征),可引起骨质疏松,可能与其增加骨质吸收和减少骨质形成有关。

(7) 前列腺素:具有多种功能的调节因子,对骨质形成和骨质吸收既有刺激作用,又有抑制作用。

3. 其他因素

骨代谢受食物的影响,食物中必须含有一定数量的蛋白质和一定比例的钙、磷等物质;骨代谢也受人体吸收和排泄功能的影响,小肠吸收功能和肾脏排泄钙、磷的功能必须正常。食物因素、人体吸收和排泄功能等可以直接引起营养代谢性骨病。骨的代谢要在一定运动和力的作用下才能正常进行,缺乏这些作用就会导致骨质疏松。

（辛春）

任务2　脊柱的解剖

脊柱作为人体的中轴骨,上承载颅底,下连接髂骨,自上而下依次分为颈椎(C)、胸椎(T)、腰椎(L)、骶骨(S)和尾骨(Co)5 个部分。成人脊柱侧面观如图 1-2-1 所示,有向前突的颈曲、腰曲和向后突的胸曲、骶曲 4 个生理性弯曲。

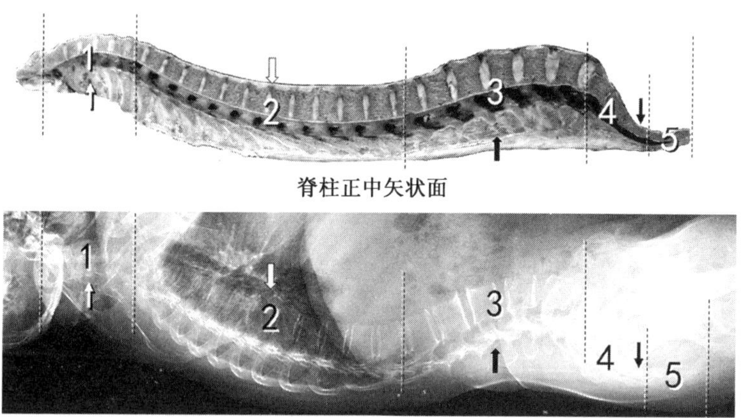

1. 颈椎;2. 胸椎;3. 腰椎;4. 骶骨;5. 尾骨;细白箭头—向前突的颈曲;粗白箭头—向后突的胸曲;粗黑箭头—向前突的腰曲;细黑箭头—向后突的骶曲

图 1-2-1　成人脊柱 DR 侧位,容积成像

一、脊椎

幼年时脊柱有 32 块或 33 块脊椎,即颈椎 7 块,胸椎 12 块,腰椎 5 块,骶椎 5 块,尾椎 3 ~4 块。成年后 5 块骶椎融合成 1 块骶骨,3 ~4 块尾椎融合成 1 块尾骨。

(一) 椎骨

椎骨由椎体和椎弓两部分构成,不同脊段的脊椎又各具特色。

1. 椎体

椎体为不规则骨,位于椎骨的前部。椎体的里面是骨松质,外覆薄层骨密质。

2. 椎弓

椎弓位于椎体的后方，呈半环形（图 1-2-2）。与椎体相连的较细部分为椎弓根，其上方有较浅的椎上切迹，下方有较深的椎下切迹。椎弓的后部为宽厚的椎弓板。从椎弓板上发出 7 个突起：正中向后的棘突，向两侧伸出的横突，向上的 1 对上关节突和向下的 1 对下关节突。一般上、下关节突上有关节面与相邻关节突构成椎间关节。

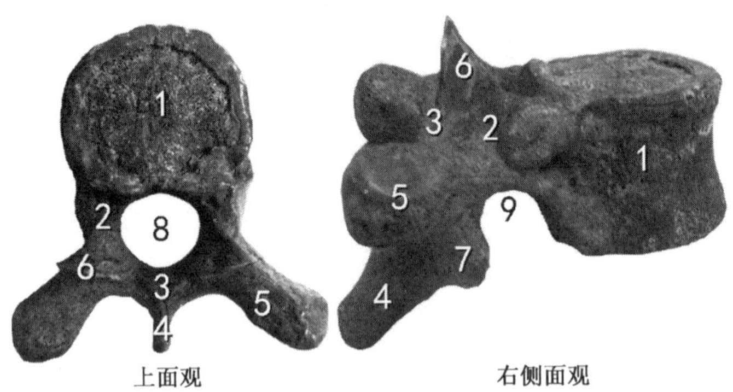

1. 椎体；2. 椎弓根；3. 椎弓板；4. 棘突；5. 横突；6. 上关节突；7. 下关节突；8. 椎孔；9. 椎下切迹

图 1-2-2 胸椎标本

3. 椎孔

椎孔由椎体与椎弓根、椎弓板共同围成。所有椎骨的椎孔连通成椎管（图 1-2-3）。椎管内容纳脊髓、脊神经根、脊膜、后纵韧带和黄韧带等结构。

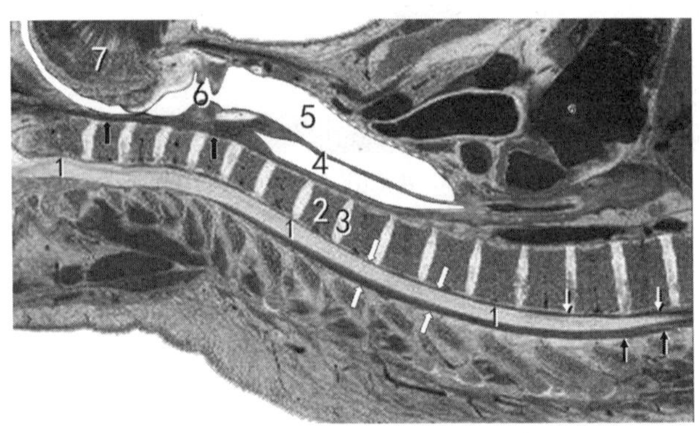

1. 脊髓；2. 椎体；3. 椎间盘；4. 食管；5. 气管；6. 喉；7. 舌根；细黑箭头—硬脊膜；粗白箭头—椎管；细白箭头—后纵韧带

图 1-2-3 脊柱矢状面标本

4. 椎间孔

椎间孔上界为上一椎弓根的下切迹，下界为下一椎弓根的上切迹，前界为椎体和椎间盘的后外侧缘，后界有椎间关节的关节囊和黄韧带外侧缘（图 1-2-4）。椎间孔内有脊神经根和相关的血管通过。

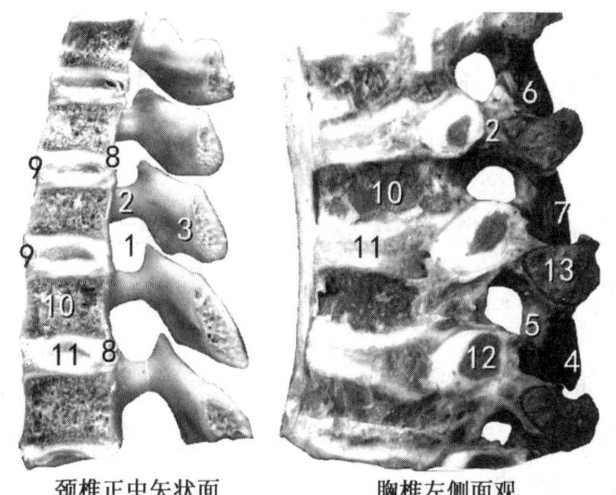

1. 椎间孔；2. 椎弓根；3. 椎弓板；4. 棘突；5. 黄韧带；6. 棘间韧带；7. 棘上韧带；8. 后纵韧带；9. 前纵韧带；10. 椎体；11. 椎间隙；12. 肋凹；13. 横突

图 1-2-4　腰椎正中矢状面模式图

（二）颈椎

颈椎的椎体较小，横切面呈椭圆形，椎孔较大，呈三角形。第 1—6 颈椎横突上有上下方向走行的横突孔，孔内有椎动脉、椎静脉通过。第 2—6 颈椎的棘突短而有分叉。第 3—7 颈椎椎体上面两侧缘有向上突起的椎体钩，下面前、后缘各有一块唇状向下突起，称为前、后唇。第 1 颈椎、第 2 颈椎和第 7 颈椎的形态比较特殊。

1. 第 1 颈椎

第 1 颈椎又名寰椎（图 1-2-5），由前弓、后弓及侧块组成，呈环状，无椎体、棘突和关节突。前弓较短，前缘正中有前结节，后缘正中有齿突凹，与第 2 颈椎的齿突构成寰齿关节。前后两弓之间的骨块，为寰椎的两个侧块。侧块的上关节凹与枕骨髁构成寰枕关节，下关节面与枢椎椎体构成寰枢关节。

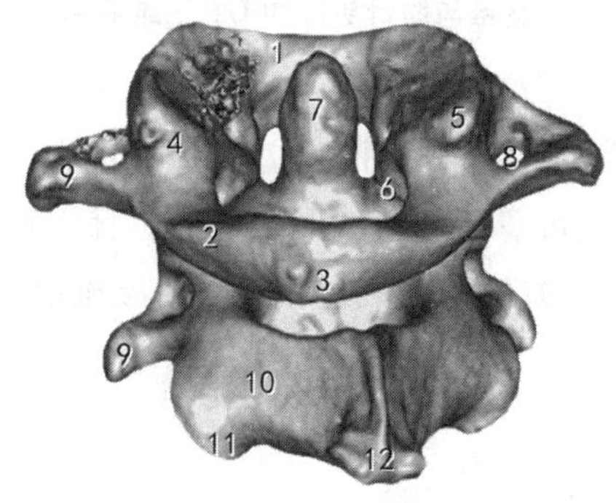

1. 寰椎前弓；2. 寰椎后弓；3. 寰椎后结节；4. 寰椎侧块；5. 寰椎上关节面；6. 寰枢关节；7. 齿状突；8. 横突孔；9. 横突；10. 枢椎的椎弓板；11. 下关节突；12. 棘突

图 1-2-5　寰椎和枢椎的 CT 三维重建，后面观

2. 第2颈椎

第2颈椎又名枢椎，由椎体向上形成一根指状突起称为齿突。齿突原为寰椎椎体，在发育过程中脱离寰椎而与枢椎椎体融合。

3. 第7颈椎

第7颈椎又名隆椎，棘突较长而无分叉，末端形成结节，在皮下易触及，常作为临床上计数椎骨序数的标志。

(三) 胸椎

胸椎的椎体从上向下逐渐增大，横断面呈心形。胸椎的棘突较长，伸向后下方，呈叠瓦状排列。在椎体侧面的后上、下缘各有一浅的上肋凹和下肋凹，与肋头构成肋头关节(图1-2-6)。在横突末端的前面有一圆形的横突肋凹，与肋结节构成肋横突关节。胸椎的椎间关节面近冠状方向，在胸椎侧位X光片上可清晰显示(图2-1-12)。

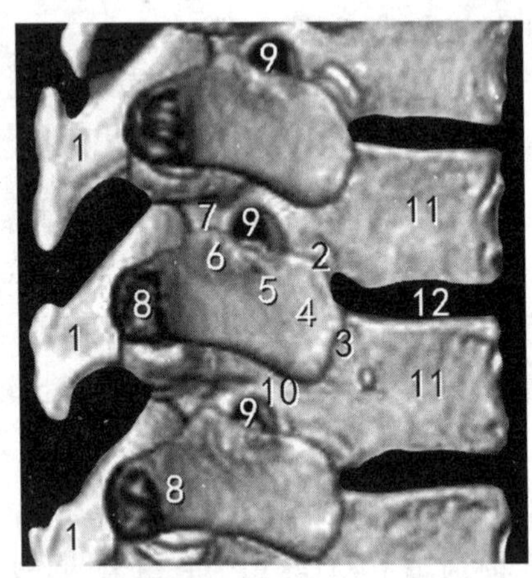

1. 棘突；2. 下肋凹；3. 上肋凹；4. 肋骨头；5. 肋颈；6. 肋结节；7. 下关节突；8. 肋骨体；9. 椎间孔；10. 椎弓根；11. 椎体；12. 椎间隙

图1-2-6 胸椎与肋骨头部的CT三维重建，右侧面观

(四) 腰椎

腰椎的椎体较大，横断面呈肾形(图1-2-7)。腰椎的上、下关节突粗大，椎间关节面呈矢状位，在正位X光片上可清晰显示(图2-1-14)。棘突宽而短，呈板状，水平伸向后方。腰椎的椎弓板之间的间隙较宽，特别在第3—4腰椎的椎弓板之间，临床上常选此部位做腰椎穿刺术。

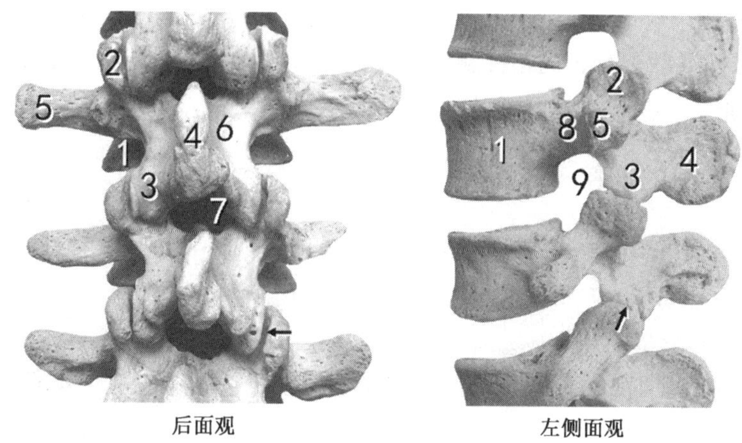

1. 椎体;2. 上关节突;3. 下关节突;4. 棘突;5. 横突;6. 椎弓板;7. 椎弓板之间的间隙;8. 椎弓根;9. 椎间孔;细黑箭头—椎间关节

图 1-2-7　腰椎标本

(五)骶骨

骶骨由 5 块骶椎融合而成(图 1-2-8),上接第 5 腰椎,下连尾骨。呈三角形,底向上,尖向下。前面凹陷,上缘中分有向前隆突的骶岬,中部有 4 条横线,横线两端有 4 对骶前孔。背面粗糙隆凸,正中部有骶正中嵴,外侧有 4 ~ 5 对骶后孔。骶后孔外侧有骶外侧嵴。骶前、后孔与骶管相通,有骶神经前、后支通过。骶管下端有骶管裂孔,其两侧向下突出部分为骶角。骶骨外侧部上方有耳状面,与髂骨耳状面构成骶髂关节。

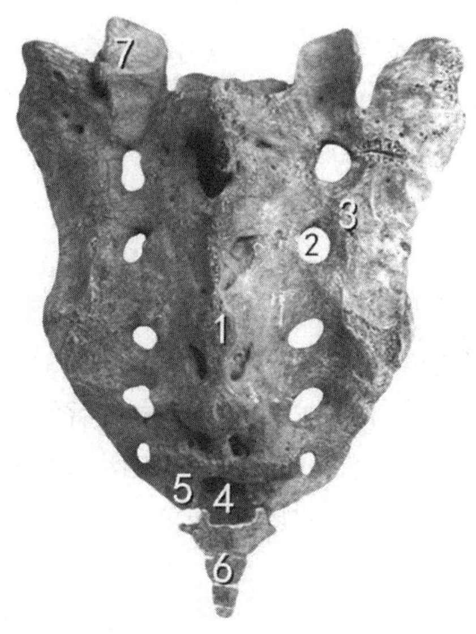

1. 骶正中嵴;2. 骶后孔;3. 骶外侧嵴;4. 骶管裂孔;5. 骶角;6. 尾骨;7. 上关节突

图 1-2-8　骶、尾骨标本,后面观

（六）尾骨

尾骨由 4 ~5 块退化了的尾椎融合而成，上端接骶骨，下端游离为尾骨尖，略似倒置的等腰三角形。

二、椎骨间的连接

脊柱既是很重要的承重器官，又是比较灵活的运动器官。相邻脊椎骨之间借韧带、椎间盘和关节相连接。

（一）椎骨之间的韧带

椎骨之间的韧带为连接椎骨之间的致密结缔组织（图 1-2-4），主要有：

1．前纵韧带

上起枕骨大孔前缘，下达第 1 或第 2 骶椎椎体前面，附着于椎体和椎间盘的前缘。前纵韧带厚实而坚韧，可限制脊柱过度后伸，对维持脊柱的稳定性有重要作用。

2．后纵韧带

位于椎管内，紧贴在全部椎体和椎间盘后缘中间，长度与前纵韧带相当。与椎体相贴部分比较细，但在椎间盘处较宽。作用是既可限制脊柱过分前屈，又防止椎间盘向后突出。

3．棘上韧带

为连于各棘突尖端的一条上下连续的韧带。颈部的棘上韧带由弹性结缔组织构成，呈板片状将两侧肌肉分开，称为项韧带。

4．黄韧带

由弹性结缔组织构成，呈黄色。自上一椎弓板的下缘和内面，连至下一椎弓板的上缘和外面，参与形成椎管的后壁和后外侧壁。协助椎板保护椎管内的脊髓，并限制脊柱过度前屈。黄韧带从上往下依次增厚，但有些人黄韧带过度增厚，会压迫脊神经根，引起类似椎间盘突出的症状。

5．寰椎与枢椎间韧带

在枢椎的齿突尖与枕骨大孔前下缘之间有齿突尖韧带（图 1-2-9）。在枢椎的齿突两侧与两枕骨髁之间有翼状韧带。连接寰椎左、右侧块的寰椎横韧带，从中部向上有纤维束附着在枕骨大孔前缘，向下有纤维束连接枢椎体后面，共同构成寰椎十字韧带，覆盖在齿突、齿突尖韧带、翼状韧带的后面。在寰椎侧块和枢椎的椎体之间有寰枢侧块关节囊韧带。在十字韧带和寰枢侧块关节囊韧带的后面，有覆膜从枕骨斜坡向下，移行于后纵韧带。

此外，在棘突之间、横突之间，分别有棘间韧带和横突间韧带。

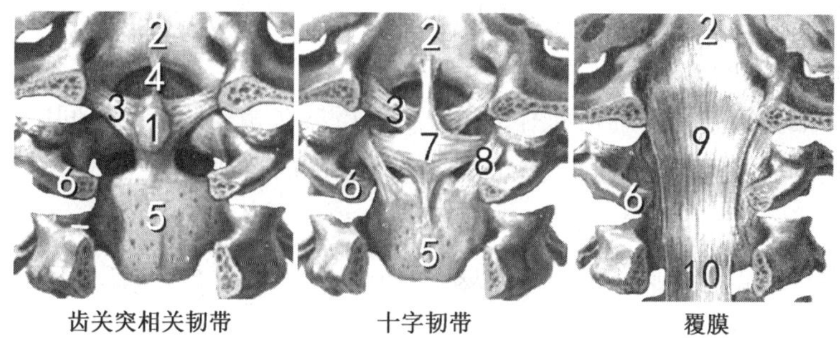

齿关突相关韧带　　十字韧带　　覆膜

1. 齿突；2. 枕骨斜坡；3. 翼状韧带；4. 齿突尖韧带；5. 枢椎体；6. 寰椎后弓；
7. 十字韧带；8. 寰枢侧块关节囊韧带；9. 覆膜；10. 后纵韧带

图 1-2-9　寰椎与枢椎间韧带模式图

（二）椎间盘

椎间盘为连接相邻两个椎体之间的纤维软骨盘（图 1-2-4），由上下软骨板、周围的纤维环和中间的髓核组成。髓核中含有粘多糖蛋白复合体、硫酸软骨素和大量水分，出生时含水量高达 90%，成年后约为 80%。椎间盘纤维环的前缘有较强大的前纵韧带，后缘的后纵韧带则较窄、较薄。在 MRI 片上（图 1-2-10），椎间盘的髓核 T1WI 呈中等信号，T2WI 呈高信号（白色）；纤维环 T1WI 呈中等信号，T2WI 呈无信号（黑色）；软骨板 T1WI 和 T2WI 皆为无信号（黑色）。

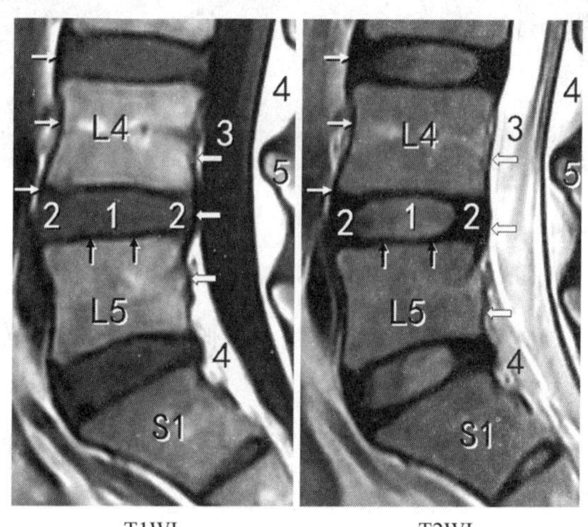

T1WI　　T2WI

1. 髓核；2. 纤维环；3. 脊膜囊；4. 硬膜外脂肪囊；5. 棘突；L5—第 5 腰椎；
S1—第 1 骶椎；细白箭头—前纵韧带；粗白箭头—后纵韧带

图 1-2-10　腰椎 MRI，矢状面

在过度劳损或暴力撞击下，会使纤维环后外侧破裂，髓核突出并压迫脊髓和（或）脊神经根，引起神经痛，临床上称为椎间盘突出症。成人 23 个椎间盘的厚薄不同，中胸部最薄，颈部较厚，腰部最厚。所以颈椎和腰椎活动度大，也是椎间盘突出症的好发部位。

（三）椎骨之间的关节

椎骨之间的关节与脊柱的运动有很大关系。虽然在相邻两椎骨之间的运动幅度有限，但多数椎骨间的运动累计起来，就可实现较大幅度的运动。

1. 寰枕关节

寰枕关节由寰椎的侧块和枕骨髁构成，左右各一。连接脊柱与颅骨，可使头做前俯后仰和侧屈运动。

2. 寰枢关节

寰枢关节（图 1-2-11）是位于寰椎和枢椎之间的关节，包括 1 个寰枢正中关节和 2 个寰枢外侧关节。枢椎齿突与寰椎前弓后缘、寰椎横韧带共同构成寰枢正中关节；寰椎下关节凹和枢椎上关节突构成寰枢外侧关节。寰枢关节以齿突为垂直轴进行旋转运动，使头连同寰椎绕齿突做旋转运动。

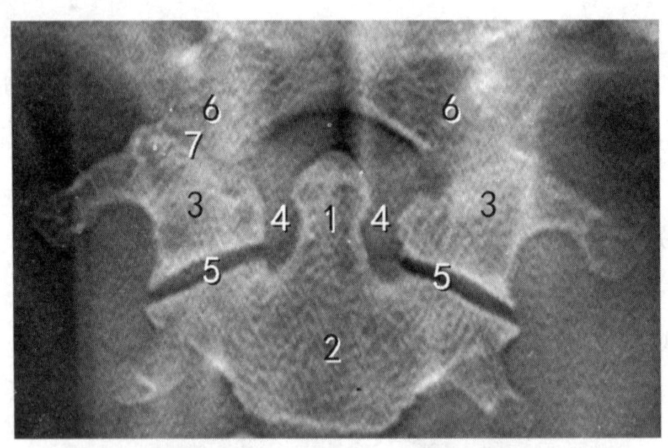

1. 枢椎齿突；2. 枢椎体；3. 寰椎侧块；4. 寰枢正中关节；5. 寰枢外侧关节；6. 枕骨髁；7. 寰枕关节

图 1-2-11 寰枢关节 DR，冠状面容积成像

寰枕关节和寰枢关节构成联合关节，能使头做俯仰、侧屈和旋转等多轴运动。

3. 钩椎关节

钩椎关节（图 1-2-12）又称 Luschka 关节，由第 3—7 颈椎体上面侧缘的椎体钩与上一位椎体的前后唇缘构成。后方为脊髓、脊膜支和椎体的血管；后外侧部构成椎间孔的前壁，邻接颈神经根；外侧有椎动静脉和交感神经丛。随着年龄增长，椎体钩常出现骨质增生，可能压迫脊神经或椎血管。

4. 椎间关节

椎间关节是由相邻椎骨的上、下关节突构成的平面关节，可做微小的运动。颈部椎间关节的关节面接近水平方向，运动较自由；胸部椎间关节的关节面近冠状位，可较小幅度地回旋运动；腰椎椎间关节的关节面呈矢状位，限制回旋运动，但允许脊柱屈伸和侧屈。椎间关节的运动和椎间盘的活动互相配合、互相制约,既保证了脊柱的稳定性,又使脊柱具有灵活性。

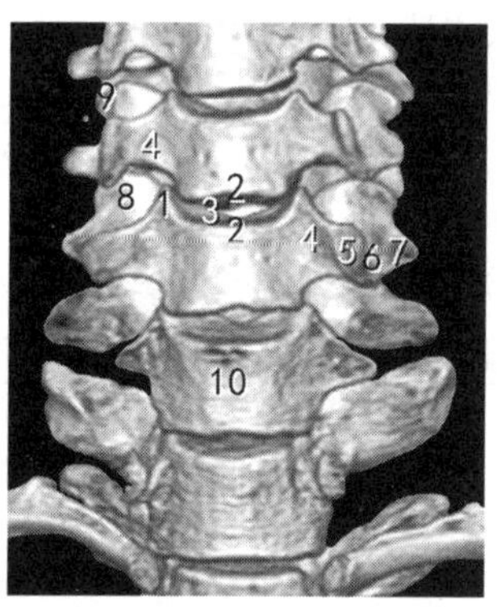

1. 椎突;2. 前唇;3. 钩椎关节;4. 椎弓根;5. 横突前结节;6. 结节间沟;7. 横突后结节;8. 上关节突;9. 下关节突;10. 椎体

图 1-2-12 颈椎重建图像,前面观

三、脊柱的体表定位标志

体表定位标志是指在人体表面能够看到或者扪及的组织器官的固定点,也包括人为的假设连线。在摆放 X 线摄影位置时,要根据这些标志来判断组织器官的位置。其中脊柱的体表定位标志如表 1-2-1 所示。

表 1-2-1 脊柱的体表定位标志

脊椎	身体正面观所在平面	身体背面观所在平面
第 1 颈椎	上颚	
第 2 颈椎	上颌牙咬合面	
第 3 颈椎	下颌角	
第 4 颈椎	舌骨	
第 5 颈椎	甲状软骨	
第 6 颈椎	环状软骨	
第 7 颈椎		颈根部突出棘突
第 2 胸椎间隙	颈静脉切迹	
第 4 胸椎间隙	胸骨角	
第 6 胸椎	男性双乳头连线的中点	
第 7 胸椎	胸骨体中点	
第 7 胸椎间隙		肩胛下角
第 11 胸椎	剑突末端	

续表

脊椎	身体正面观所在平面	身体背面观所在平面
第1腰椎	剑突末端与脐连线中点	
第3腰椎	脐上3 cm	肋弓最低点
第4腰椎	脐	髂嵴
第5腰椎	脐下3 cm	
第2骶椎	髂前上棘	
尾椎	耻骨联合	股骨大粗隆

（罗晓筠）

任务3　脊柱的断层解剖

一、颈椎的横断面解剖

1．寰枢关节层面（图1-3-1）

该层面显示寰枢关节。寰椎呈环状，没有椎体和棘突，主要由前、后弓及两个侧块组成。前弓较短，前正中面有前结节，后正中有小的关节凹，称为齿突凹，与枢椎的齿突相关节。齿突居中，呈圆柱形，其前缘与前弓后面的关节面构成寰枢正中关节，齿突后方为寰椎横韧带，两侧为翼状韧带；两侧为寰椎侧块，齿突外缘与两寰椎侧块内缘间的距离应等长，否则应考虑病变所致。自寰椎侧块向外延伸的三角形部分为寰椎横突，横突一般见于寰椎侧块的中部层面。寰椎的横突较其他颈椎的横突长且粗，内有椎动静脉通过。

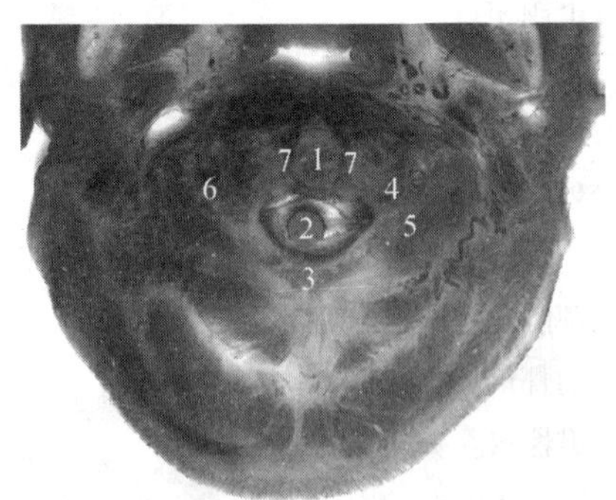

1. 齿突；2. 脊髓；3. 枢椎的椎弓；4. 寰椎侧块；5. 横突孔；6. 横突；7. 寰枢关节

图1-3-1　寰枢关节层面

2．颈椎椎弓根层面（图 1-3-2）

该层面的特征是椎弓根短，椎弓板薄，与椎体、椎弓根形成完整的骨环。棘突短，末端分叉为两个不等大的结节。椎管近似一尖端向后的三角形，矢状径短，横径长，矢状径小于 12 mm 应考虑椎管狭窄症。颈髓横断面呈扁圆形，矢状径小于横径。

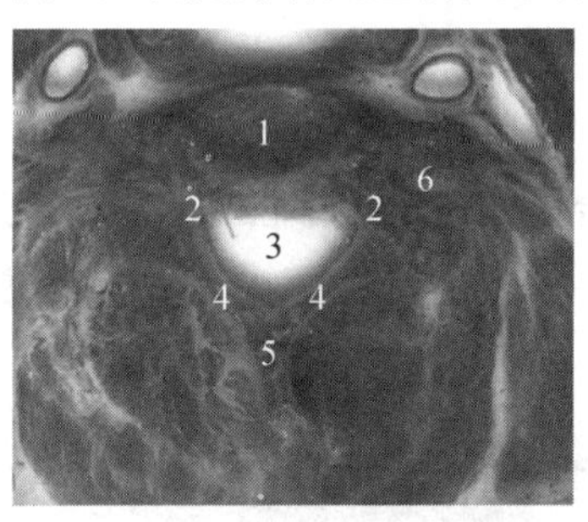

1. 椎体；2. 椎弓根；3. 椎管；4. 椎弓板；5. 棘突；6. 横突孔

图 1-3-2 颈椎椎弓根层面

3．颈椎椎体层面（图 1-3-3）

该层面主要特征是椎管为不完整的骨环，其断开处为位于侧壁的椎间孔上部。椎管的前壁为椎体，后壁为椎弓板，该层面是观察椎体形态结构的最佳层面。椎体呈椭圆形，矢状径为 15.7～16.3 mm，横径为 22.9～24.2 mm，前、后分别有前、后纵韧带附着。椎间孔上部为伸向前外侧的骨性管道，横径为 4～5 mm，矢状径为 6～7 mm，其前内侧壁为椎体下部的后外侧部，后外侧壁为下关节突关节，关节间隙约 2～4 mm，下关节突位于后部，而下位椎骨的下关节突位于关节突关节的前部，黄韧带附于关节突关节内侧。

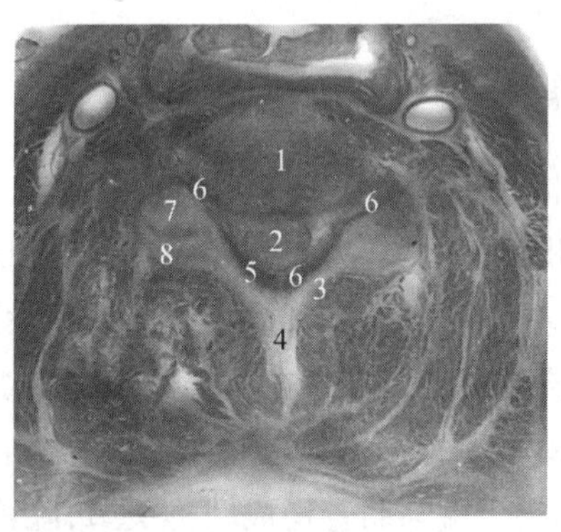

1. 椎体；2. 脊髓；3. 椎弓板；4. 棘突；5. 黄韧带；6. 椎间孔；7. 上个椎体的下关节突；8. 上关节突

图 1-3-3 颈椎椎体层面

4．颈椎椎间盘层面（图 1-3-4）

该层面主要显示椎间盘和椎间孔下部。第 3—7 颈椎椎体上面侧缘各有向上突起的椎体钩，下面侧缘的相对应部位有斜坡样的唇缘。若椎体钩与唇缘相接，则形成钩椎关节。钩椎关节后外侧部构成椎间孔下部前壁，邻近颈神经根；后方为脊髓、脊神经的脊膜支和椎内前静脉丛，外侧有椎动静脉和交感神经丛。随着年龄增长，椎体钩出现骨质增生，可压迫脊神经和脊柱血管。椎间孔后壁为关节突关节，因椎间孔内脂肪组织较丰富，在 CT 和 MRI 上使神经根易于识别。因椎体钩的存在，在横断层面上颈段椎间盘的面积较胸、腰椎间盘的面积为小，但厚度介于胸、腰段椎间盘厚度之间。颈椎的椎体钩、横突和关节突三者构成一个复合体，因有颈神经根和椎动脉毗邻，脊髓亦相距较近，故是颈椎的关键部位。该复合体任何组成部位病变，均可引起相应的神经或（和）血管压迫症状。该层面椎管也为不完整的骨性环。其前壁为椎间盘和后纵韧带，后壁为椎弓板和黄韧带。

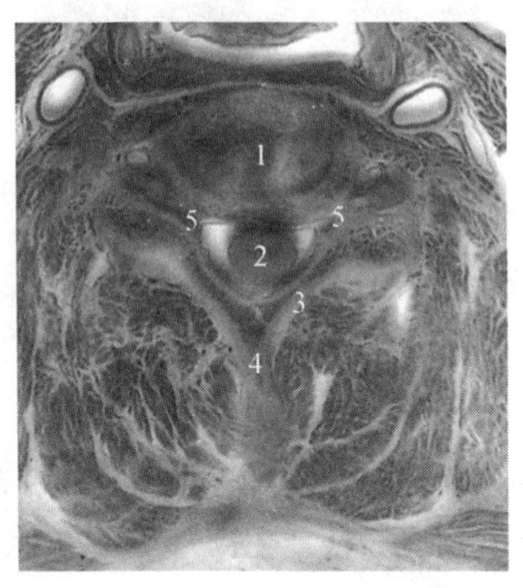

1. 椎间盘；2. 脊髓；3. 椎弓板；4. 棘突；5. 椎间孔

图 1-3-4　颈椎椎间盘层面

二、胸椎的横断面解剖

1. 胸椎椎弓根层面（图 1-3-5）

椎管由椎体、椎弓根和椎弓板构成，为完整骨环，近似圆形，若小于 14 mm 则应考虑椎管狭窄。在横断层面上，胸椎椎体呈心形，横径和前后径大致相等。胸髓横断面近似圆形，横径略大。胸部的硬脊膜囊和黄韧带在椎管内脂肪组织较多时可见，但均不如腰部明显。椎弓根短而窄，两侧椎弓根向内扩展形成椎弓板，在中线汇合，椎弓两侧各发出一横突。椎体后外侧和横突末端与肋骨构成肋椎关节，除第 1 肋，第 11 肋和第 12 肋以外，其余肋头均与相邻两个椎体连接，组成肋头关节。椎弓峡部位于椎弓板、横突和椎弓根连接处。

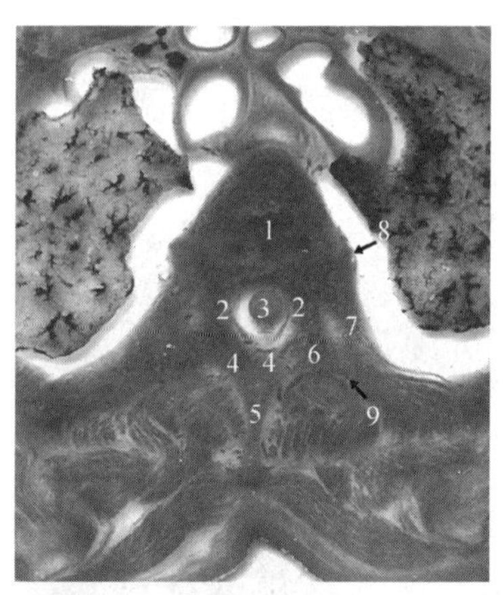

1. 椎体;2. 椎弓根;3. 脊髓;4. 椎弓板;5. 棘突;6. 横突;7. 肋骨;8. 肋头关节;9. 肋横突关节

图 1-3-5　胸椎椎弓根层面

2. 胸椎椎体层面(图 1-3-6)

该层面椎管为不完整的骨环,其前界为椎体,后界椎弓板、关节突关节和附于椎弓板和关节突关节内侧的黄韧带。椎管断开处为椎间孔上部,其前界为椎体后外缘和肋头关节,前外侧界为肋颈,后界为关节突关节。关节突关节面呈冠状位,上关节突位于前,关节面向后;下关节突位于后,关节面向前。胸神经节和神经根主要经过该层面的椎间孔处出入椎管。

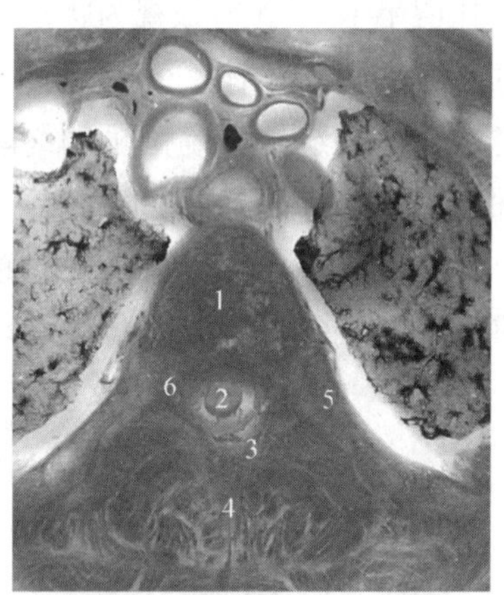

1. 椎体;2. 脊髓;3. 椎弓板;4. 棘突;5. 肋骨;6. 椎间孔

图 1-3-6　胸椎椎体层面

3. 胸椎椎间盘层面(图 1-3-7)

该层面的椎管也为不完整的骨性环,前界为椎间盘和后纵韧带,后界为椎弓板,关节突关节和黄韧带,断开处为椎间孔下部。椎间孔下部的外侧为肋颈,后界为关节突关节,前界为椎间盘和肋头关节,内有椎间静脉通过。

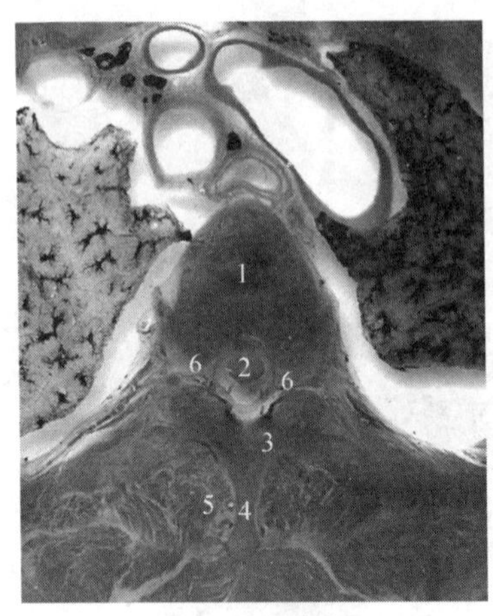

1. 椎间盘;2. 脊髓;3. 椎弓板;4. 棘突;5. 竖背肌;6. 椎间孔

图 1-3-7　胸椎椎间盘层面

三、腰椎的横断面解剖

1. 腰椎椎弓根层面(图 1-3-8)

椎管为完整性骨环,其形状各异、第 1—2 腰椎椎管呈椭圆形、第 3—4 腰椎椎管呈三角形,第 5 腰椎椎管呈三叶草状。腰段椎管的矢状径正常范围为 15 ~ 25 mm,其与椎体的比值范围为 1 ∶ 2 ~1 ∶ 5,比值小于 1 ∶ 5 时被视为腰椎管狭窄。硬脊膜囊位于椎管的中央,脊髓位于硬脊膜囊内,在第 1 腰椎椎体平面(幼儿在第 3 椎体平面)形成圆锥末端,腰、骶、尾脊神经根在硬脊膜囊中围绕着脊髓圆锥和终丝的周围均匀分布,称为马尾。腰椎的侧隐窝有腰神经根通过,其前后径正常值为 3 ~ 5 mm,若小于 3 mm 应考虑有侧隐窝狭窄的可能,而大于 5 mm 可排除侧隐窝狭窄。腰椎段椎管的硬膜外脂肪组织较丰富,多分布在硬脊膜囊的前方和后方及椎间孔内。

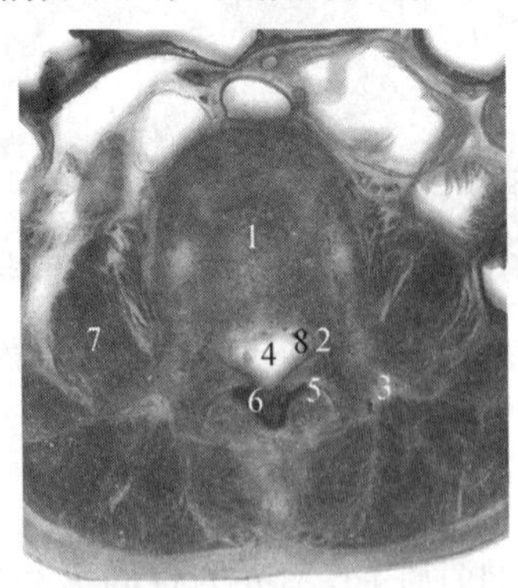

1. 椎体;2. 椎弓根;3. 横突;4. 椎管;5. 关节突关节;6. 黄韧带;7. 腰大肌;8. 侧隐窝

图 1-3-8　腰椎椎弓根层面

2. 腰椎椎体层面(图 1-3-9)

该层面显示椎间孔上部。椎间孔朝向外侧,其前方为椎体后面,后方为下关节突,有腰神经根、腰动脉脊支和椎间静脉上支通过。椎管为不完整性骨环,椎管内、外结构与颈椎弓根的层面基本相同。

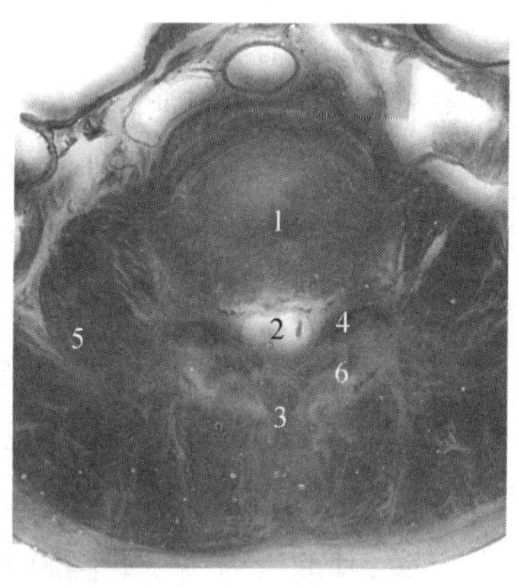

1. 椎体;2. 椎管;3. 棘突;4. 椎间孔;5. 腰大肌;6. 关节突关节

图 1-3-9　腰椎椎体层面

3. 腰椎椎间盘层面(图 1-3-10)

椎间盘的形态与相邻椎体相同,呈肾形。因椎间盘前厚后薄,因而常使上面的终板或上位椎体的后部出现于椎间盘层面。腰骶间椎间盘正常时后缘也可平直或轻微膨出、临床诊断时应与椎间盘突出症相鉴别。该层面显示椎间孔的下部,前、后界分别为椎间盘和关节突关节,主要是椎间静脉通过。关节突关节呈近似矢状位,外侧为上关节突,内侧为下关节突;黄韧带较厚,位于椎板内侧,呈 V 形,自中线两侧直至关节突关节内侧。

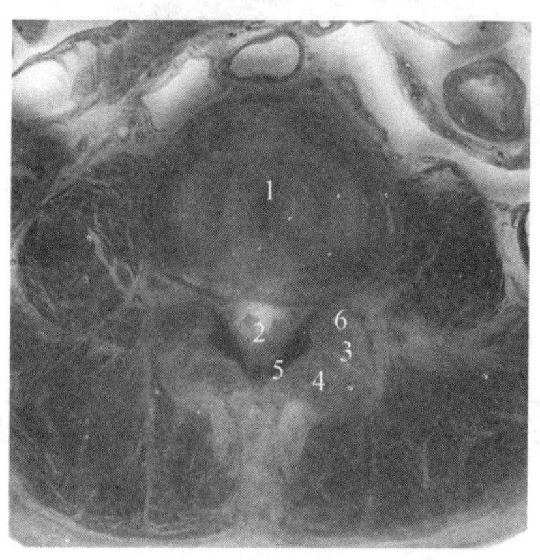

1. 椎间盘;2. 椎管;3. 下关节突;4. 上关节突;5. 黄韧带;6. 椎间孔

图 1-3-10　腰椎椎间盘层面

四、脊柱区正中矢状断面

此层面可见脊柱的4个生理曲度弯曲，颈曲、胸曲、腰曲、骶曲（图1-3-11）。椎体呈矩形，第3—7颈椎椎体逐渐变宽增大。颈曲、腰曲凸向前，胸曲、骶曲凸向后。颈、胸、腰椎体自上而下逐渐增大，第3腰椎最大，然后逐渐变小。骶骨由5个骶椎融合而成。尾骨为三角形的小骨块，通常由4个尾椎融合而成，幼年时彼此分离，成年后才相互融合。枢椎棘突末端粗大，隆椎棘突较长且厚，斜向后下方，其余颈椎棘突较短，向后下倾斜，棘突间以棘间韧带和棘突间肌相连，棘突后方为项韧带。胸椎棘突较长，几乎垂直向下，呈叠瓦状排列，下部棘突略呈三角形。棘突间为棘间韧带，后方有棘上韧带附于棘突后缘。腰椎棘突略呈长方形，近水平位后伸，棘突之间为棘间韧带；棘突末端有棘上韧带相连；黄韧带较厚，位于椎弓板之间。椎管颈段随颈曲形成凸向前的生理性弯曲，其前壁为椎体，椎间盘和后纵韧带，后壁为椎弓板和黄韧带。硬脊膜囊与椎管之间硬膜外脂肪组织较少。脊髓位于椎管内，其弯曲情况与椎管一致，其前后为位于蛛网膜下隙的脑脊液，平第5—6颈椎椎体的脊髓节段形成颈膨大。椎管胸段伴随脊柱胸曲形成凹向前的生理性弯曲，脊髓位于椎管内，其弯曲与椎管一致，在第12胸椎处形成腰骶膨大，然后迅速缩小为脊椎圆锥。腰段椎管与脊柱弯曲一致，在成人平第1腰椎椎体的硬脊膜囊内有脊髓圆锥，自此以下至第2—3骶椎，硬脊膜囊内为马尾所占据。椎间盘位于椎体之间，自上而下逐渐增厚，厚度8～15 mm，但腰骶连接部的椎间盘高度通常低于10 mm，可达5 mm以下。第1—4腰椎间盘后缘略凹陷，腰、骶椎间的椎间盘后缘正常时平直或轻度后凸。

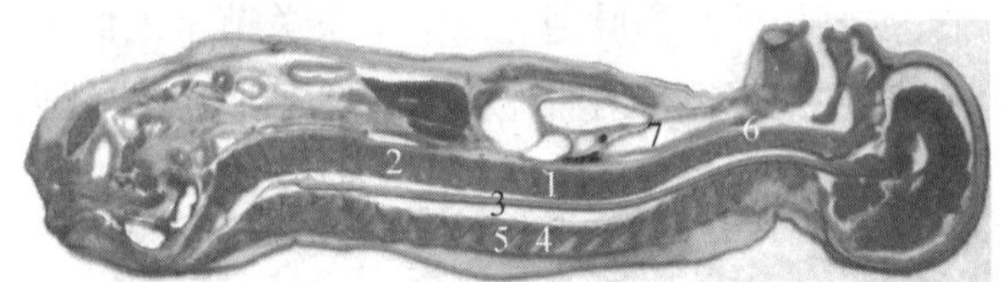

1. 椎体；2. 椎间盘；3. 脊髓；4. 棘突；5. 棘突间韧带；6. 食管；7. 气管

图1-3-11　脊柱区正中矢状面

（罗晓筠）

任务4　四肢骨与关节的解剖

四肢骨包括上肢骨和下肢骨。人类由于身体直立行走，上肢不再承重而成为劳动器官，因而上肢骨变得相对细小而灵巧。下肢主要用以支持、承重和行走，所以较上肢骨粗大。

一、上肢骨

上肢骨分上肢带骨和自由上肢骨两大部分。

（一）上肢带骨

上肢带骨包括锁骨和肩胛骨。

1. 锁骨

位于胸廓前上部两侧，呈“～”形弯曲（图 1-4-1），全长于皮下均可触及，是机体重要的骨性标志。锁骨呈扁平形，上面平滑，下面粗糙。内侧 2/3 向前凸，外侧 1/3 向后凸。锁骨的内侧端为粗大的胸骨端，与胸骨柄构成胸锁关节。锁骨外侧为扁平的肩峰端，与肩胛骨的肩峰构成肩锁关节。在胸骨端和肩峰端之间的部分是锁骨体。

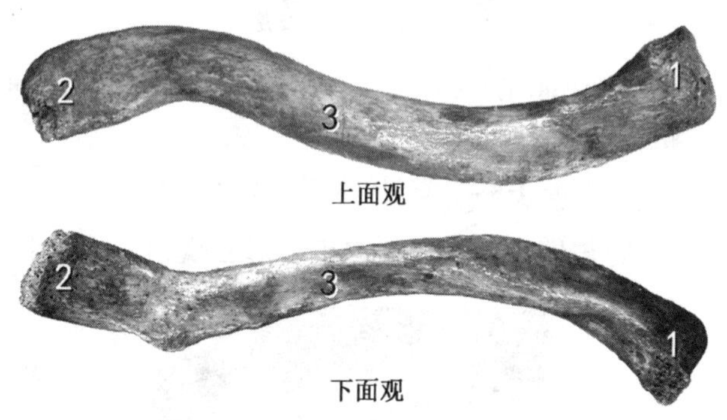

1. 胸骨端；2. 肩峰端；3. 锁骨体

图 1-4-1　右侧锁骨标本

2. 肩胛骨

肩胛骨为三角形的扁骨，紧贴在胸廓的后外方，介于第 2—7 肋之间（图 1-4-2）。前面为一大而浅的肩胛下窝，后面有一横行的骨嵴为肩胛冈，冈上、下的浅窝分别称为冈上窝和冈下窝。肩胛冈向外侧延伸的扁平突起为肩峰。外侧角为关节盂，与肱骨头构成肩关节；上角和下角位于内侧缘的上端和下端，分别平对第 2 肋和第 7 肋，可作为肋骨计数的标志。内侧缘又叫脊柱缘，长而薄；外侧缘肥厚，临近腋窝，又叫腋缘。上缘最短，在靠近外侧角处，有一弯向前外方的指状突起为喙突。

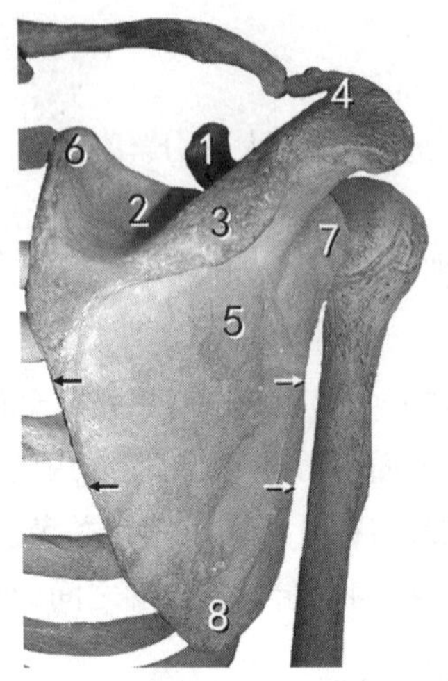

1. 喙突;2. 冈上窝;3. 肩胛冈;4. 肩峰;5. 冈下窝;6. 上角;7. 肩胛盂;8. 下角;细黑箭头—脊柱缘;细白箭头—腋缘

图 1-4-2　右侧肩胛骨标本,后面观

有的人肩胛骨的喙突与锁骨下缘的喙突粗隆形成喙锁关节(图 1-4-3)。

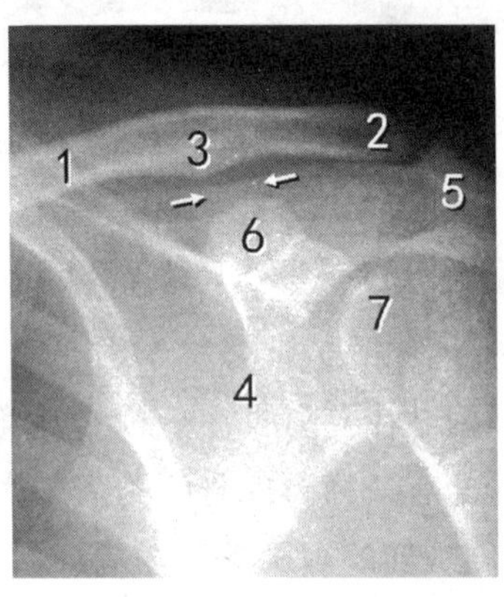

1. 锁骨体;2. 锁骨肩峰端;3. 锁骨喙突粗隆;4. 肩胛板;5. 肩峰;6. 肩胛骨喙突;7. 肱骨头;细白箭头—喙锁关节

图 1-4-3　喙锁关节,锁骨正位片

(二) 自由上肢骨

自由上肢骨由近向远依次为肱骨、桡骨和尺骨、手骨。

1. 肱骨

肱骨位于上臂部,分为两端一体(图 1-4-4)。

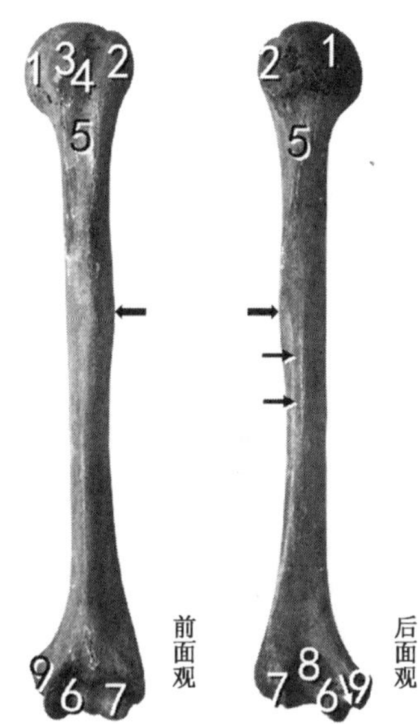

1. 肱骨头;2. 大结节;3. 小结节;4. 结节间沟;5. 外科颈;6. 滑车;7. 肱骨小头;8. 鹰嘴窝;
9. 内上髁;细白箭头—尺神经沟;细黑箭头—桡神经沟;粗黑箭头—三角肌粗隆

图 1-4-4　左侧肱骨标本

肱骨上端有半球形的肱骨头,朝向内上方,与肩胛骨的关节盂构成肩关节。在肱骨头的外侧和前方各有一隆起,分别称为大结节和小结节。大、小结节之间的纵沟为结节间沟,内有肱二头肌长头肌腱通过。肱骨头与大、小结节之间较细的部分为肱骨颈(解剖颈)。肱骨大、小结节与肱骨体交界处稍细,称外科颈,易发生骨折。

肱骨干的远端前后扁,最远端有两个关节面,内侧的是肱骨滑车,外侧的是肱骨小头。肱骨滑车后上方有一鹰嘴窝,前上方有冠状窝。有的人鹰嘴窝和冠状窝相通,形成滑车孔(图 1-4-5)。肱骨下端的内、外侧部各有一突起,分别称为内上髁和外上髁。内上髁后面有一浅沟,为尺神经沟。内上髁骨折时,容易伤及尺神经。

肱骨体中部外侧有一粗糙的隆起,称三角肌粗隆。肱骨体的后面有自内上斜向外下的浅沟,为桡神经沟,肱骨中部骨折可伤及桡神经。

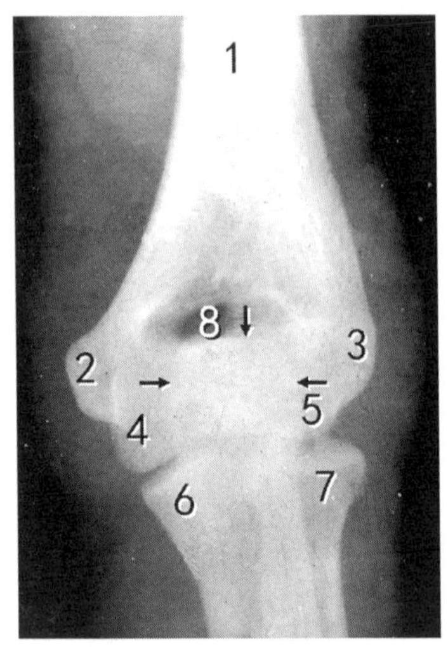

1. 肱骨干;2. 肱骨内上髁;3. 肱骨外上髁;4. 肱骨滑车;5. 肱骨小头;6. 尺骨;7. 桡骨小头;8. 滑车孔;粗黑箭头—尺骨鹰嘴

图 1-4-5　滑车孔,肘关节正位片

2. 桡骨

桡骨位于前臂外侧部,分两端一体(图 1-4-6)。

桡骨近端为扁圆形的桡骨头,与肱骨小头构成肱桡关节。桡骨头周缘有环状关节面。桡骨头下方光滑略细处为桡骨颈。其内下方有一较大的粗糙隆起为桡骨粗隆,是肱二头肌肌腱的附着处。

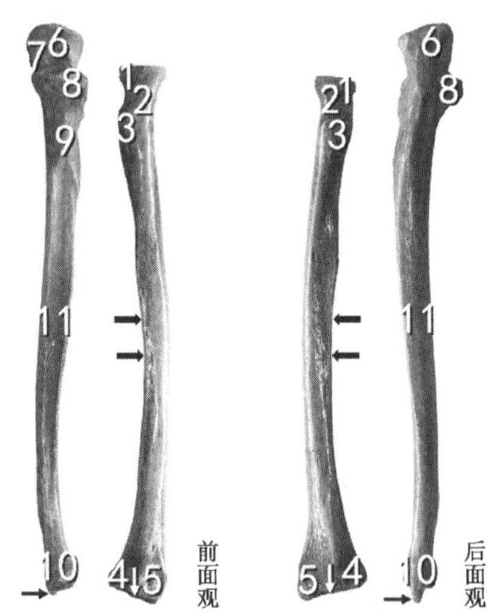

1. 桡骨头;2. 桡骨颈;3. 桡骨粗隆;4. 尺骨切迹;5. 桡骨茎突;6. 尺骨鹰嘴;7. 半月切迹;8. 尺骨冠突;9. 尺骨粗隆;10. 尺骨头;11. 尺骨体;粗黑箭头—骨间缘;细白箭头—腕关节面;细黑箭头—尺骨茎突

图 1-4-6　左侧桡骨、尺骨标本

桡骨远端膨大,近似立方形。其远侧面光滑凹陷,为腕关节面,与近侧腕骨构成桡腕关节。内侧面有尺骨切迹。外侧面向下突出部分称为桡骨茎突,比尺骨茎突长约 1 ~ 1.5 cm。

桡骨体内侧缘为锐利的骨间缘,与尺骨的骨间缘相对。

3. 尺骨

尺骨位于前臂内侧,分两端一体(图 1-4-6)。

尺骨近端粗大,前面有一半月形的滑车切迹,又叫半月切迹,与肱骨滑车构成肱尺关节。半月切迹后上方的突起为尺骨鹰嘴,前下方的突起为尺骨冠突。尺骨冠突的前下方有一粗糙隆起为尺骨粗隆。尺骨冠突的外侧面为桡骨切迹,与桡骨构成近侧尺桡关节。

尺骨远端细小处为尺骨头,其前、外、后有环状关节面,与桡骨的尺骨切迹构成远侧尺桡关节。尺骨头后内侧的锥状突起称尺骨茎突。尺骨鹰嘴、尺骨体后缘、尺骨头和尺骨茎突都可在体表触及。

尺骨体,呈三棱柱状。其后缘全长均位于皮下。外侧缘为薄而锐利的骨间缘,是前臂骨间膜的附着处。

4. 手骨

手骨包括腕骨、掌骨和指骨(图 1-4-7)。

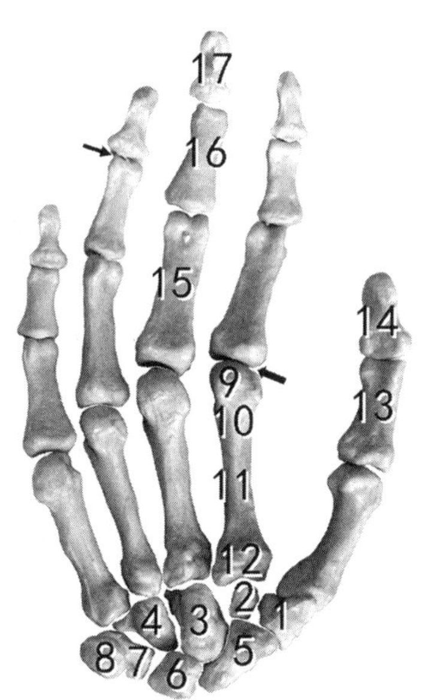

1. 大多角骨;2. 小多角骨;3. 头状骨;4. 手钩骨;5. 手舟骨;6. 月骨;7. 三角骨;8. 豌豆骨;9. 第2 掌骨头;10. 第 2 掌骨颈;11. 第 2 掌骨体;12. 第 2 掌骨底;13. 拇指近节指骨;14. 拇指远节指骨;15. 中指近节指骨;16. 中指中节指骨;17. 中指远节指骨;细黑箭头—无名指远侧指间关节;粗黑箭头—第 2 掌指关节

图 1-4-7　右侧手骨标本,前面观

腕骨共8块,有远、近两列。由桡侧(外侧)向尺侧(内侧),远侧列依次为大多角骨、小多角骨、头状骨和手钩骨,近侧列依次为手舟骨、月骨、三角骨和豌豆骨。

掌骨共5块,由桡侧向尺侧依次为第1—5掌骨。掌骨近侧端称掌骨底,与腕骨相邻,远侧端称掌骨头,与指骨底构成掌指关节。掌骨头到掌骨底之间有掌骨颈和掌骨体。

指骨共14块,拇指有2节,第2—5指有3节,由近侧向远侧依次为近节指骨、中节指骨和远节指骨。每根指骨由近侧到远侧依次为底部、体部、颈部和头部。

二、下肢骨

下肢骨分下肢带骨和自由下肢骨两大部分。

(一) 下肢带骨

下肢带骨即髋骨(图1-4-8),由髂骨、耻骨和坐骨构成。婴幼儿的髋骨由3块化骨中心分别形成髂骨、耻骨和坐骨,成人则3块骨融合在一起叫髋骨。髋骨中部窄厚,有朝向下外的深窝,称髋臼,位于髂骨、耻骨和坐骨之间,与股骨头构成髋关节。髋骨下部在耻骨和坐骨之间有闭孔,活体上的闭孔有闭孔膜封闭。左、右髋骨与后面的骶骨、尾骨共同构成骨盆。

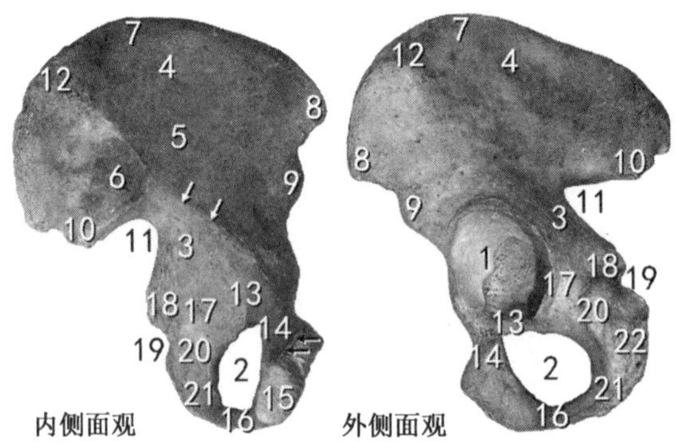

1. 髋臼;2. 闭孔;3. 髂骨体;4. 髂骨翼;5. 髂窝;6. 耳状面;7. 髂嵴;8. 髂前上棘;9. 髂前下棘;10. 髂后下棘;11. 坐骨大切迹;12. 髂结节;13. 耻骨体;14. 耻骨上支;15. 耻骨联合面;16. 耻骨下支;17. 坐骨体;18. 坐骨棘;19. 骨小切迹;20. 坐骨上支;21. 坐骨下支;22. 坐骨结节;细白箭头—弓状线;细黑箭头—耻骨梳

图1-4-8 右侧髋骨标本

1. 髂骨

髂骨位于髋骨的上部,分髂骨体和髂骨翼两部分。

髂骨体在下方构成髋臼后上部。髂骨体向上方的扇形骨板叫髂骨翼,内侧面凹陷部为髂窝,窝的下方有弓状线为髂骨体和髂骨翼的分界线。髂窝的后面有一耳状面与骶骨构成骶髂关节。

髂骨翼上缘肥厚形成弓形髂嵴。两侧髂嵴最高点连线约平第4腰椎棘突高度，是识别椎骨的标志。髂骨翼的前缘有髂前上棘和髂前下棘，后缘有髂后上棘和髂后下棘。髂后下棘下方有坐骨大切迹。两侧髂后上棘的连线约平第2骶椎。从髂前上棘向后约5～7 cm处，髂嵴较厚且向外突出部分为髂结节，临床上骨髓穿刺常选此处。

2．耻骨

耻骨位于髋骨的前下部，分为耻骨体及耻骨支两部分。

耻骨体构成髋臼的前下部和小骨盆的侧壁，向前下内方伸出耻骨上支。耻骨上支在耻骨联合处转折向外下形成耻骨下支。耻骨上支的上缘有一条骨嵴为耻骨梳。耻骨上、下支相互移行处内侧有椭圆形粗糙的耻骨联合面。左、右两侧耻骨联合面借软骨相接，构成耻骨联合。

3．坐骨

坐骨位于耻骨的后下部，可分为坐骨体及坐骨支两部分。

坐骨体，构成髋臼的后下2/5，后缘向后伸出三角形坐骨棘。坐骨棘与髂后下棘之间的骨缘呈弧形凹陷为坐骨大切迹。坐骨棘下方的骨缘小缺口为坐骨小切迹。

坐骨上支为坐骨体向下延续的部分，转折向前内方的是坐骨下支。坐骨下支的前端与耻骨下支相连。坐骨上、下支移行处的后部为骨面粗糙而肥厚的坐骨结节，是坐骨最低点。坐位时坐骨结节承受体重的着力点，在体表可以扪及。

（二）自由下肢骨

自由下肢骨由上向下依次为股骨、髌骨、胫骨和腓骨、足骨。

1．股骨

股骨（图1-4-9）是人体中最长最结实的长管状骨，分为一体两端。

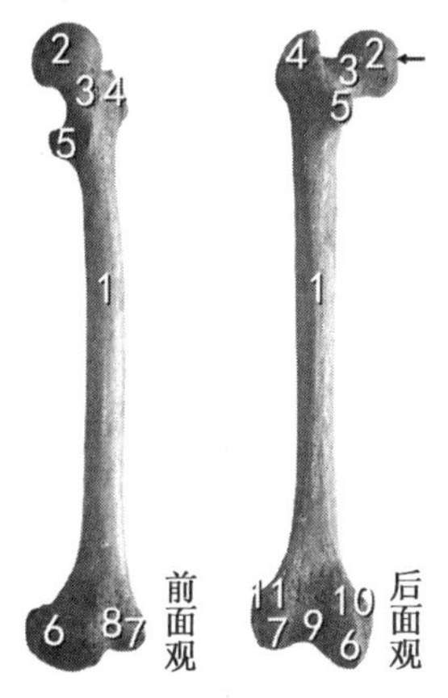

1．股骨体；2．股骨头；3．股骨颈；4．大粗隆（大转子）；5．小粗隆（小转子）；6．股内侧髁；7．股外侧髁；8．髌面；9．髁间凹；10．内上髁；11．外上髁；细黑箭头—股骨头中央凹

图1-4-9　左侧股骨标本

股骨体呈圆柱形，微向前突。

股骨上端有朝向内上方呈球形膨大的股骨头，与髋臼构成髋关节。股骨头上有个中央凹，为股骨头韧带附着处。股骨头外下方较细的部分为股骨颈。股骨颈的长轴线与股骨干的纵轴线之间形成颈干角，成人为 110° ~ 140°。股骨颈与股骨干交界处的外侧有大粗隆（大转子），内下方有小粗隆（小转子）。

股骨下端有两个向后膨大的股内侧髁和股外侧髁。两髁的下面和后面都有关节面与胫骨上端构成膝关节。前面的光滑关节面为髌面。两髁之间为髁间凹。内侧髁的内侧面和外侧髁的外侧面各有一粗糙隆起，分别为内上髁和外上髁。

2. 髌骨

髌骨（图 1-4-10）位于股骨下端前面，是人体内最大的籽骨，包埋于股四头肌腱内，上宽下尖。前面粗糙，后面与股骨构成髌股关节，是膝关节的一部分。

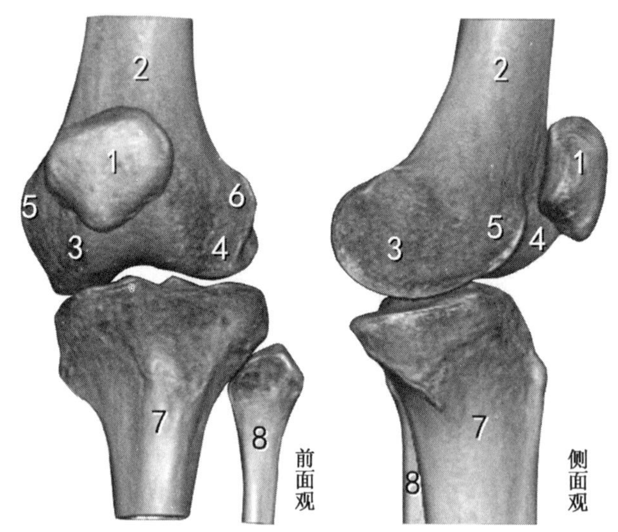

1. 髌骨；2. 股骨；3. 股内侧髁；4. 股外侧髁；5. 内上髁；6. 外上髁；7. 胫骨；8. 腓骨

图 1-4-10　左侧髌骨 CT 三维重建

3. 胫骨

胫骨（图 1-4-11）位于小腿的内侧，是粗大的长管状骨，分为一体两端。

胫骨体前缘有特别锐利的胫前嵴，在体表可直接触及。胫前嵴的上端有一粗糙隆起为胫骨粗隆。

胫骨近端膨大，形成内侧髁和外侧髁，与股骨下端的内、外侧髁及髌骨共同构成膝关节。两髁上方为胫骨平台，平台中间向上形成髁间隆起。外侧髁的后下方与腓骨小头构成近侧胫腓关节。

胫骨远端下面与距骨、腓骨构成踝关节。内侧有伸向下的内踝，后方向下的唇样突起为后踝。

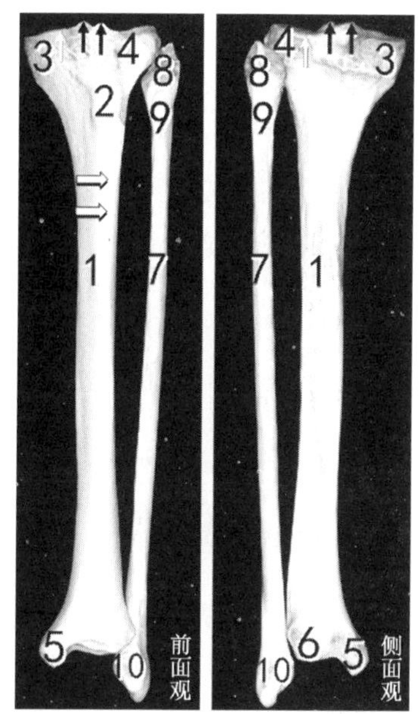

1. 胫骨体;2. 胫骨粗隆;3. 内侧髁;4. 外侧髁;5. 内踝;6. 后踝;7. 腓骨体;8. 腓骨头;9. 腓骨颈;10. 外踝;粗白箭头—胫前嵴;细白箭头—胫骨平台;细黑箭头—髁间隆起

图 1-4-11　左侧胫、腓骨 CT 三维重建

4. 腓骨

腓骨(图 1-4-11)位于小腿的外侧部,分为一体两端。

腓骨体细长,内侧缘锐利,称骨间缘。

腓骨上端稍膨大部分为腓骨头,与胫骨构成近侧胫腓关节。腓骨头下方变细处为腓骨颈。

腓骨下端有稍膨大的外踝,在小腿下方外侧面直接看到。外踝的内面和胫骨下端构成远侧胫腓关节。

5. 足骨

足骨(图 1-4-12)共 26 块,包括 7 块跗骨、5 块跖骨和 14 块趾骨。

跗骨近侧列距骨在上、跟骨在下;中间列为舟骨;远侧列由内向外有第 1—3 楔骨和骰骨。其中距骨与胫骨、腓骨构成踝关节。

跖骨位于足骨的中间部,由内向外有第 1-5 跖骨。每一跖骨都分为近侧的跖骨底、中间的跖骨体和远侧的跖骨头三部分。

趾骨形状和排列与手的指骨相似。除最内侧的第 1 趾骨为近节和远节两节外,其余的第 2—4 趾骨均为三节,即近节趾骨、中节趾骨和远节趾骨。每节趾骨也分为近侧的趾骨底、中间的趾骨体和远侧的趾骨头三部分。

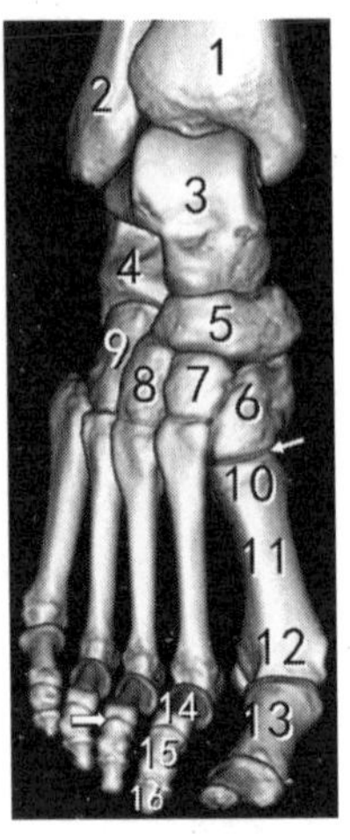

1. 胫骨;2. 腓骨;3. 距骨;4. 跟骨;5. 舟骨;6. 第 1 楔骨;7. 第 2 楔骨;8. 第 3 楔骨;9. 骰骨;10. 第 1 跖骨底;11. 第 1 跖骨体;12. 第 1 跖骨头;13. 足拇指近节指骨;14. 第 2 趾近节趾骨;15. 第 2 趾中节趾骨;16. 第 2 趾远节趾骨;细白箭头—第 1 跗趾关节;粗白箭头—第 3 趾近侧趾间关节

图 1-4-12　右足 CT 三维重建,上面观

三、四肢关节

四肢关节包括上肢关节和下肢关节两大部分。

(一) 上肢关节

上肢关节包括上肢带关节和自由上肢关节。

1. 上肢带关节

上肢带关节包括胸锁关节和肩锁关节。

(1) 胸锁关节(图 1-4-13):是上肢骨与躯干骨之间唯一的关节,由锁骨的胸骨端与胸骨的锁切迹及第一肋软骨的上面构成。

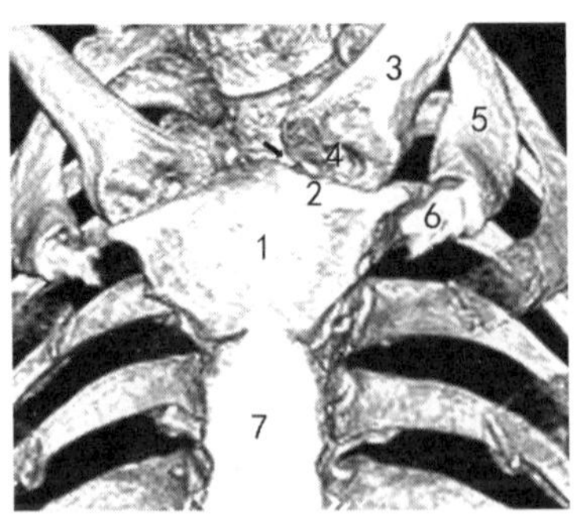

1. 胸骨柄;2. 胸骨的锁切迹;3. 锁骨;4. 锁骨的胸骨端;5. 第 1 肋骨;6. 第 1 肋软骨;7. 胸骨体

图 1-4-13　胸锁关节 CT 三维重建,前面观

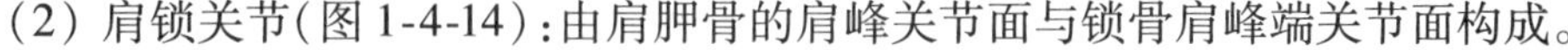

（2）肩锁关节（图 1-4-14）：由肩胛骨的肩峰关节面与锁骨肩峰端关节面构成。

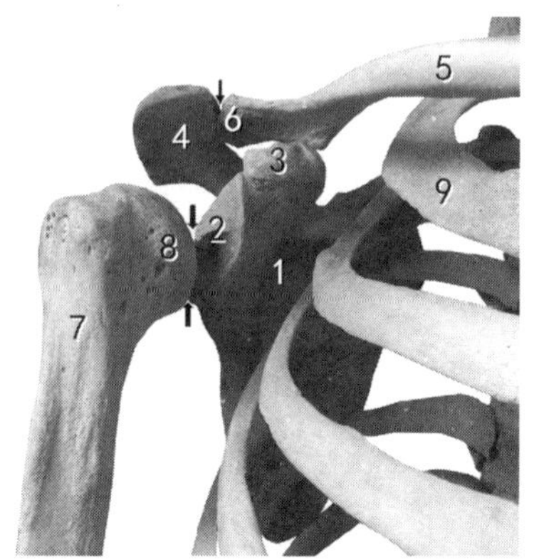

1. 肩胛骨；2. 肩胛盂；3. 喙突；4. 肩峰；5. 锁骨；6. 锁骨的肩峰端；7. 肱骨；8. 肱骨头；
9. 第 1 肋；细黑箭头—肩锁关节；粗黑箭头—肩关节

图 1-4-14　右侧肩关节标本，前面观

2. 自由上肢关节

自由上肢关节包括肩关节、肘关节、桡腕关节、腕骨间关节、腕掌关节、掌骨间关节、掌指关节和手指间关节等。

（1）肩关节（图 1-4-14）：由肩胛骨的关节盂和肱骨头构成，为全身最灵活的多轴球窝关节，可做屈、伸、收、展、旋转及环转运动。

（2）肘关节（图 1-4-15）：由肱尺关节、肱桡关节和近侧尺桡关节包于一关节囊内构成的复合关节。肘关节囊前、后壁松弛薄弱，两侧紧张增厚，并有韧带加强。肘关节伸直，前臂偏向外侧，上臂与前臂之间形成一个向外开放的提携角。

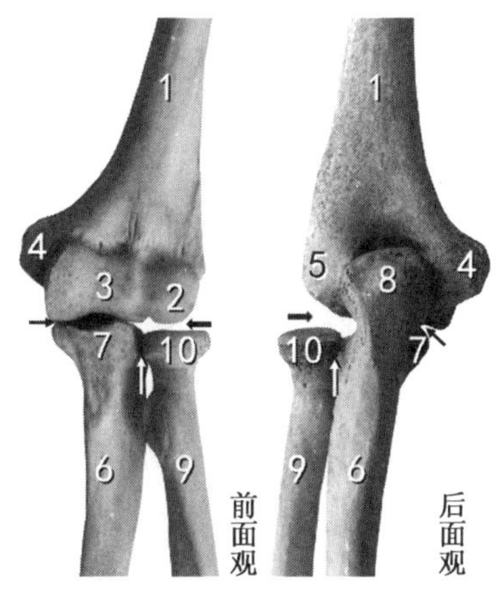

1. 肱骨体；2. 肱骨小头；3. 肱骨滑车；4. 肱骨内侧髁；5. 肱骨外侧髁；6. 尺骨体；7. 冠突；8. 鹰嘴；
9. 桡骨体；10. 桡骨小头；细黑箭头—肱尺关节；粗黑箭头—肱桡关节；细白箭头—近侧尺桡关节

图 1-4-15　左侧肘关节标本

当肘关节伸直时,肱骨内、外上髁与尺骨鹰嘴尖恰好位于一条直线上。屈肘时,形成以鹰嘴尖为顶角的等腰三角形,临床上常以此鉴别肘关节脱位或肱骨髁上骨折。

(3) 手关节(图 1-4-16):包括桡腕关节、腕骨间关节、腕掌关节、掌骨间关节、掌指关节和手指间关节。

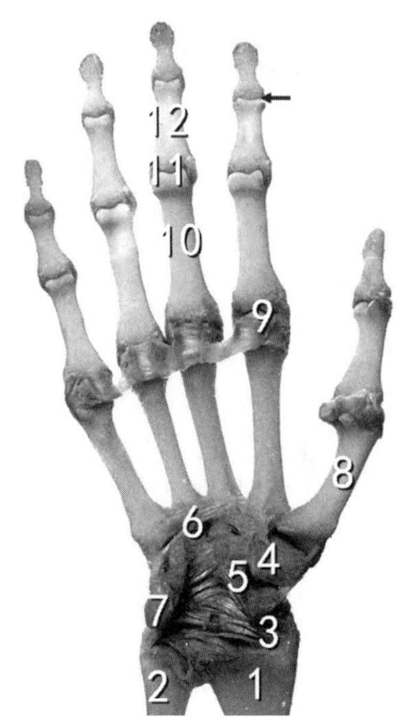

1. 桡骨;2. 尺骨;3. 桡腕关节;4. 大多角骨;5. 腕间关节;6. 第 4 腕掌关节;7. 手钩骨;8. 第 1 掌骨;9. 第 1 掌指关节;10. 中指近节指骨;11. 中指近侧指间关节;12. 中指中节指骨;细黑箭头—食指远侧指间关节

图 1-4-16　右手关节标本,前面观

(二) 下肢关节

下肢骨关节包括下肢带关节和自由下肢关节。

1. 下肢带关节

下肢带关节包括骶髂关节和耻骨联合。

(1)骶髂关节(图 1-4-17):由骶骨与髂骨的耳状面构成,关节面凹凸不平,彼此结合得十分紧密,属微动关节。骶骨的关节面覆盖一层较厚的透明软骨,髂骨关节面上的透明软骨则极薄。在关节面周围特别是后部,骨骼极为粗糙,作为韧带的附着点。

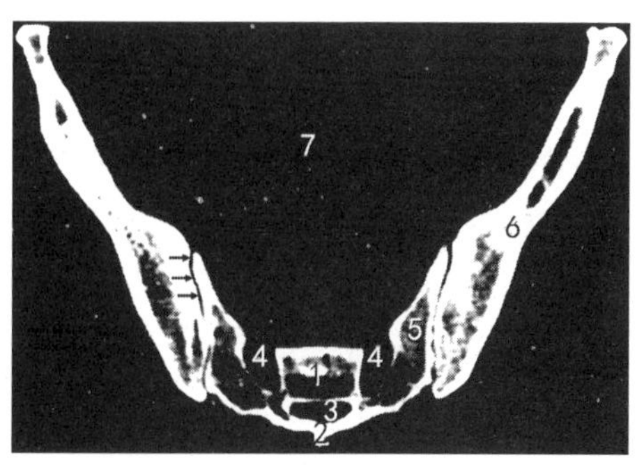

1. 骶骨体;2. 骶正中嵴;3. 骶管;4. 骶前孔;5. 骶骨翼;6. 髂骨;7. 骨盆腔;细黑箭头—右侧骶髂关节

图 1-4-17　骨盆 CT,骨窗

(2) 耻骨联合(图 1-4-18):由两侧的耻骨联合面通过纤维软骨连接而成。

(3) 骨盆(图 1-4-18):由左、右髋骨和骶骨、尾骨连接而成,具有保护骨盆腔内的器官和传递重力等作用。

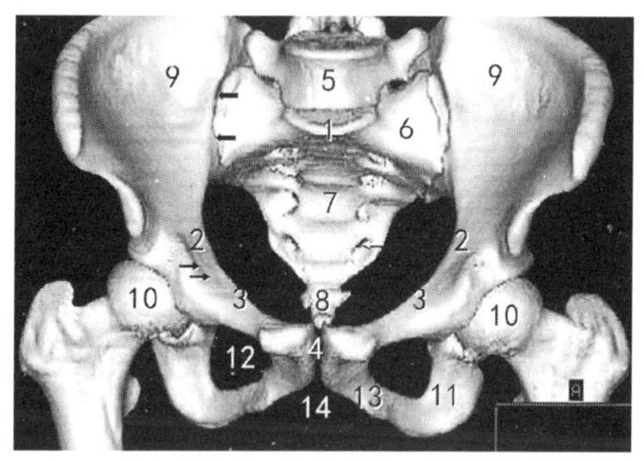

1. 骶骨岬;2. 弓状线;3. 耻骨上支;4. 耻骨联合;5. 第 5 腰椎;6. 骶骨翼;7. 骶骨体;8. 尾骨;
9. 髂骨翼;10. 股骨头;11. 坐骨;12. 闭孔;13. 耻骨下支;14. 耻骨下角;细黑箭头—耻骨梳;
细白箭头—骶前孔;粗黑箭头—骶髂关节

图 1-4-18　骨盆 CT 三维重建,前面观

骶骨岬、弓状线、耻骨梳和耻骨联合上缘构成界线,向上为大骨盆,向下为小骨盆。大骨盆的内腔是腹腔的一部分,而小骨盆的内腔就是骨盆腔。两侧的坐骨支和耻骨下支连成耻骨弓,其间的夹角称耻骨下角。从青春期开始,男性和女性的骨盆出现性别差异。女性骨盆短而宽,上口椭圆形,下口宽大,盆腔呈圆桶状,耻骨下角 90°~100°。男性骨盆窄而长,上口呈心形,下口狭小,盆腔呈漏斗状,耻骨下角 70°~75°。

2. 自由下肢关节

自由下肢关节包括髋关节、膝关节、踝关节、跗骨间关节、跗跖关节、跖骨间关节、跖趾关节和趾骨间关节等。

(1) 髋关节(图 1-4-19):由股骨头与髋臼相对构成,属于杵臼关节。在髋臼的边缘有关节盂缘附着,关节囊厚而坚韧。股骨颈的后面有一部分处于关节囊外,而颈的前面则完全包在囊内,所以股骨颈骨折时,根据其骨折部位分为囊内、囊外或混合性骨折。髋关节周围有韧带加强,髂股韧带可限制大腿过度后伸。关节囊下部有耻骨囊韧带增强,可限制大腿过度外展及旋外。关节囊后部有坐骨囊韧带增强,有限制大腿旋内的作用。关节囊的纤维层呈环形增厚,环绕股骨颈的中部,称为轮匝带,能约束股骨头向外脱出。

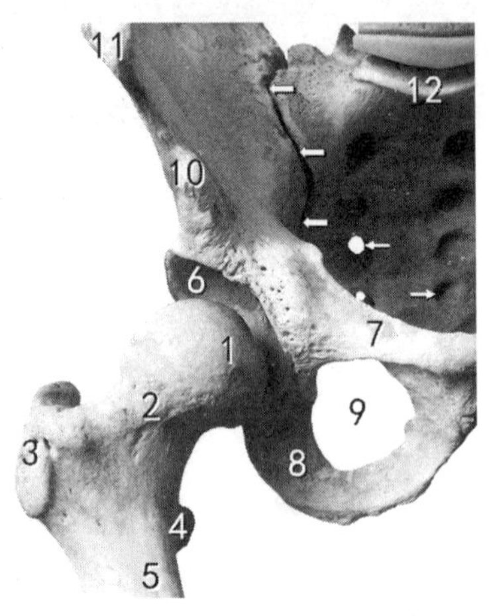

1. 股骨头;2. 股骨颈;3. 大粗隆;4. 小粗隆;5. 股骨干;6. 髋臼;7. 耻骨上支;8. 坐骨上支;9. 闭孔;10. 髂前下棘;11. 髂前上棘;12. 骶骨岬;细白箭头—骶前孔;粗白箭头—骶髂关节

图 1-4-19　右侧髋关节标本,前面观

(2) 膝关节(图 1-4-20):由股骨下端、胫骨上端和髌骨构成,是人体最大最复杂的关节。髌骨与股骨的髌面相接,股骨的内、外侧髁分别与胫骨的内、外侧髁相对。

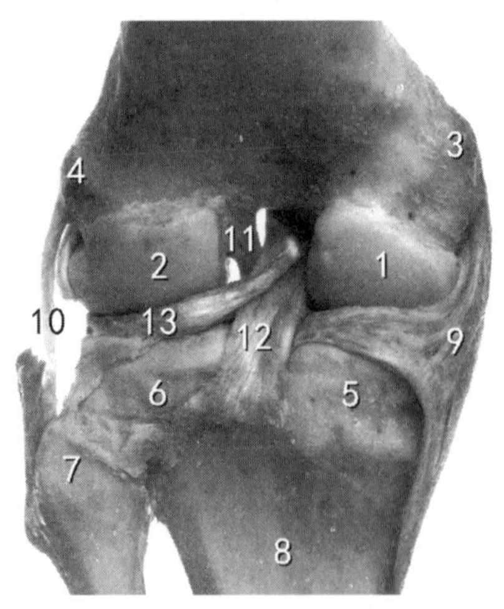

1. 股骨内侧髁;2. 股骨外侧髁;3. 内上髁;4. 外上髁;5. 胫骨内侧髁;6. 胫骨外侧髁;7. 腓骨头;8. 胫骨体;9. 胫侧副韧带;10. 腓侧副韧带;11. 前交叉韧带;12. 后交叉韧带

图 1-4-20　左侧膝关节标本,后面观

膝关节的关节囊较薄而松弛，周围有韧带加固，前方的叫髌韧带，为股四头肌肌腱的延续，内侧有胫侧副韧带，外侧为腓侧副韧带，关节囊内有前、后交叉韧带。在胫股关节腔内有纤维软骨构成半月板，以增加关节稳固性及缓冲震荡。屈膝时，半月板向后移，伸膝时则向前移。在强力骤然运动时，易造成损伤，甚至撕裂。

(3) 足关节(图 1-4-21)：包括踝关节、跗骨间关节、跗跖关节、跖骨间关节、跖趾关节和趾骨间关节。

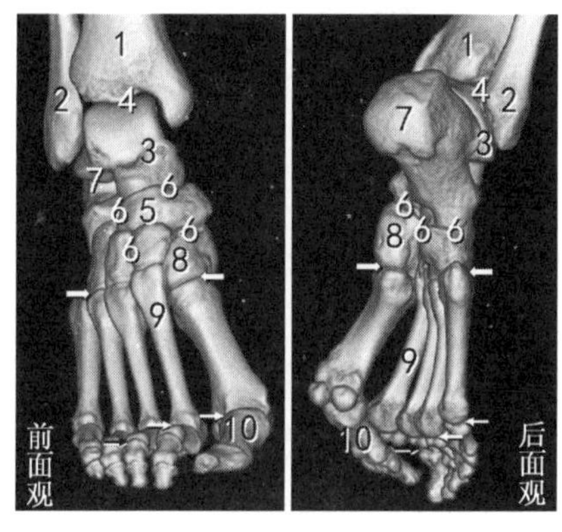

1. 胫骨；2. 腓骨；3. 距骨；4. 踝关节；5. 舟骨；6. 跗骨间关节；7. 跟骨；8. 第 1 楔骨；9. 第 2 跖骨；10. 第 1 趾近节趾骨；粗白箭头—跗跖关节；细白箭头—跖趾关节；细黑箭头—第 3 趾近节趾间关节

图 1-4-21　右侧足关节 CT 三维重建

踝关节：亦称距小腿关节，由胫骨、腓骨下端的关节面与距骨滑车构成。

足弓：由跗骨、跖骨的拱形砌合，以及足底的韧带、肌腱等具有弹性和收缩力的组织共同构成的一个凸向上方的弓。足弓增加了足的弹性，在行走和跳跃时减少地面对人体的冲击和缓冲震荡，以保护体内的脏器。

(罗晓筠)

任务 5　四肢骨关节的断面解剖

一、肩关节

1. 肩关节经肱骨头、关节盂的上份和肩胛冈层面

肱骨头与关节盂构成肩关节(图 1-5-1)；三角肌包绕于肩关节的前、后及外侧，肩关节前方与三角肌之间有肱二头肌长头腱(外侧)和肩胛下肌腱(内侧)。肩关节后方与三角肌腱之间有冈下肌及其肌腱。作为肌腱袖结构的肩胛下肌肌腱和冈下肌肌腱，在肩关节

的前、后方与关节囊相愈合，使关节囊增厚。肩胛冈处的肩胛骨游离，呈 Y 形，位于肩关节的后内侧；其前方为肩胛下肌和冈上肌，后方有冈下肌。关节盂内侧伸向前方的突起为喙突，有喙锁韧带附着；喙突内侧可见肩胛上动、静脉和臂丛，臂丛由此移形向腋窝。

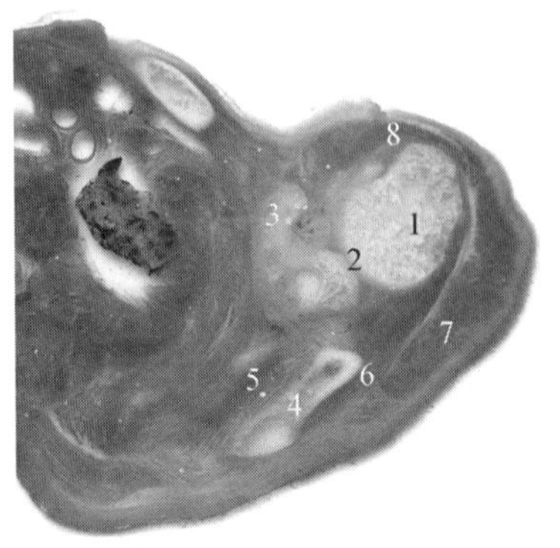

1. 肱骨头；2. 肩关节；3. 喙突；4. 肩胛冈；5. 冈上肌；6. 冈下肌；7. 三角肌；8. 肱二头肌长头

图 1-5-1　肩关节断层 1

2. 肩关节经腋窝层面

肩胛骨连成一体，斜列于层面中部；肩胛骨前外侧膨大处有凹陷的关节盂及关节唇，与肱骨头构成肩关节（图 1-5-2）。三角肌呈 C 形包绕于肩关节的前、后及外侧；肱二头肌长头腱行于肱骨前方的结节间沟与三角肌之间。肩胛下肌越过肩关节前方并附着于肱骨小节；小圆肌经肩关节后方与三角肌之间向外侧止于肱骨大结节；喙肱肌和肱二头肌短头经三角肌与肩胛下肌腱之间。肩关节与内侧的胸壁之间为腋窝，其前壁是胸大肌和胸小肌，后壁为肩胛下肌和肩胛骨，内侧壁是前锯肌和胸壁，外侧壁为肱骨、喙肱肌和肱二头肌。腋窝内有臂丛及其分支、腋淋巴结和腋动、静脉等关节囊的滑膜层在肩胛下肌腱深面形成肩胛下肌腱下囊，在经结节间沟处的肱二头肌长头腱周围形成结节间滑膜鞘。

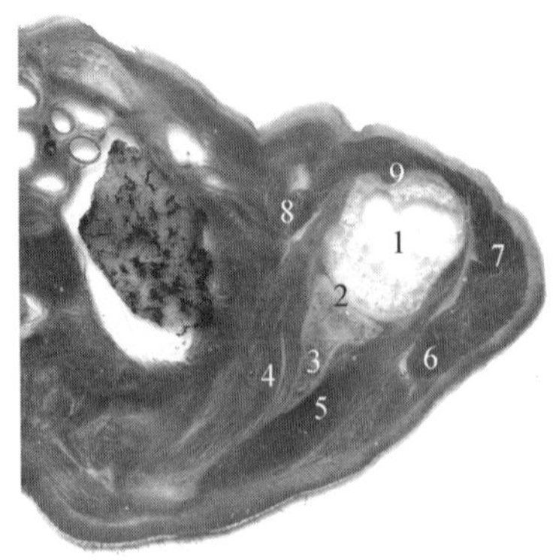

1. 肱骨头；2. 肩关节；3. 肩胛骨；4. 肩胛下肌；5. 冈下肌；6. 小圆肌；7. 三角肌；8. 腋窝；9. 肱二头肌长头

图 1-5-2　肩关节断层 2

二、肘关节

经桡尺近侧关节的层面(图1-5-3)。尺骨的桡切迹与桡骨头构成桡尺近侧关节。桡骨环状韧带环绕桡骨头周围。关节的前方有肱肌,内侧有旋前圆肌,外侧有肱桡肌和桡侧腕长、短伸肌。肱肌与桡侧腕长、短伸肌之间有旋后肌。肘窝内的结构自内侧向外侧依次为肱二头肌肌腱、肱动脉、两条肱静脉和正中神经。此层面桡神经已分成深、浅支,位于肱桡肌、桡侧肘长伸肌、桡侧腕短伸肌与肱肌之间。肘关节的后方主要为肘肌。尺骨的内侧由前向后依次为指浅屈肌、尺侧腕屈肌和指深屈肌,它们与尺骨之间有尺神经和尺侧返动、静脉等通行。

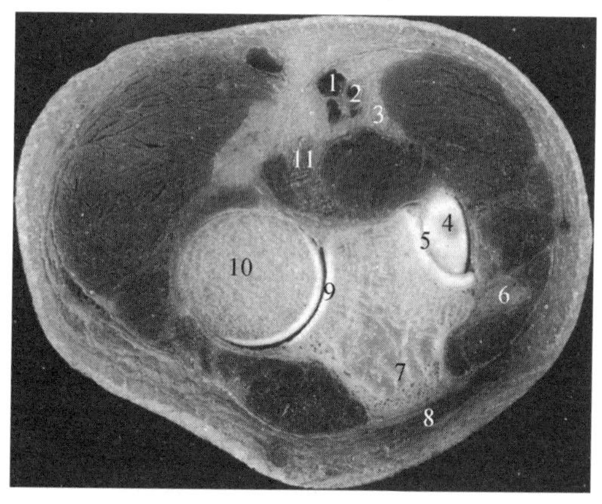

1. 肱静脉;2. 肱动脉;3. 正中神经;4. 肱骨滑车;5. 肱尺关节;6. 尺神经;7. 尺骨鹰嘴;8. 肱三头肌肌腱;9. 肱尺正侧关节;10. 桡骨头;11. 肱二头肌腱

图1-5-3　肘关节断层

三、腕关节

经腕管的横断层面(图1-5-4)。该层面经腕管,腕管在腕部的掌侧,由坚强的腕横韧带、钩骨、头骨、大多角骨、小多角骨等组成的骨-纤维性管道。腕管的外侧份有拇长屈肌位于其肌鞘中,内侧份有指浅、深屈肌的8条肌腱行于屈肌总肌鞘内,正中神经位于两鞘之间。在腕管的浅面掌长肌腱移行为掌腱膜。腕骨尺侧的浅面可见小指展肌,该肌后面与钩骨之间为豌豆骨关节(豌

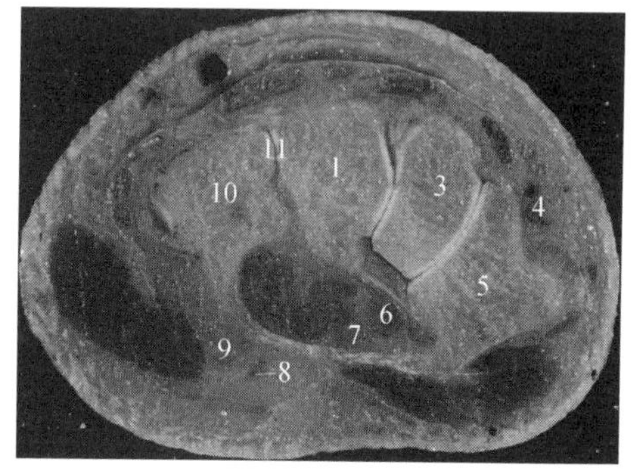

1. 头状骨;2. 拇长伸肌肌腱;3. 小多角骨;4. 桡动脉;5. 大多角骨;6. 拇长屈肌肌腱;7. 正中神经;8. 尺动脉;9. 尺神经;10. 钩骨;11. 腕骨间关节

图1-5-4　腕关节断层

豆骨与三角骨之间）的豆钩韧带和豆掌韧带，尺神经和尺动、静脉位于小指展肌桡侧；腕管桡侧浅面，大多角骨的前方有拇对掌肌、拇短展肌和拇短屈肌。桡动、静脉位于腕背面桡侧，拇长伸肌腱和拇长展肌腱之间。

四、髋关节

经股骨头的横断层面（图 1-5-5）。该层面股骨头和髋臼显示清晰。股骨显示股骨头及其后外侧的大转子尖。髋骨由髂、耻和坐骨体构成，髋臼形似向外侧或前外侧开口的浅槽，位于髋骨外面，容纳股骨头的内侧份，髋臼的中央底部为髋臼窝，无关节软骨覆盖，髋臼窝与股骨头之间充填结缔组织和股骨头韧带。该层面关节囊的前部和前外侧部有髂骨韧带和耻股韧带加强，后部有坐股韧带加强。

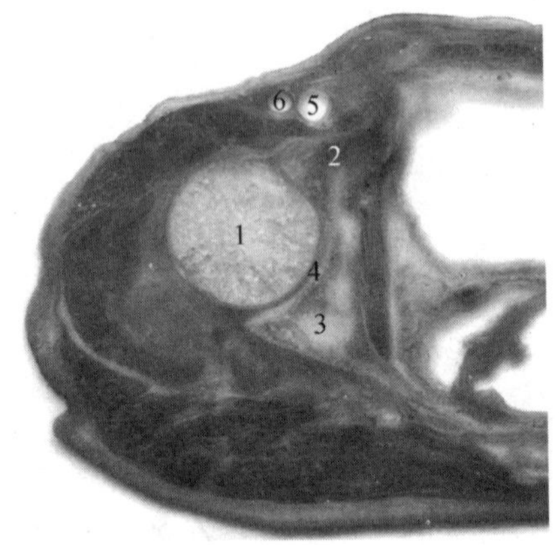

1. 股骨头；2. 耻骨体；3. 坐骨体；4. 髋关节；5. 股静脉；6. 股动脉

图 1-5-5　髋关节断层

五、膝关节

经髌骨的横断层面（图 1-5-6）。层面经股骨内、外上髁上方约 2 cm。股骨断面较大，位于中央，其前面略凹为髌面，后面较平坦为腘平面。髌骨位于髌面的前方，其后面略凸，与股骨的膑面构成髌股关节，两骨之间的关节腔向后延至股骨前份的两侧，在髌骨内，外侧缘的后方可见主要由髌下脂体构成的翼状襞突入关节腔。髌骨的前面较平，与股四头肌腱紧密相贴，股四头肌腱向后为腘窝，内有较多的脂肪组织，腘动、静脉和胫神经穿行其间，血管周围有腘淋巴结。腘窝的外侧壁为股二头肌，腓总神经位于其后内侧，内侧壁为半腱肌肌腱，其内侧有股薄肌肌腱和缝匠肌，缝匠肌内侧的浅筋膜内有大隐静脉。

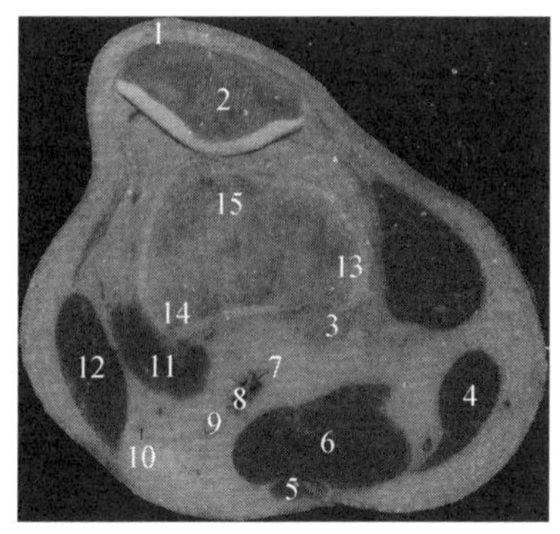

1. 股四头肌肌腱;2. 髌股;3. 腓肠肌内侧头;4. 健匠肌;5. 半腱肌;6. 半膜肌;7. 腘动脉;8. 腘静脉;9. 胫神经;10. 腓神经;11. 腓肠肌外侧头;12. 股二头肌;13. 股骨内上过髁;14. 股骨外上过髁;15. 股骨

图 1-5-6　膝关节断层

六、踝关节

经踝关节的横断层面(图 1-5-7)。层面中间为矩形的距骨体,其两侧面分别与内踝、外踝相关节。距骨与内踝之间借助其前、后方的关节囊相连,关节囊的外面有内侧韧带增强关节囊;距骨与外踝之间的关节囊,其前后部的外面分别有距腓前后韧带增强关节囊。骨和关节周围结构显示:骨、关节前方有小腿前群的胫骨前肌腱,踇长伸肌腱,趾长伸肌腱和第三腓骨肌腱自内侧向外侧依次排列,趾长伸肌腱和踇长伸肌腱之间的深部有胫前动、静脉和腓深神经。内踝前方的浅筋膜内可见大隐静脉。

(罗晓筠)

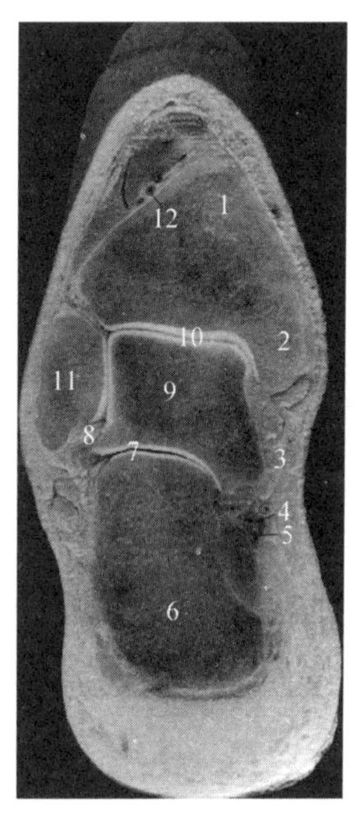

1. 胫骨;2. 内踝;3. 胫神经;4. 胫后动脉;5. 胫后静脉;6. 跟骨;7. 距跟关节;8. 距腓前韧带;9. 距骨;10. 踝关节;11. 外踝;12. 胫前动脉

图 1-5-7　踝关节断层

项目二

脊柱与四肢影像检查技术

学习目标

1. 规范操作脊柱与四肢骨X线摄影技术的能力;
2. 规范操作脊柱与四肢骨CT检查技术的能力;
3. 规范操作脊柱与四肢骨MRI检查技术的能力。

任务1 脊柱的X线平片检查技术及正常表现

脊柱有24块椎骨(颈椎7块、胸椎12块、腰椎5块)、5块骶椎(S)、3~4块尾椎(Co),成年后骶椎愈合成骶骨,尾椎愈合成尾骨,借韧带、关节及椎间盘连接而成。X线检查为其最常用也是最实用的医学影像检查方法。

一、摄影时的注意事项

(1) 摄影前应详细阅读申请单,核对信息。

(2) 摄影前应去除被摄部位体表不透X线的膏药、辅料及可显影的衣物等。

(3) 摆放摄影体位时,利用调整被检者体位或中心线方向来适应脊柱生理或病理弯曲,使X线与椎间隙平行。

(4) 脊柱外伤患者摄影时,应嘱其尽量自己移动。

(5) 脊柱摄影应包括邻近有特殊标志的椎骨,以识别椎序。

(6) 腰椎摄影宜深呼气后屏气曝光,使腹部组织变薄,利于提高影像对比。

(7) 脊柱摄影管电压较高,需使用滤线器摄影技术,并使用适当厚度的过滤板。

二、摄影位置

(一) 3—7 颈椎正位

摄影体位(图 2-1-1):被检者站立于摄影架前,背对着探测器。身体中线正对于探测器的中线,矢状面垂直于探测器。头稍后仰,下颌部抬起,听鼻线平行于地面。照射野上缘超过外耳孔,下缘平胸骨颈静脉切迹。

中心线:向头侧倾斜 15°,经喉结(甲状软骨)处射入。

焦—片距:栅焦距。

呼吸状态:吸气后屏气曝光。

滤线设备:滤线器(+)。

用途:显示第 3—7 颈椎正位影像。

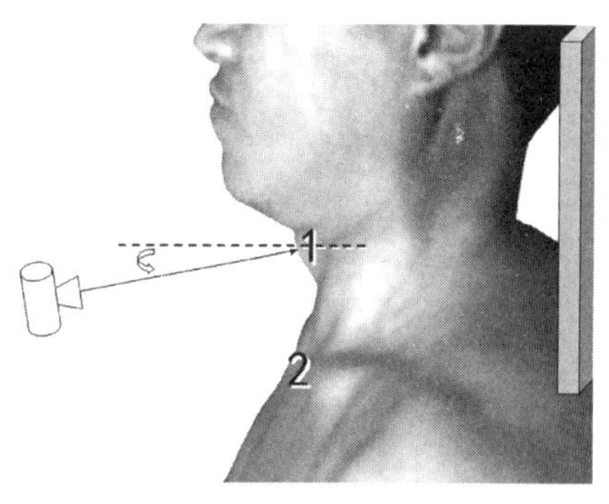

1. 经喉结(甲状软骨);2. 颈静脉切迹

图 2-1-1　3—7 颈椎正位摄影方法

主要观察内容(图 2-1-2):寰、枢椎与上颌骨重叠,显示不清。第 3—7 颈椎的椎体呈长方形。椎体两侧有向上突起的椎突,与上一椎体下缘的前后唇形成钩椎关节。椎弓根显示不清,椎弓板向上、下、外分别延伸出上关节突、下关节突和横突。棘突因分叉而表现为“八”字形,位于中线上。

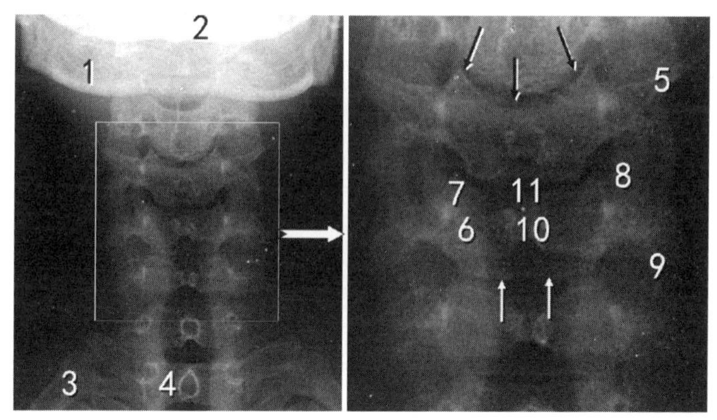

1. 下颌骨;2. 枕骨;3. 第 1 肋;4. 第 1 胸椎;5. 舌骨;6. 第 5 颈椎椎弓根;7. 第 5 颈椎椎突;8. 第 5 颈椎上关节突;9. 第 5 颈椎下关节突;10. 棘突;11. 第 4、5 颈椎椎间隙;细黑箭头—第 3、4 颈椎钩椎关节;细白箭头—第 5 颈椎椎体前唇

图 2-1-2　颈椎正位片

(二) 颈椎侧位

摄影体位(图 2-1-3):被检者侧立于摄影架前,头稍后仰,下颌抬起,听鼻线平行于地面。两肩下垂,颈部矢状面与探测器平行。照射野后缘包括后颈部软组织,上缘包括

外耳孔，下缘平胸骨颈静脉切迹。患侧贴近探测器。

中心线：甲状软骨高度，颈部前后缘连线的中点，垂直投照。

焦—片距：栅焦距。

呼吸状态：深呼气后屏气曝光。

滤线设备：滤线器（±）。

用途：显示全颈椎侧位影像。

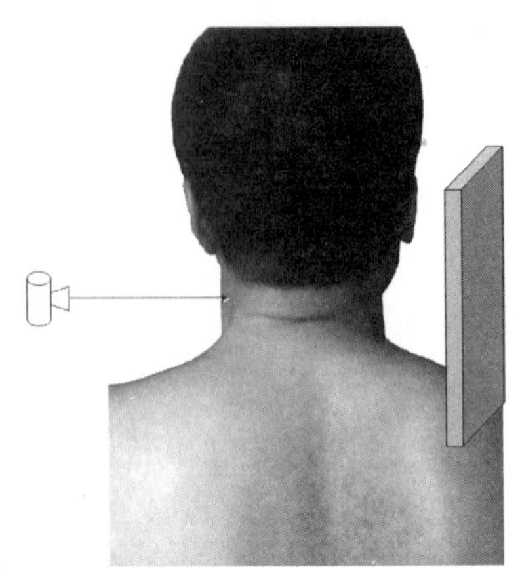

图 2-1-3　颈椎右侧位摄影方法

主要观察内容（图 2-1-4）：颈椎生理性弯曲表现为自然平滑的前凸弧线。椎体前缘与咽喉及食管后壁之间有椎体前软组织影，在侧位片上清晰可见。第 4、5 颈椎以上椎体前软组织影的前后径不超过 4 mm，第 5 颈椎以下的椎体前软组织影则不超过 13 mm。椎体呈四方形，第 4、5 颈椎前部稍扁。自椎体后上缘向后为椎弓根及上、下关节突，上一椎体的下关节突与下一椎体的上关节突构成椎间关节。横突影与椎体影重叠，难以辨认。棘突周围骨皮质密度较高，第 2 颈椎棘突粗大，第 7 颈椎棘突最长。椎间隙自上而下逐渐增宽。

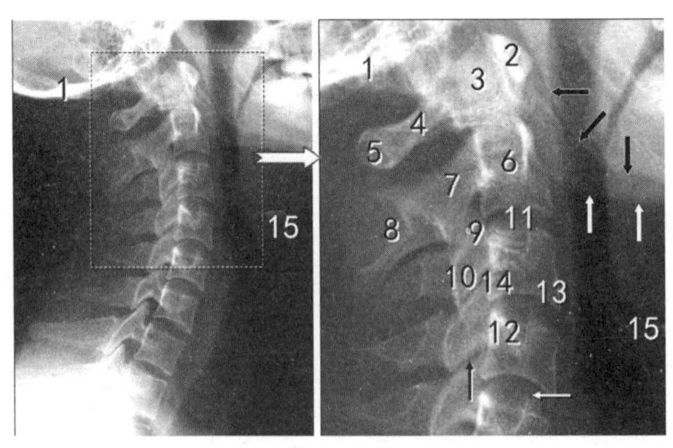

1. 枕骨；2. 寰椎前弓；3. 枢椎齿状突；4. 寰椎后弓；5. 寰椎后结节；6. 枢椎椎体；7. 枢椎椎弓根；8. 枢椎棘突；9. 第 3 颈椎上关节突；10. 第 3 颈椎下关节突；11. 第 2、3 颈椎椎间隙；12. 第 4 颈椎横突；13. 第 3 颈椎前唇；14. 第 3 颈椎后唇；15. 舌骨；粗黑箭头—右侧下颌角；粗白箭头—左侧下颌角；细黑箭头—第 4、5 颈椎的椎间关节；细白箭头—第 5 颈椎左右椎突重叠影

图 2-1-4　颈椎右侧位片

（三）颈椎后前斜位

摄影体位（图 2-1-5）：被检者俯卧于摄影床上，头部略抬高，下颌稍向下倾，使颈椎长轴与探测器平行。对侧肩部和髋部抬起，使人体冠状面与台面呈 55°。照射野上缘超出枕外隆凸，下缘包括第 2 胸椎，或将照射野中心放于甲状软骨上方 2～3 cm 处，即第 3

颈椎对照射野中心。

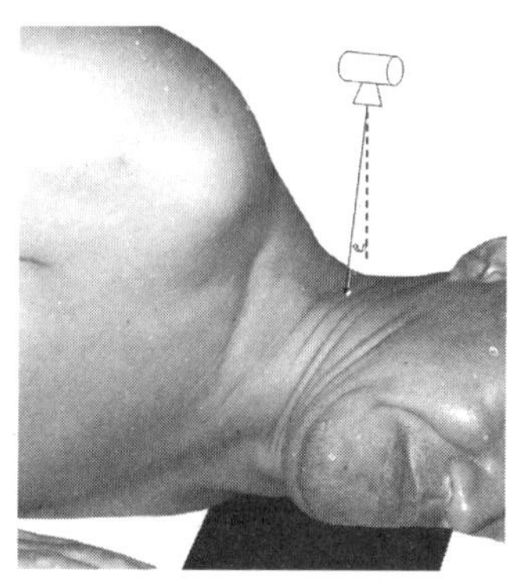

图 2-1-5　颈椎左前斜位摄影方法

中心线:向足侧倾斜 10°,经甲状软骨处的颈部中间投照。

焦—片距:栅焦距。

呼吸状态:吸气后屏气曝光。

滤线设备:滤线器(+)。

用途:主要显示颈椎椎间孔。左前斜位显示清晰的左侧椎间孔和椎弓根(右前斜位显示清晰的右侧椎间孔和椎弓根)。此位置也可摄取左、右前后斜位,也可采用站立斜位拍摄。

主要观察内容(图 2-1-6):椎间孔平对椎间隙,前缘为邻椎体后缘,上缘为上一椎弓根的下切迹,下缘为下一椎弓根的上切迹,后缘为上、下关节突前缘。椎间孔类似卵圆形,长径约 9 mm,短径约 5 mm,第 2—5 颈椎之间的椎间孔略小些。

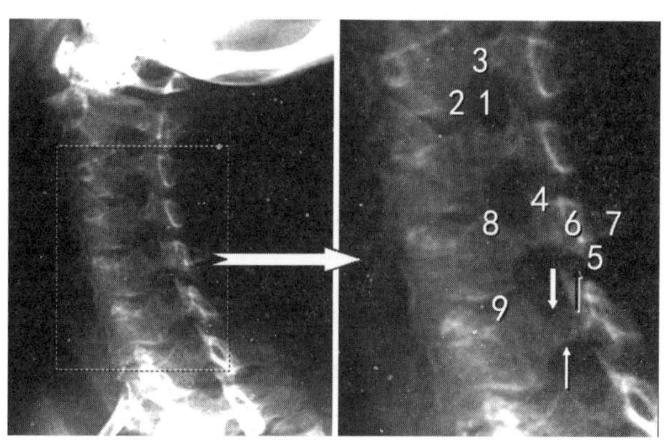

1. 第 3、4 颈椎椎间孔;2. 第 3 颈椎后唇;3. 第 3 颈椎椎弓根;4. 第 5 颈椎上关节突;5. 第 5 颈椎下关节突;6. 第 5 颈椎横突;7. 第 5 颈椎棘突;8. 第 5 颈椎椎突;9. 第 5、6 颈椎椎间隙;粗白箭头—第 6 颈椎椎弓上切迹;细黑箭头—第 5、6 颈椎的椎间关节;细白箭头—第 6 颈椎椎弓下切迹

图 2-1-6　颈椎左前斜位片

(四) 寰、枢椎张口位

摄影体位(图 2-1-7):被检者仰卧于摄影床上,身体中线正对于检查床面的中线,矢状面垂直于床面。头稍后仰牙齿咬合面与乳突尖连线垂直台面。曝光时让被检者尽量张大口,保持头部稳定。

中心线:经两口角连线中点垂直投照。

焦—片距:栅焦距。

呼吸状态:曝光时嘱被检者发“啊——”音。

滤线设备:滤线器(+)。

用途:显示寰枢关节对称的第 1、2 颈椎前后位影像。

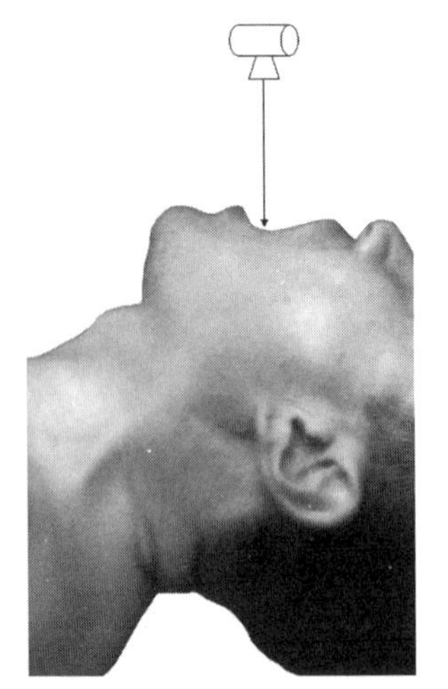

图 2-1-7　寰、枢椎张口位摄影方法

主要观察内容(图 2-1-8):寰、枢椎投影于上颌牙与下颌牙之间,齿状突中轴线应与寰椎两侧下关节面最低点连线的中垂线重合。齿状突与寰椎侧块之间的寰枢正中关节的关节间隙两侧对称,两侧寰枢外侧关节也很对称。

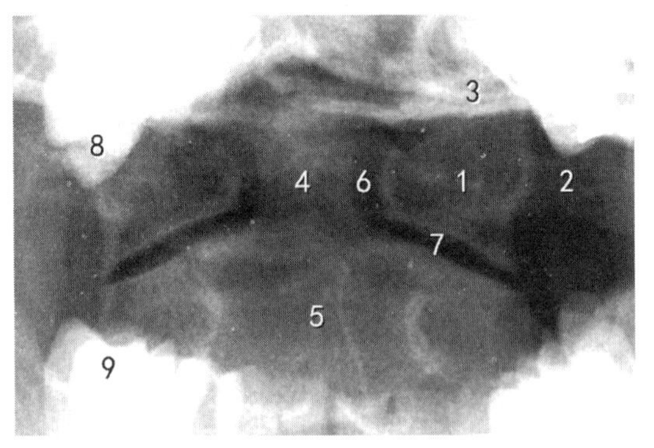

1. 寰椎左侧侧块;2. 寰椎横突;3. 枕骨;4. 齿状突;5. 枢椎椎体;6. 左侧寰枢正中关节;7. 左侧寰枢外侧关节;8. 上颌牙;9. 下颌牙

图 2-1-8　寰、枢椎张口位片

(五) 胸椎正位

摄影体位(图 2-1-9):被检者仰卧于摄影床上,身体中线正对于检查床面的中线,矢状面垂直于床面。第 7 颈椎与第 1 腰椎包括在片内。

中心线:对准胸骨体中点,即胸骨角与剑突连线的中点,相当于男性乳头连线的中点,垂直投照。

焦—片距:栅焦距。

呼吸状态:吸气后屏气曝光。

滤线设备:滤线器(+)。

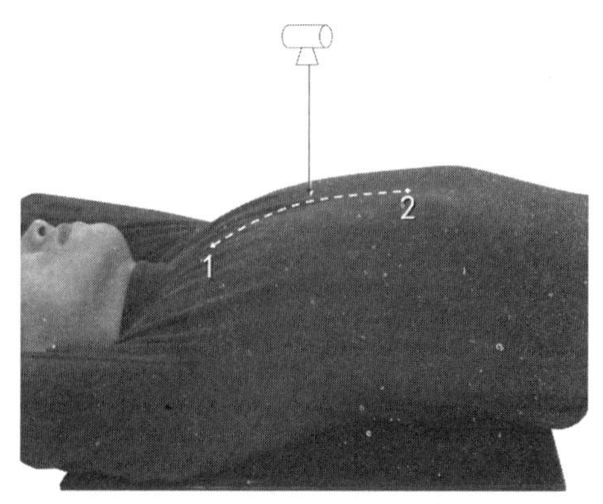

1. 胸骨角;2. 剑突

图 2-1-9　胸椎正位摄影方法

用途:观察胸椎正位形态、骨质结构、椎间隙、椎体序列等。

主要观察内容(图 2-1-10):胸椎由 12 块椎骨组成,椎体呈四方形,自上向下排在一条直线上。椎间隙上、下缘相互平行,邻近的椎间隙大致相同,椎间隙高度约为相邻椎体高度的 1/4。每块椎骨上见到 7 个突:一对横突、一对上关节突、一对下关节突和一个棘突。胸椎两旁有 12 对肋骨,每根肋骨的肋头与胸椎椎体的肋凹构成肋头关节。肋结节和横突肋凹构成肋横突关节,但第 11、12 肋无肋横关节。椎弓根为 3 mm × 5 mm 的长卵圆形,两侧对称。胸椎旁的纵隔胸膜等组织可形成胸椎旁线,左侧较清楚,多位于第 5—11 胸椎旁,软组织密度,与椎体边缘平行。棘突居中,呈卵圆形或水滴状。

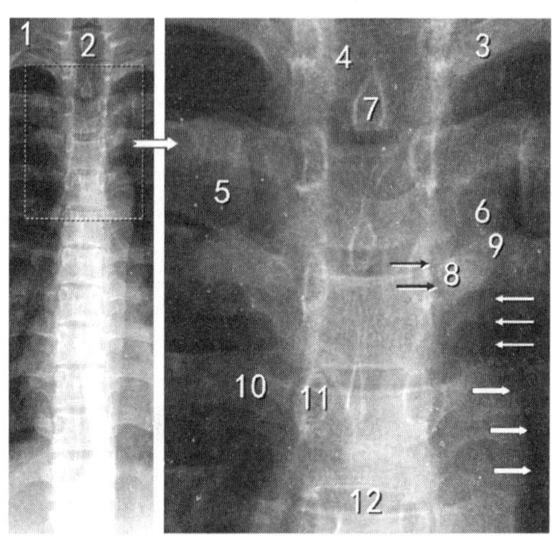

1. 第 1 肋;2. 第 1 胸椎;3. 第 2 肋;4. 第 2 胸椎;5. 锁骨胸骨端;6. 左侧胸骨锁骨切迹;7. 第 2 胸椎棘突;8. 左侧第 4 肋头;9. 左侧第 4 肋结节;10. 第 5 胸椎右侧横突;11. 第 5 胸椎右侧椎弓根;12. 第5、6 胸椎椎间隙;粗白箭头—主动脉弓;细黑箭头—左侧肋头关节;细白箭头—左侧胸椎旁线

图 2-1-10　胸椎正位片

（六）胸椎侧位

摄影体位（图 2-1-11）：被检者侧卧于摄影床上，两臂上举抱头，双下肢弯曲。身体冠状面垂直于床面，矢状面平行于床面（不平者可在腰下垫棉垫），胸椎棘突后缘置于床面中线外 6 cm 处。第 7 颈椎及第 1 腰椎包括在片内。

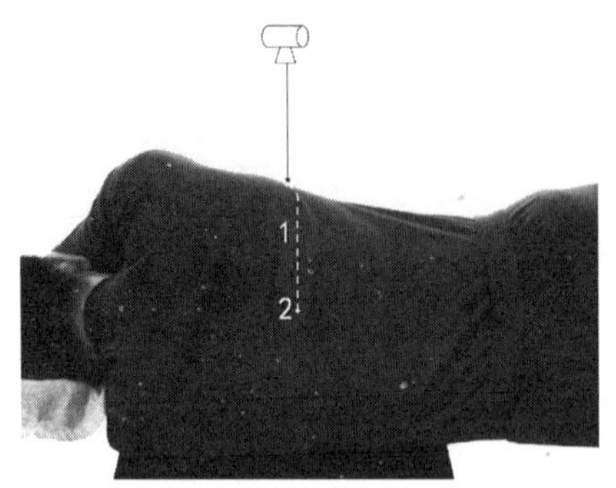

1. 肩胛骨下角；2. 第 7 胸椎

图 2-1-11　胸椎左侧位摄影方法

中心线：对准第 7 胸椎，相当于肩胛骨下角高度。垂直投照。

焦—片距：栅焦距。

呼吸状态：重点观察膈上胸椎，深吸气后屏气曝光；重点观察膈下胸椎，则深呼气后屏气曝光。

滤线设备：滤线器（＋）。

用途：结合正位片，观察胸椎侧位椎体形态、骨质结构等。脊柱侧弯畸形时，凸侧贴近床面，有利于 X 线与椎体成切线方向通过，减小胸椎的失真度，为避免膈影上下胸椎的影像密度差异太大，建议用高千伏摄影。

主要观察内容（图 1-1-12）：上部胸椎与肩胛骨等重叠，需旋转一定角度使胸椎与肩胛骨分离开，显示的效果更好。膈上部胸椎与肺组织重叠的部分密度显示较低，投照条件要减少；膈下部胸椎与腹部脏器重叠的部分密度显示较高，需增加投照条件。这样就可以把所有胸椎都投照清楚。

胸椎侧位片上清晰显示向后突的生理性弯曲，呈流畅的自然弧线。椎体呈四方形，后缘略高于前缘，以第 11、12 胸椎最明显。侧位片上胸椎的椎间关节面与 X 线束平行，可清晰显示。椎间孔近似圆形，比腰椎的椎间孔小。棘突较长，斜向后下方，相邻棘突从上向下依次呈叠瓦状覆盖。

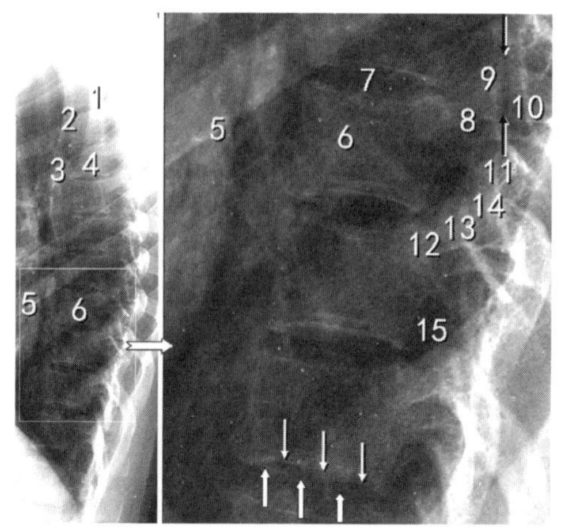

1. 左侧肩胛骨;2. 右侧肩胛骨;3. 主动脉弓;4. 第 4 胸椎;5. 左心房;6. 第 8 胸椎;7. 第 7、8 胸椎椎间隙;8. 第 8 胸椎椎弓根;9. 第 8 胸椎上关节突;10. 第 7 胸椎下关节突;11. 第 8 胸椎下关节突;12. 左侧第 9 肋肋头;13. 左侧第 9 肋肋颈;14. 左侧第 9 肋肋结节;15. 第 9、10 胸椎椎间孔;细黑箭头—第 7、8 胸椎椎间关节;细白箭头—第 10 胸椎左侧缘;粗白箭头—第 10 胸椎右侧缘

图 2-1-12　胸椎左侧位片

(七) 腰椎正位

摄影体位(图 2-1-13):被检者仰卧于摄影床上,双侧髋关节及膝关节弯曲,双足踏于床面,尽量让腰曲拉直,使腰椎贴近床面。身体中线正对于床面中线,矢状面与床面垂直。下部胸椎和上部骶椎包括在片内。

中心线:对准脐上 3 cm 处,垂直投照。

焦—片距:栅焦距。

呼吸状态:深呼气后屏气曝光。

滤线设备:滤线器(+)。

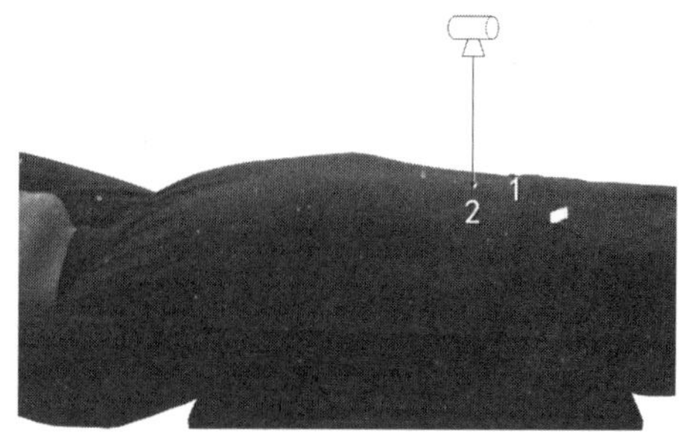

1. 脐部;2. 脐上 3 cm 处

图 2-1-13　腰椎正位摄影方法

用途：观察腰椎椎体正位形态、骨质结构、横突、椎间隙、上下关节突影像。

主要观察内容（图 2-1-14）：椎体呈两侧微凹的长方形，由上至下逐渐增大。在密度较高的椎体影内，显示两个长椭圆形的椎弓根致密影。椎弓根影上方有从椎弓板伸出的上关节突和向下的下关节突。上位椎骨的下关节突与下位椎骨的上关节突构成椎间关节。上位椎骨的下关节突在内后，下位椎骨的上关节突在外前方。椎间关节的关节间隙为与 X 线束平行的上下走向的透光带。椎板向外侧伸出横突影，第 3 腰椎的横突比较宽而长，第 4 腰椎横突上跷。椎板向后下延伸的棘突呈水滴状致密影，位于中线上。

第 5 腰椎的椎体明显扁而宽，下关节突短，与骶骨的关节突构成腰骶关节。第 5 腰椎下缘与骶骨上缘之间的椎间隙常有不显影或者显影较窄的情况。

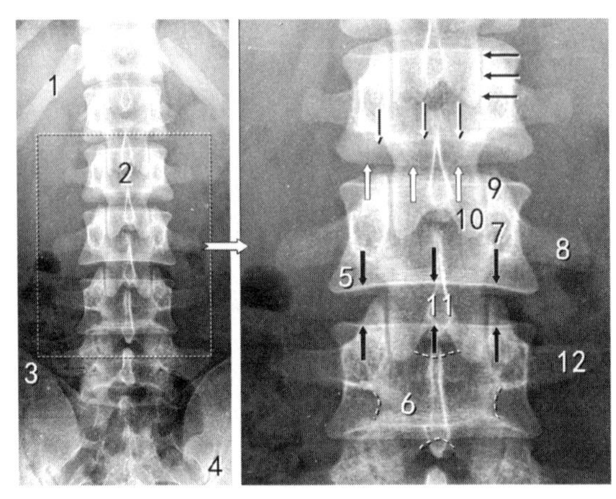

1. 右侧第 12 肋；2. 第 2 腰椎；3. 右侧髂骨；4. 左侧骶髂关节；5. 第 3 腰椎椎体；6. 第 4 腰椎椎弓板；7. 第 3 腰椎椎弓根；8. 第 3 腰椎横突，较长；9. 第 3 腰椎上关节突；10. 第 2 腰椎下关节突；11. 第 3 腰椎棘突；12. 第 4 腰椎横突，略上翘；细黑箭头—第 1、2 腰椎左侧椎间关节；细白箭头—第 2 腰椎后缘；粗白箭头—第 2 腰椎前缘；粗黑箭头—第 3、4 腰椎椎间隙

图 2-1-14　腰椎正位片

（八）腰椎侧位

摄影体位（图 2-1-15）：被检者侧卧于摄影床上，两臂上举抱头，双下肢弯曲。身体冠状面垂直于床面，正中矢状面平行于床面，不平者可在腰下垫棉垫。腰椎棘突置于床中线外 5 cm 处。下部胸椎和上部骶椎包括在片内。

中心线：对准髂嵴上 3 cm 处，垂直投照。腰部向床面凹陷较多者，中心线可向足侧倾斜 10°。

焦—片距：栅焦距。

呼吸状态：深呼气后屏气曝光。

滤线设备：滤线器（+）。

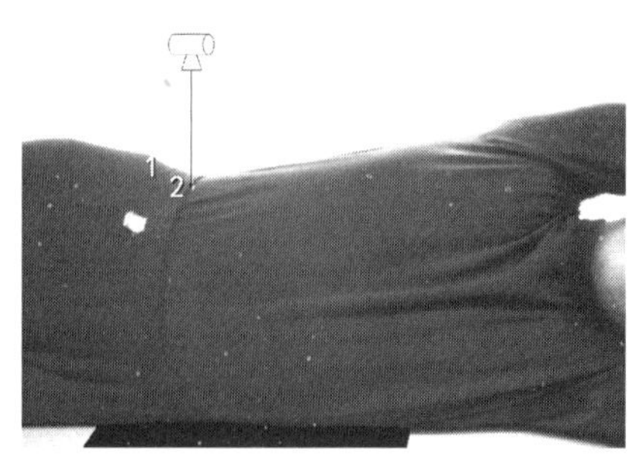

1. 右侧髂嵴;2. 髂嵴上 6 cm 处

图 2-1-15　腰椎左侧位摄影方法

用途:结合正位片,观察腰椎侧位椎体形态、骨质结构及椎间隙、椎间关节情况。

主要观察内容(图 2-1-16):腰椎略向前突,形成腰曲。椎体前、后缘各自形成自然流畅的一条弧线。椎体呈四方形,椎弓根、椎间孔清晰显示。腰椎的椎间孔大,平对椎间隙。椎弓根后端有向后上突出的上关节突,向后下伸延为椎弓板。椎弓板的下方为下关节突,位于下位椎骨的上关节突后方。棘突位于椎弓板后下方,呈较大的长方形。腰椎侧位片上,椎间隙特别明显,而且由上至下逐渐加宽,前部比后部稍宽。腰骶间隙比第 4、5 腰椎间隙要窄,常呈楔形。

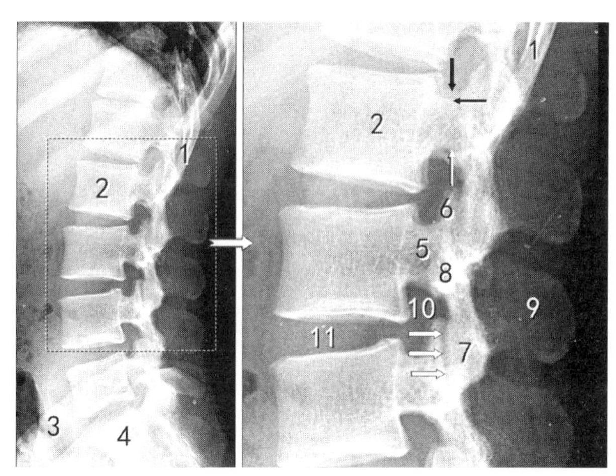

1. 第 12 肋;2. 第 2 腰椎;3. 左侧髂嵴;4. 第 1 骶椎;5. 第 3 腰椎椎弓根;6. 第 3 腰椎上关节突;7. 第 3 腰椎下关节突;8. 第 3 腰椎横突;9. 第 3 腰椎棘突;10. 第 3、4 腰椎椎间孔;11. 椎间隙;细黑箭头—第 2 腰椎左侧椎弓根上切迹;细白箭头—第 2 腰椎左侧椎弓根下切迹;粗黑箭头—第 2 腰椎右侧椎弓根上切迹;粗白箭头—第 3、4 腰椎椎间关节

图 2-1-16　腰椎左侧位片

(九) 腰椎前后斜位

摄影体位(图 2-1-17):被检者侧卧于探测器上,一侧身体垫高。双下肢稍弯曲,使

身体冠状面与床面呈 45°,胸椎棘突置于床中线外 4 cm 处。下部胸椎和上部骶椎包括在片内。

中心线:对准髂嵴和脐连线中点向上 3 cm 处,相当于第 3 腰椎高度,垂直投照。

焦—片距:栅焦距。

呼吸状态:深呼气后屏气曝光。

滤线设备:滤线器(+)。

用途:对比观察椎间关节、上下关节突和椎弓狭部等情况。

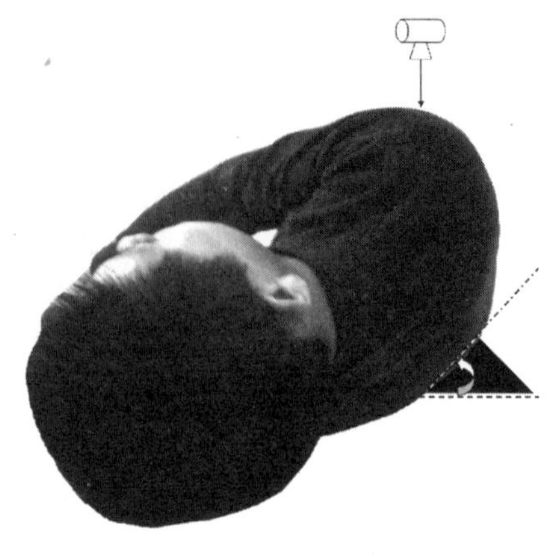

图 2-1-17　腰椎左后斜位摄影方法

主要观察内容(图 2-1-18):除观察椎体边缘及其内部结构外,观察范围常限于椎弓部分。常形象地把椎弓比喻为猎狗侧面影:椎板为狗的身体;近探测器侧的横突相当于狗嘴,椎弓根宛如狗眼,上关节突为竖立的狗耳,下关节突为狗的前腿,椎弓峡部为狗颈;远探测器侧的横突像狗尾,上关节突为狗的臀部,下关节突为狗后腿。

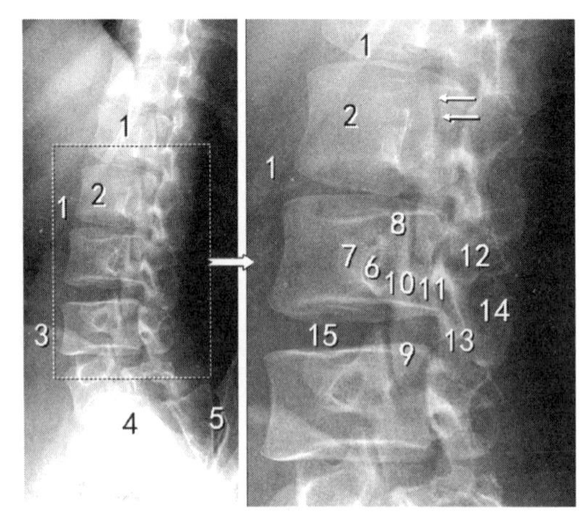

1. 第 12 肋;2. 第 2 腰椎;3. 左侧髂嵴;4. 第 1 骶椎;5. 右侧骶髂关节;6. 第 3 腰椎椎弓根;7. 第3 腰椎左侧横突;8. 第 3 腰左侧椎上关节突;9. 第 3 腰椎左侧下关节突;10. 第 3 腰椎左侧椎弓狭部;11. 第 3 腰椎椎弓板;12. 第 3 腰椎右侧上关节突;13. 第 3 腰椎右侧下关节突;14. 第 3 腰椎棘突;15. 椎间隙;细白箭头—第 1、2 腰椎左侧椎间关节

图 2-1-18　腰椎左后斜位片

(十) 骶尾骨正位

摄影体位(图 2-1-19):被检者仰卧于摄影床上,双下肢伸直、并拢,双上肢置于身体两旁。身体中线正对于床面中线,矢状面与床面垂直。脐下 3 cm 处置于照射野中心。照射野上缘包括髂嵴,下缘超出耻骨联合。

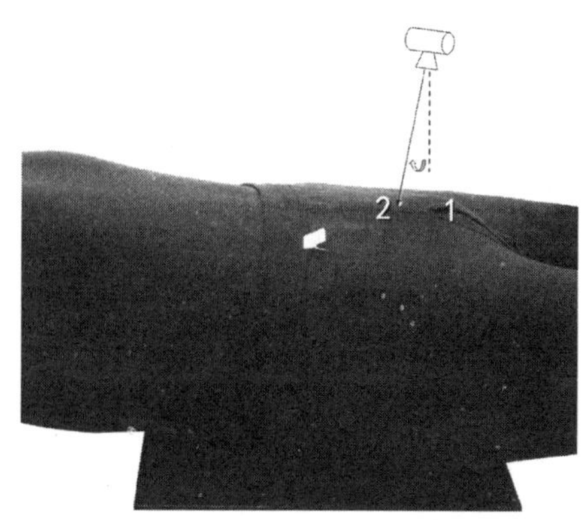

1. 耻骨联合;2. 耻骨联合上方 3 cm 处

图 2-1-19　骶尾骨正位摄影方法

中心线:如果以观测骶椎为主,那么中心线向头侧倾斜 10°～15°,经耻骨联合上方 3 cm处投照;以观测尾椎为主的话,中心线向足侧倾斜 10°～15°,经耻骨联合上方 3 cm 处投照。

焦—片距:栅焦距。

呼吸状态:吸气后屏气曝光。

滤线设备:滤线器(＋)。

用途:观察骶尾骨正位形态、骨质结构等。

主要观察内容(图 2-1-20):正位片上,骶骨类似尖朝下的五边形。底宽,在上方,由中间的骶骨体及两侧骶骨翼的上缘构成。骶骨体的上缘两侧有一对上关节突和第 5 腰椎下关节突构成腰骶关节,关节面常呈矢状面,但也可显示为一侧矢状面,而另一侧为冠状面。骶骨体上缘和第 5 腰椎椎体的下缘之间有椎间盘形成的椎间隙,因倾斜关系,正位片上常不能显示或显示较窄。

骶骨中间有骶正中嵴及骶管。两旁可见 4～5 对骶孔。两侧骶骨翼上部斜向外,和髂骨耳部构成骶髂关节。

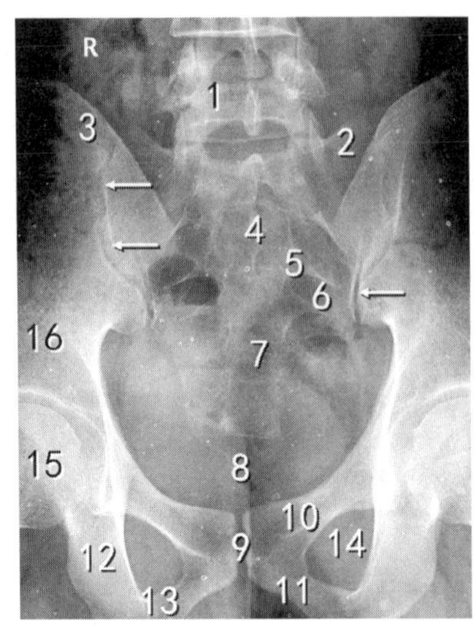

1. 第 5 腰椎;2. 左侧骶骨翼;3. 右侧髂骨翼;4. 骶正中嵴;5. 左侧骶外侧嵴;6. 骶孔;7. 骶管裂孔;8. 尾骨;9. 耻骨联合;10. 左侧耻骨上肢;11. 左侧耻骨下肢;12. 右侧坐骨上肢;13. 右侧坐骨下肢;14. 左侧闭孔;15. 右侧股骨头;16. 髂骨;细白箭头—骶髂关节

图 2-1-20 骶尾骨正位片

骶骨的下端与尾骨相连接,两者之间留有间隙。尾骨一般由 4 块尾椎组成,各尾椎之间的软骨 30 ~40 岁后才消失,所以在骶尾椎片上常能见到尾椎间隙。

(十一) 骶尾骨侧位

摄影体位(图 2-1-21):被检者侧卧于探测器上,腰背部与床面垂直,使骶椎长轴与台面趋向平行,骶部后缘置于床面中线外 3 cm 处。两髋及膝部弯曲,支撑并平衡身体。照射野上缘包括第 5 腰椎,下缘超出骶尾骨软组织 1 cm。

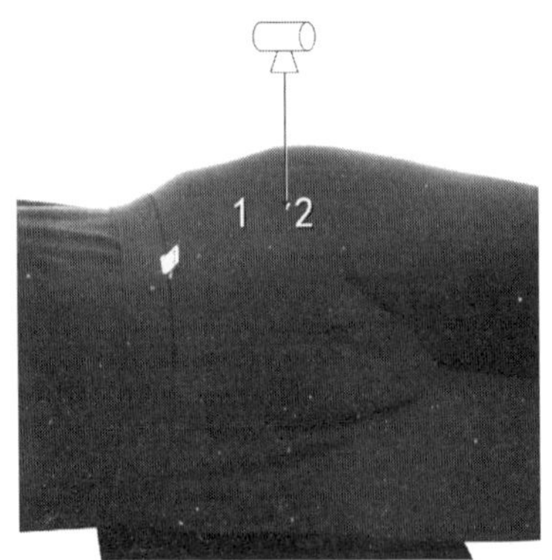

1. 左侧髂前上棘;2. 髂前上棘向下 2.5 cm 处。

图 2-1-21 骶尾骨右侧位摄影方法

中心线:对准髂前上棘向下 2.5 cm 处。

焦—片距：栅焦距。

呼吸状态：吸气后屏气曝光。

滤线设备：滤线器（+）。

用途：结合正位片，观察骶尾骨侧位形态、骨质结构等。

主要观察内容（图2-1-22）：骶骨的上部与髂骨相重叠，显影不清。骶骨各椎体间虽愈合，但仍能看出椎体间的界限。各椎骨共同排列成凹面向前的弧形影为骶曲。上位长方形的椎体较大，向下逐渐变小。第1骶椎的前缘有明显突出的骶岬。椎体与椎弓板之间低密度区为骶管，从上向下逐渐变细。骶管的后面高密度骨质结构为骶正中嵴，下端有一开口为骶管裂孔，其后方的致密影为骶角。侧位片上，沿第1骶椎上缘所做的直线与水平线之间的夹角称腰骶角，正常为29.5°。尾骨游离。

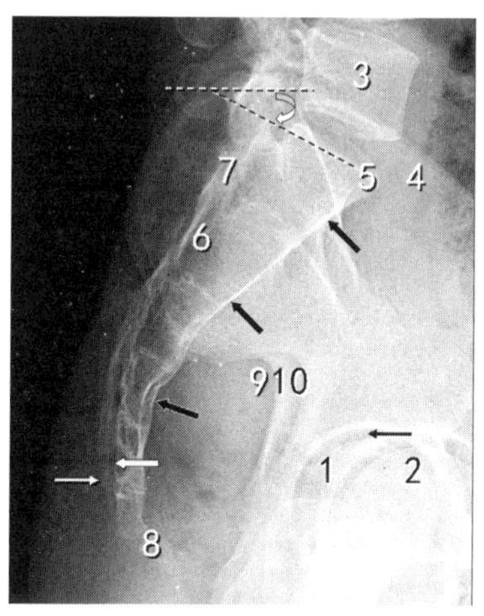

1. 右侧股骨头；2. 左侧股骨头；3. 第五腰椎；4. 髂嵴；5. 骶岬；6. 骶管；7. 骶正中嵴；8. 尾骨；9. 右侧坐骨切迹；10. 左侧坐骨切迹；细黑箭头—右侧髋关节；细白箭头—骶角；粗白箭头—骶管裂孔；粗黑箭头—骶曲

图2-1-22　骶尾骨右侧位片

（辛春　谢冬生）

任务2　四肢X线平片检查技术及正常表现

四肢骨包括上肢带骨（锁骨和肩胛骨）、自由上肢骨、下肢带骨（髋骨）、自由下肢骨。X线平片检查也是其最常用的医学影像检查方法。

一、四肢 X 线摄影注意事项

(1) 长骨摄影应包括上下两个关节,摄一端时至少应包括临近一端的关节,以便明确其解剖位置。

(2) 长骨的长轴应与胶片的长轴平行,胶片尺寸应充分包括被检部位的软组织。一张胶片同时摄取两个位置时,肢体的同一端应放在胶片的同一端。

(3) 骨折患者摆位时应小心谨慎,防止骨折错位及再度损伤。

(4) 婴幼儿骨关节常规摄取双侧像以便对比。成人常规摄单侧片,需对比时摄双侧片。

(5) 必要时用沙袋及压迫带等辅助工具,防止肢体移动造成的运动模糊。

二、摄影位置

(一) 锁骨正位

摄影体位(图 2-2-1):被检者站立于摄片架前锁骨紧贴探测器,被检侧锁骨中点对照射野中心。头部转向对侧,使锁骨紧贴探测器。被检侧手臂内旋,掌心向右,肩部下垂,与胸锁关节相平。

中心线:对准锁骨中点,垂直投照。

焦—片距:栅焦距。

呼吸状态:深呼气后屏气曝光。

滤线设备:滤线器(+)。

用途:观察锁骨正位形态、骨质结构。

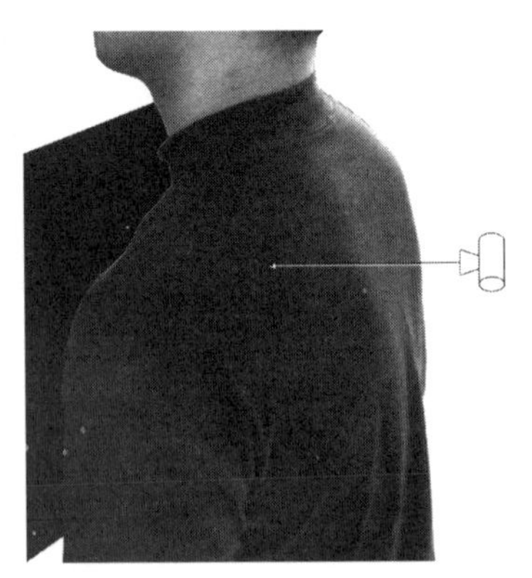

图 2-2-1　左侧锁骨正位摄影方法

主要观察内容(图 2-2-2):锁骨呈水平位置,与上部肋骨和上方的肺野重叠。锁骨向前的弯曲,因与 X 线束相平行而无法观察。锁骨的肩峰端略扁并略高出肩峰,肩锁关节间隙宽度为 3 ~ 5 mm。肩峰端的骨皮质较薄,厚约 0.5 mm。锁骨的中部上缘光滑,下缘偏外侧可见向下突出的喙突粗隆。锁骨的胸骨端呈方形,多半与第 4 肋后部重叠,与胸骨柄的锁骨切迹构成胸锁关节。胸骨影通常被纵隔和脊柱影所掩盖,只能看到胸骨柄的两侧边缘。

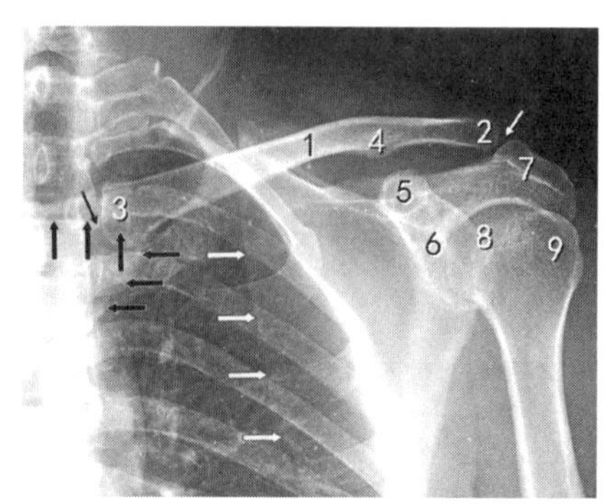

1. 左侧锁骨;2. 肩峰端;3. 胸骨端;4. 喙突粗隆;5. 肩胛骨喙突;6. 肩胛盂;7. 肩峰;8. 肱骨头;9. 肱骨大结节;粗黑箭头—左侧胸骨柄;细黑箭头—左侧胸锁关节;细白箭头—左侧肩锁关节;粗白箭头—左侧肩胛骨内侧缘(脊柱缘)

图 2-2-2　左侧锁骨正位片

(二) 肩胛骨正位

摄影体位(图 2-2-3):被检者仰卧于摄影床上,被检侧上臂外展与身体矢状面成直角,肘关节弯曲呈 90°,手背触及床面。肩部、肱骨头、肩胛骨脊柱缘及肩胛下角包括在片盒范围内。

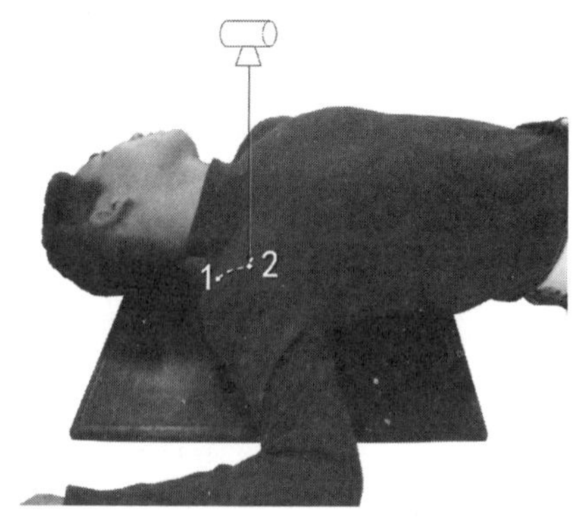

1. 右侧肩胛骨喙突;2. 喙突下 5 cm 处

图 2-2-3　右侧肩胛骨正位摄影方法

中心线:对准肩胛骨的喙突下 5 cm 处,垂直投照。

焦—片距:栅焦距。

呼吸状态:吸气后屏气曝光。

滤线设备:滤线器(+)。

用途:观察肩胛骨、肱骨头、喙突、肩关节等结构。

主要观察内容(图 2-2-4):肩胛骨呈倒三角形,脊柱缘骨皮质呈一条连续的垂直线条影,与锁骨、肋骨、肺野重叠。肩胛骨脊柱缘(内侧缘)皮质线的外侧为一大块较淡的冈下窝。肩胛骨的腋缘（外侧缘）为一均匀致密带，由内下向外上逐渐延伸到关节盂。肩关节盂又称为肩胛骨的外角，与肱骨头构成肩关节。肩胛骨的下角约平第7后肋高度。肩胛骨的上缘阴影很淡，其外侧端可见向上的鸟嘴状喙突影。在喙突的上方有较高密度的斜形线状肩胛冈影，从喙突的底部延伸至脊柱缘约10 mm处终止。肩胛冈的外端为向上突起的肩峰。

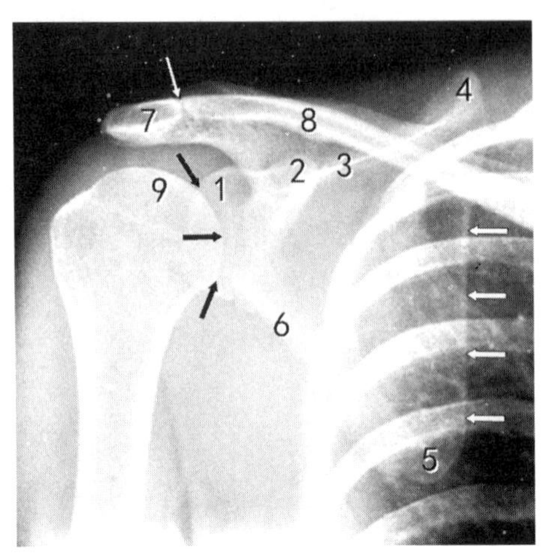

1. 肩关节盂；2. 喙突；3. 肩胛冈；4. 上角；5. 下角；6. 腋缘（外侧缘）；7. 肩峰；8. 右侧锁骨；9. 肱骨头；粗白箭头—脊柱缘（内侧缘）；粗黑箭头—右侧肩关节；细白箭头—右侧肩锁关节

图 2-2-4　右侧肩胛骨正位片

（三）肩关节正位

摄影体位：被检者仰卧于探测器上，被检侧上肢伸直稍外展，掌面向上。对侧肩及髋部抬高，头转向被检侧，使被检侧肩部紧贴探测器。肩胛骨喙突置于照射野中心。照射野上缘、外缘各超出软组织边缘。

中心线：① 经喙突垂直投照（图 2-2-5）；② 向足侧倾斜20°，经喙突射入探测器。

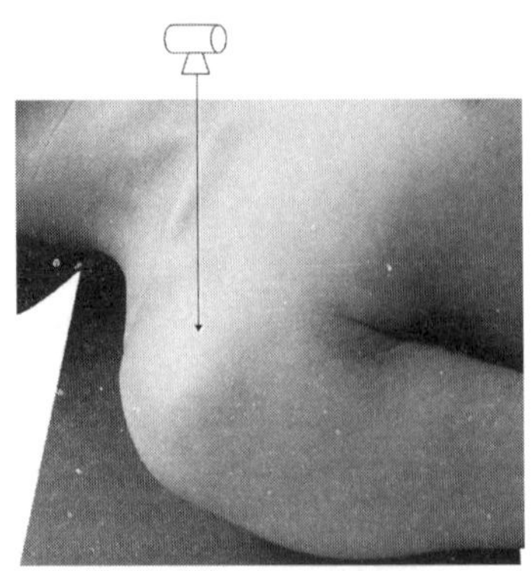

图 2-2-5　右侧肩关节正位摄影方法

焦—片距：栅焦距。

呼吸状态：吸气后屏气曝光。

滤线设备：滤线器（＋）。

用途：观察肩关节、肩锁关节、肩部诸骨的形态和结构。

主要观察内容（图 2-2-6）：① 经喙突垂直投照时，肱骨上端、锁骨外侧段、喙突及肩锁关节间隙清晰，肱骨头上部与肩峰部分重叠，下部与关节盂相接的关节间隙清晰；② 中心线向足倾斜 20°时，肱骨头上部与肩峰无重叠。上部关节间隙清晰显示，肩锁关节模糊。

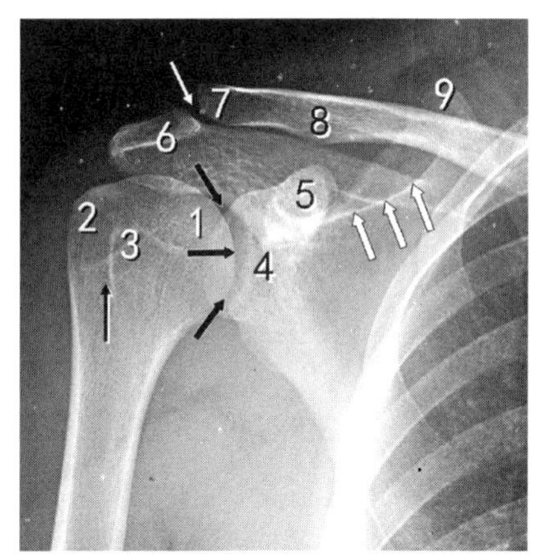

1. 肱骨头；2. 大结节；3. 小结节；4. 肩关节盂；5. 喙突；6. 肩峰；7. 锁骨肩峰端；8. 喙突粗隆；9. 右侧肩胛骨上角；细黑箭头—结节间沟；粗黑箭头—肩关节间隙；细白箭头—肩锁关节；粗白箭头—肩胛冈

图 2-2-6　右侧肩关节正位片

（四）肱骨正位

摄影体位（图 2-2-7）：被检者仰卧于探测器上，被检侧的上肢伸直并外展 20°～30°，掌面向上。对侧肩部稍抬高，使被检侧上臂中段置于照射野中心。照射野上缘包括肩关节，下缘包括肘关节。如病变局限于一端，可只包括靠近病变端的关节。

中心线：对准上臂中心即肘关节与肩关节连线的中点。明确病灶部位，对准病灶中心，垂直投照。

焦—片距：75～100 cm。

呼吸状态：吸气后屏气曝光。

滤线设备：滤线器（－）。

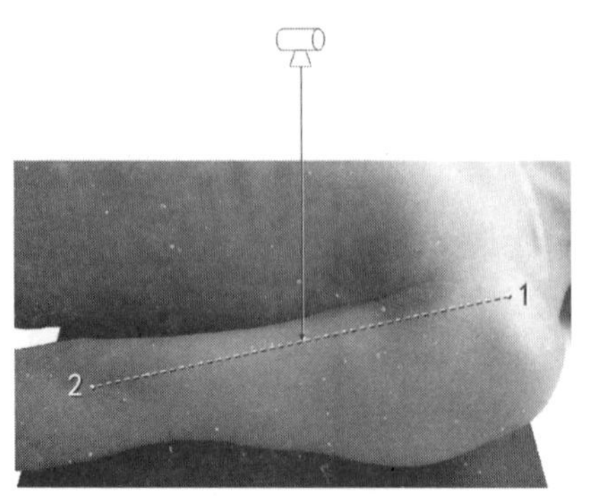

1. 肩关节;2. 肘关节

图 2-2-7　左侧肱骨正位摄影方法

用途:观察肱骨形态、骨质结构和上臂软组织等。

主要观察内容(图 2-2-8):肱骨大结节向外突出呈切线位,小结节与肱骨重叠,肱骨头向内上方突出与肩胛骨关节盂构成肩关节。肱骨干骨皮质清晰,中段骨质粗糙处为肱骨三角肌粗隆。肱骨小头、肱骨滑车、内上髁和外上髁都清晰显示。

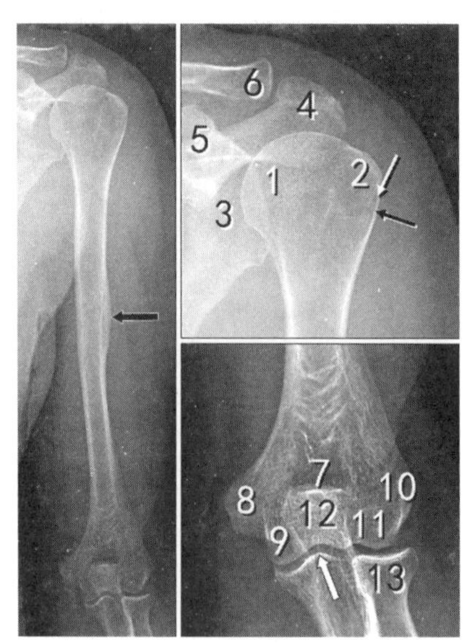

1. 肱骨头;2. 肱骨大结节;3. 肩关节盂;4. 肩峰;5. 喙突;6. 锁骨肩峰端;7. 冠状窝与鹰嘴窝重叠影;8. 肱骨内上髁;9. 肱骨滑车;10. 肱骨外上髁;11. 肱骨小头;12. 尺骨鹰嘴;13. 桡骨小头;细白箭头—结节间沟;粗白箭头—肱尺关节;粗黑箭头—左侧肱骨三角肌粗隆;细黑箭头—肱骨小结节

图 2-2-8　左侧肱骨正位片

(五) 肱骨侧位

摄影体位(图 2-2-9):被检者仰卧于摄影床上,被检上臂稍外展,屈肘呈 90°,向内旋,手置腹前。对侧肩部稍垫高,使上臂内侧紧靠探测器,肱骨内上髁和外上髁连线与床面垂直。照射野上缘包括肩关节,下缘包括肘关节。若病变局限于一端,可以病变处为中心包括邻近一个关节。

中心线:对准上臂中心即肘关节与肩关节连线的中点。明确病灶部位,对准病灶中心,垂直投照。

焦—片距: 75 ~ 100 cm。

呼吸状态:吸气后屏气曝光。

滤线设备:滤线器(-)。

用途:结合正位片,观察肱骨侧位形态、骨质结构和软组织影像。

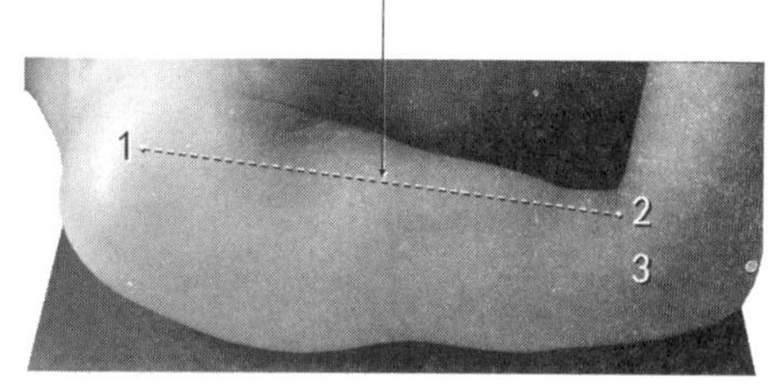

1. 肩关节;2. 肘关节;3. 肱骨外上髁

图 2-2-9 右侧肱骨侧位摄影方法

主要观察内容(图 2-2-10):为肱骨侧位影像。肱骨近端的大、小结节相重叠。肱骨的远端显示肘关节侧位像,肱骨小头和肱骨滑车重叠在一起。

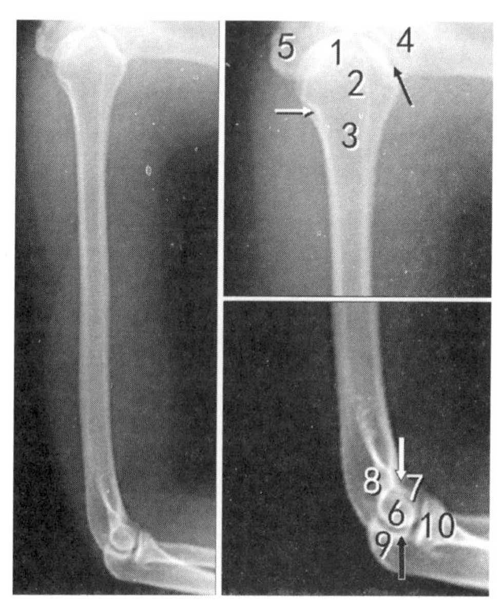

1. 肱骨头;2. 肱骨解剖颈;3. 肱骨外科颈;4. 肩关节盂;5. 肩峰;6. 肱骨滑车与肱骨小头重叠影;7. 尺骨冠状突;8. 鹰嘴窝;9. 尺骨鹰嘴;10. 桡骨小头;细黑箭头—肩关节的关节间隙;细白箭头—结节间沟;粗白箭头—冠状窝;粗黑箭头—尺骨鹰嘴半月切迹

图 2-2-10 右侧肱骨侧位片

(六)肱骨穿胸侧位

摄影体位(图 2-2-11):被检者侧立于摄影架前。被检侧上臂外缘紧贴探测器,肱骨外科颈对照射野中心,肩部下垂。对侧上肢上举抱头,肩部抬高、上移。

中心线:经对侧腋下,对准被检侧肱骨上 1/3 处垂直投照。

焦—片距:栅焦距。

呼吸状态:深吸气后屏气曝光。

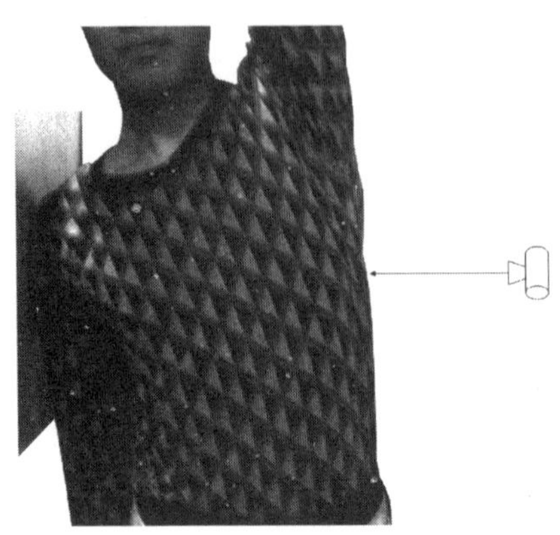

图 2-2-11　右侧肱骨穿胸侧位摄影方法

滤线设备:滤线器(+)。

用途:观察肱骨上端骨折,适用于肱骨近端因外伤、疼痛而不能移动的患者。

主要观察内容(图 2-2-12):为肱骨上 2/3 的侧位影像,骨质清晰。肋骨影重叠于肱骨上。

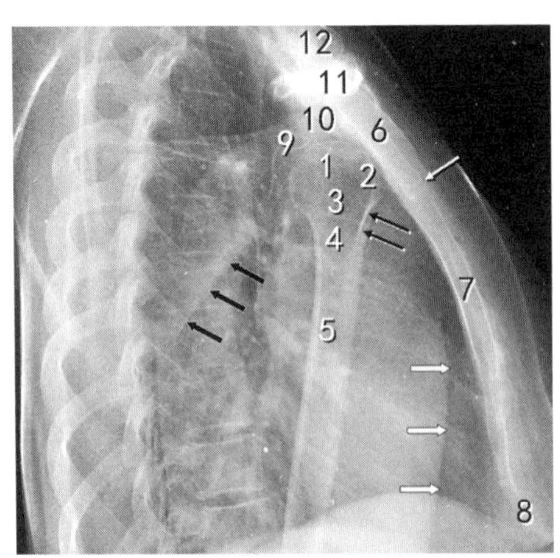

1. 肱骨头;2. 大小结节重叠影;3. 肱骨解剖颈;4. 肱骨外科颈;5. 肱骨骨干;6. 胸骨柄;7. 胸骨体;8. 剑突;9. 肩关节盂;10. 肩峰;11. 右侧锁骨重叠影;12. 左侧锁骨肩峰端;细黑箭头—结节间沟;细白箭头—胸骨角;粗白箭头,右上臂前缘;粗黑箭头—右侧肩胛骨外侧缘

图 2-2-12　右侧肱骨穿胸侧位片

(七) 肘关节正位

摄影体位(图 2-2-13):患者侧坐于摄影床旁,被检侧肘关节向外伸直,掌面向上,肘部背侧紧贴探测器,尺骨鹰嘴置于照射野中心。肩部放低,尽量与肘部相平。肘关节部分强直畸形时,可将前臂平放于摄影床上。若重点观察肱骨远端及其关节面,应将上臂

平放于摄影床上。

中心线：对准肱骨内、外上髁连线之中点垂直投照。前臂平直或者屈肘者，中心线对准屈曲的关节皮肤皱褶中点下方 2 ~ 3 cm 处，垂直投照。

焦—片距：75 ~ 100 cm。

滤线设备：滤线器（ - ）。

用途：观察肱骨远端、肘关节、尺桡骨近端及其周围软组织等。

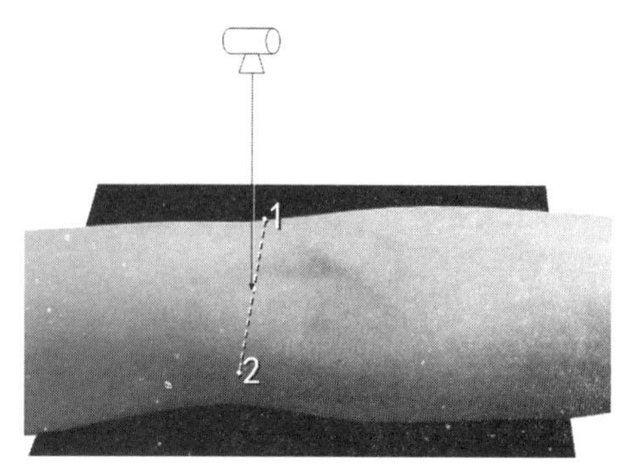

1. 肱骨内上髁；2. 肱骨外上髁

图 2-2-13　右侧肘关节正位摄影方法

主要观察内容（图 2-2-14）：肘关节的关节间隙清晰，肱骨远端内、外两上髁与尺骨鹰嘴在一条直线上，髁上部骨皮质呈鱼尾状。肱骨的鹰嘴窝呈三角形低密度区，边缘不清。若有一侧显示边缘比较清晰的白线，表示肱骨向对应一侧旋转超过 20°。尺、桡骨近端关节面分别对应着肱骨的滑车与肱骨小头，构成肱尺关节与肱桡关节。尺骨的冠突与鹰嘴重叠。

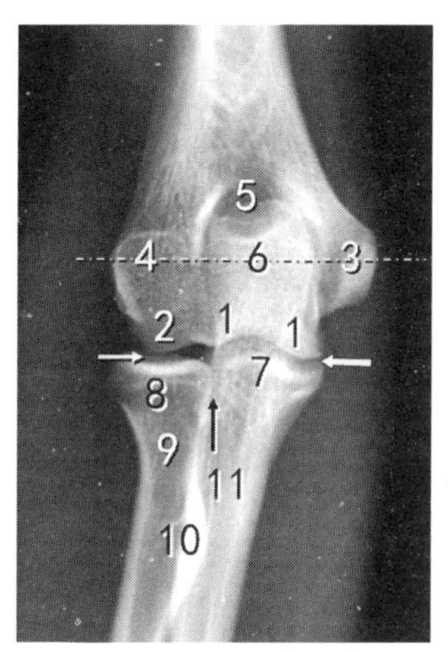

1. 肱骨滑车；2. 肱骨小头；3. 肱骨内上髁；4. 肱骨外上髁；5. 冠状窝与鹰嘴窝重叠影；6. 尺骨鹰嘴；7. 尺骨冠突；8. 桡骨小头；9. 桡骨颈；10. 桡骨粗隆；11. 右侧尺骨骨干；细黑箭头—近侧尺桡关节；细白箭头—肱桡关节；粗白箭头—肱尺关节

图 2-2-14　右侧肘关节正位片

（八）肘关节侧位

摄影体位（图 2-2-15）：被检者侧坐于摄影床旁，上臂外伸。被检侧肘关节屈曲约 90°，尺侧（内侧）在下。掌心面对被检者且垂直于摄影床，肱骨内上髁置于照射野中心。肩部尽量放低，与肘相平。

中心线：经肱骨外上髁下方，即肱桡关节的关节间隙处，垂直投照。

焦—片距:75～100 cm。

滤线设备:滤线器(－)。

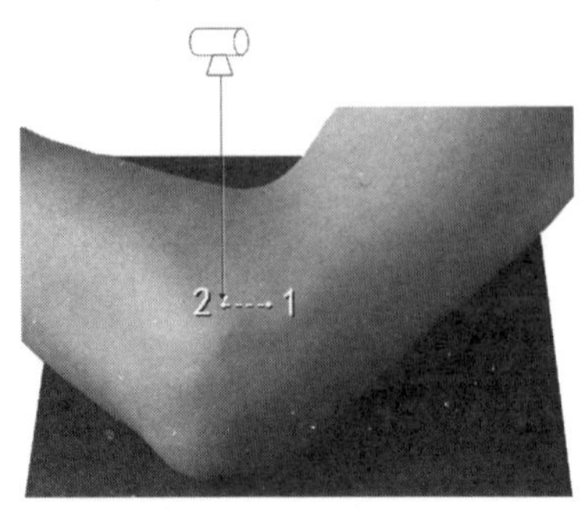

1. 肱骨外上髁;2. 肱桡关节的关节间隙处

图 2-2-15　左侧肘关节侧位摄影方法

用途:观察肘关节在侧位投影上的形态、骨质结构及周围软组织等。

主要观察内容(图 2-2-16):肱骨内上髁与外上髁相重叠,肱骨滑车与尺骨半月切迹组成肱尺关节。肱骨小头与桡骨小头组成肱桡关节,关节间隙清晰。各骨的骨皮质、骨松质、骨髓腔和软组织密度对比良好,层次鲜明。

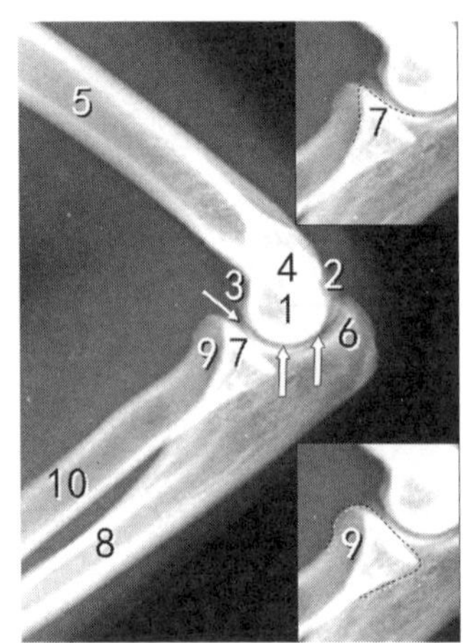

1. 肱骨小头与肱骨滑车重叠影;2. 鹰嘴窝;3. 冠状窝;4. 内上髁与外上髁重叠影;5. 肱骨骨干;6. 尺骨鹰嘴;7. 尺骨冠突;8. 尺骨骨干;9. 桡骨小头;10. 桡骨骨干;细白箭头—肱桡关节;粗白箭头—肱尺关节

图 2-2-16　左侧肘关节侧位片

(九) 肘关节轴位

摄影体位(图 2-2-17):被检者坐于摄影床前,被检侧肩部尽量放低,上臂平行且紧靠台面。肘部极度屈曲,使手指触及肩部。尺骨鹰嘴置于照射野中心上方 2.5～3 cm 处。

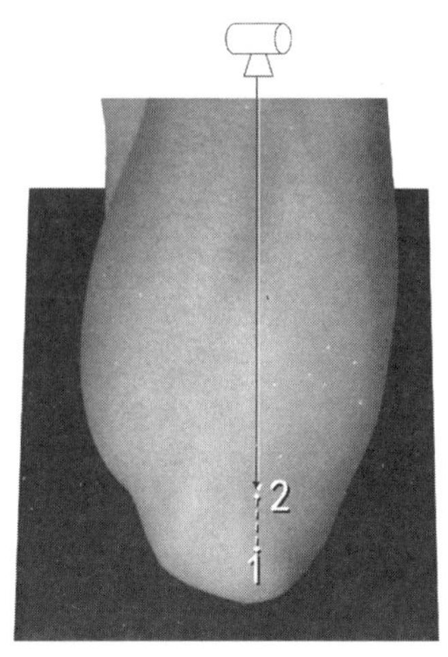

1. 尺骨鹰嘴;2. 尺骨鹰嘴上方 2.5 cm 处

图 2-2-17 右侧肘关节轴位摄影方法

中心线:①对准尺骨鹰嘴上方 2.5 cm 处垂直投照,为尺骨鹰嘴轴位像;②向肩部倾斜 30°,经尺骨鹰嘴上方射入,为尺神经沟像。

焦—片距:75 ~ 100 cm。

滤线设备:滤线器(-)。

用途:观察尺骨鹰嘴及尺神经沟,亦用于肘关节疼痛不能伸直或骨折已固定的患者。

主要观察内容(图 2-2-18):尺骨鹰嘴突出于肱骨髁下方,与肱骨远端有较多的重叠。肱骨小头与肱骨外侧髁、桡骨小头相重叠,但边缘能彼此分开。

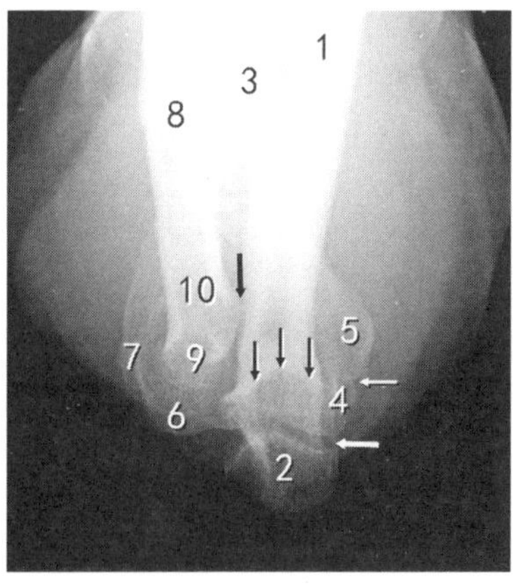

1. 右侧尺骨;2. 尺骨鹰嘴;3. 肱骨;4. 肱骨滑车;5. 肱骨内上髁;6. 肱骨小头;7. 肱骨外上髁;8. 桡骨;9. 桡骨小头;10. 桡骨颈;细白箭头—尺神经沟;细黑箭头—尺骨冠突;粗白箭头—肱尺关节;粗黑箭头—近侧尺桡关节

图 2-2-18 右侧肘关节轴位片

（十）尺桡骨正位

摄影体位（图2-2-19）：被检者侧身坐于摄影床一旁，被检侧前臂伸直，背侧向下平放于探测器上。照射野上缘包括肘关节，下缘包括腕关节。

中心线：对准前臂中部，即肘关节与腕关节连线的中点，垂直投照。

焦—片距：75～100 cm。

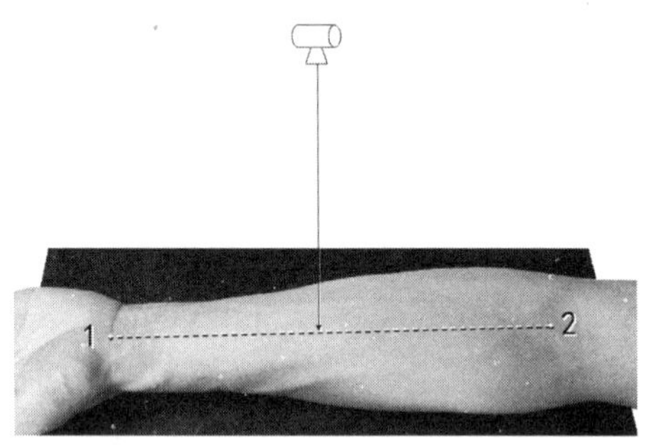

1. 腕关节；2. 肘关节

图2-2-19　左侧尺桡骨正位摄影方法

滤线设备：滤线器（－）。

用途：观察尺、桡骨正位投影，显示其形态结构、骨质及周围软组织。

主要观察内容（图2-2-20）：为尺骨、桡骨、肘关节、腕关节前后位影像。尺、桡骨基本分开且相互平行。近端桡骨粗隆部凸向尺侧，与尺骨少量重叠，桡、尺骨的远端稍有重叠。尺骨茎突居尺骨部远端内侧，桡骨茎突位于桡骨远端外侧。骨皮质、骨松质和前臂软组织层次对比鲜明，边缘锐利。近侧尺桡关节和远侧尺桡关节因斜射投影，关节间隙较窄。

（十一）尺桡骨侧位

摄影体位（图2-2-21）：被检者侧身坐于摄影床一旁，尺侧在下，肘部弯曲约90°。肩部尽量放低，使前臂侧立于床面上，手掌面垂直于床面或稍内旋，必要时用沙袋固定。照射野上缘包括肘关节，下缘包括腕关节。

中心线：对准桡骨外侧面中点，即桡骨茎突与肱骨外上髁的连线中点，垂直投照。

焦—片距：75～100 cm。

滤线设备：滤线器（－）。

用途：观察尺、桡骨及前臂软组织的侧位投影形态和骨质变化。

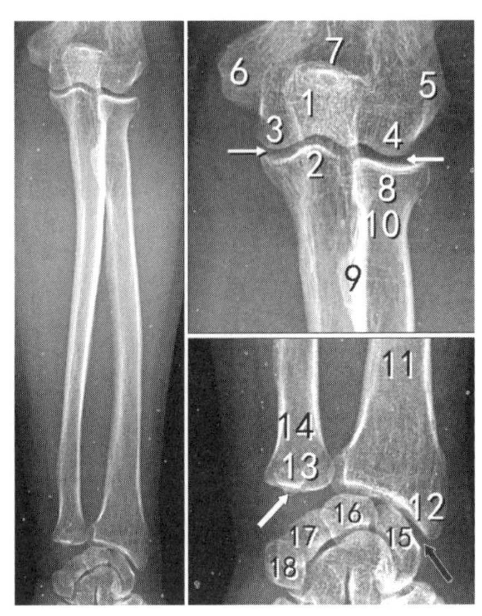

1. 尺骨鹰嘴;2. 尺骨冠突;3. 肱骨滑车;4. 肱骨小头;5. 肱骨外上髁;6. 肱骨内上髁;7. 冠状窝与鹰嘴窝重叠影;8. 桡骨小头;9. 桡骨粗隆;10. 桡骨颈;11. 桡骨骨干;12. 桡骨茎突;13. 尺骨头;14. 尺骨颈;15. 舟骨;16. 月骨;17. 三角骨;18. 豆骨;细黑箭头—肱桡关节;细白箭头—肱尺关节;粗白箭头—尺骨茎突;粗黑箭头—腕关节间隙

图 2-2-20　左侧尺桡骨正位片

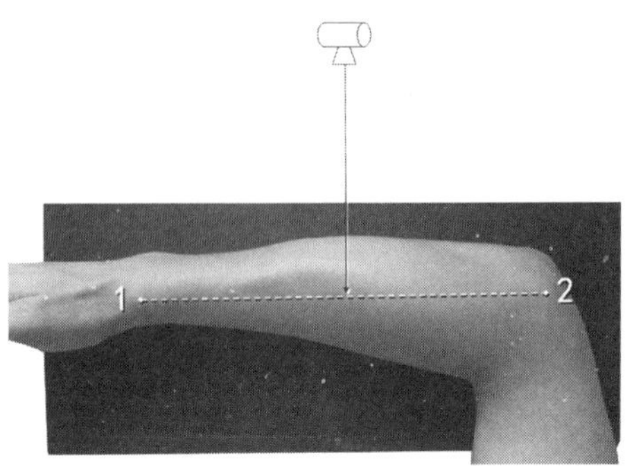

1. 桡骨茎突;2. 肱骨外上髁

图 2-2-21　右侧尺桡骨侧位摄影方法

主要观察内容(图 2-2-22):尺骨、桡骨、腕关节、肘关节及其软组织侧位影像,尺骨冠突与桡骨头有部分重叠。手掌垂直于床面时,尺、桡骨远端约有 1/3 相互重叠。手掌稍内旋时,尺、桡骨远端重叠减少,腕关节呈斜位像。

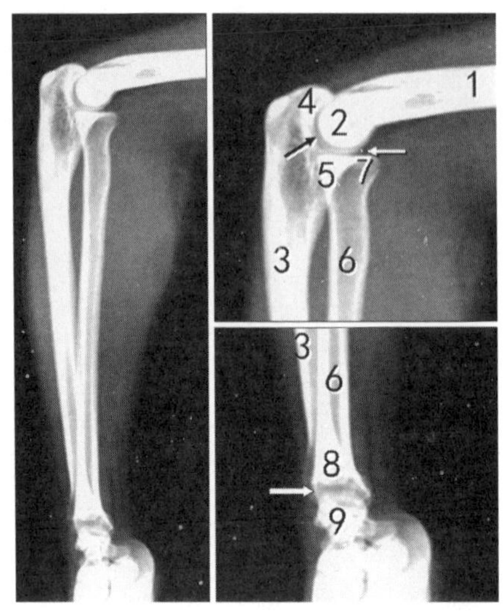

1. 肱骨骨干;2. 肱骨小头与肱骨滑车重叠影;3. 尺骨骨干;4. 尺骨鹰嘴;5. 尺骨冠突;6. 桡骨骨干;7. 桡骨小头;8. 尺桡骨远端重叠影;9. 腕骨重叠影;细白箭头—肱桡关节;细黑箭头—肱尺关节;粗白箭头—腕关节

图 2-2-22　右侧尺桡骨侧位片

(十二) 腕关节正位

摄影体位:被检者坐于摄影床前,被检侧前臂向前伸直,患肢手呈半握拳状或伸直,掌面向下,腕部放在探测器照射野中部。为了防止移动可用沙袋或其他辅助用具压手指及前臂。摄取双侧时,可将双腕平放于探测器上。

中心线:① 一次曝光摄取单侧腕关节时(图 2-2-23),中心线对准尺、桡骨茎突连线的中点,垂直投照;② 一次曝光摄取双侧腕关节时,中心线对准两侧桡骨茎突连线中点垂直投照。

焦—片距:75 ~ 100 cm。

滤线设备:滤线器(-)。

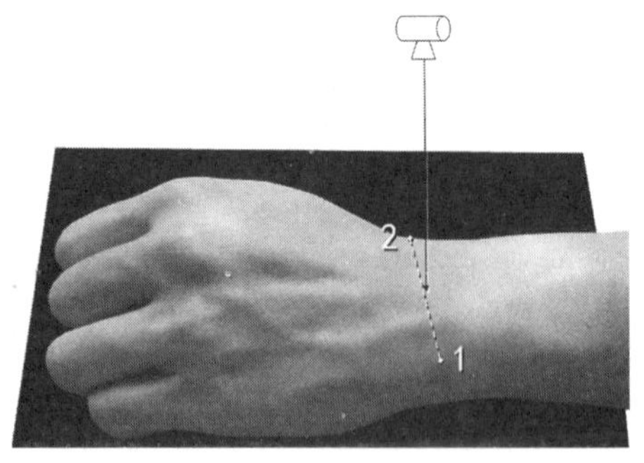

1. 尺骨茎突;2. 桡骨茎突

图 2-2-23　腕关节正位摄影方法

用途：观察腕骨、掌骨近端、尺桡骨远端、各骨间的关节及其周围软组织，多用于腕部外伤。观察小儿发育情况，需摄取双侧。

主要观察内容（图 2-2-24）：显示腕骨、掌骨基底部、尺骨及桡骨远端的正位影像。腕桡关节面清晰，软组织轮廓可分辨，各腕骨多有重叠。小儿腕骨化骨中心的出现因年龄而异，形态也不完整，相互间距较大。

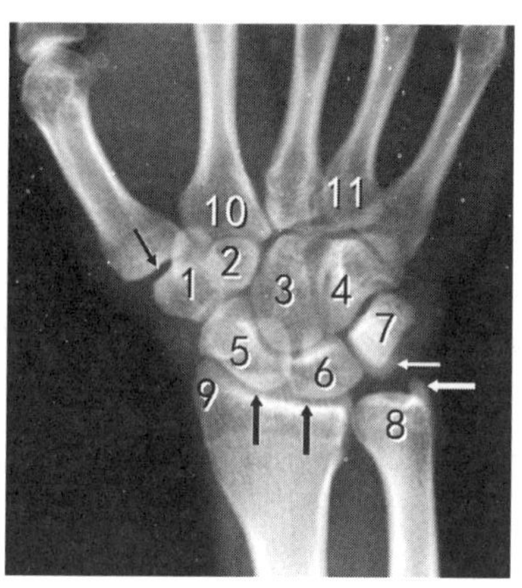

1. 大多角骨；2. 小多角骨；3. 头状骨；4. 钩骨；5. 舟状骨；6. 月骨；7. 三角骨；8. 桡骨头；9. 尺骨茎突；10. 第 2 掌骨基底部；11. 第 4 掌骨基底部；细黑箭头—第 1 掌腕关节；细白箭头—豌豆骨；粗白箭头—尺骨茎突；粗黑箭头—腕桡关节面

图 2-2-24　腕关节正位片

（十三）腕关节侧位

摄影体位（图 2-2-25）：被检者坐于摄影床前，被检侧的手和前臂向前伸直且侧放。尺侧和第 5 掌骨紧贴，尺骨茎突置于照射野中心。

中心线：经桡骨茎突垂直投照。

焦—片距：75 ~ 100 cm。

滤线设备：滤线器（ - ）。

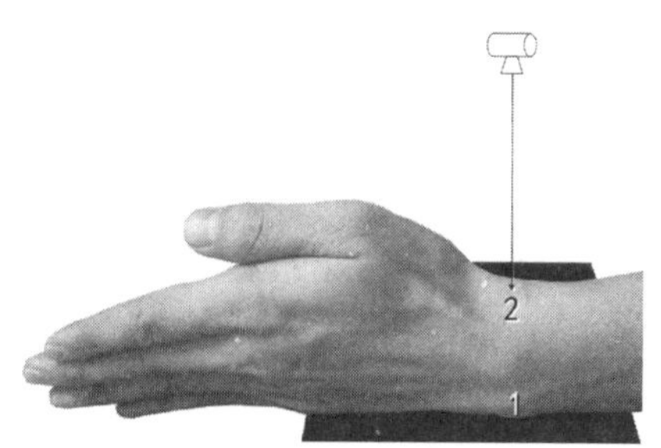

1. 尺骨茎突；2. 桡骨茎突

图 2-2-25　腕关节侧位摄影方法

用途:常规位置,观察掌骨近端、尺桡骨远端、腕桡关节及腕骨侧位影像。

主要观察内容(图 2-2-26):为尺桡骨远端、腕骨和掌骨基底部侧位影像。腕骨多重叠,月骨显示较清晰,与桡骨组成的腕桡关节,显示较好。腕部软组织的背侧及掌侧轮廓清晰。

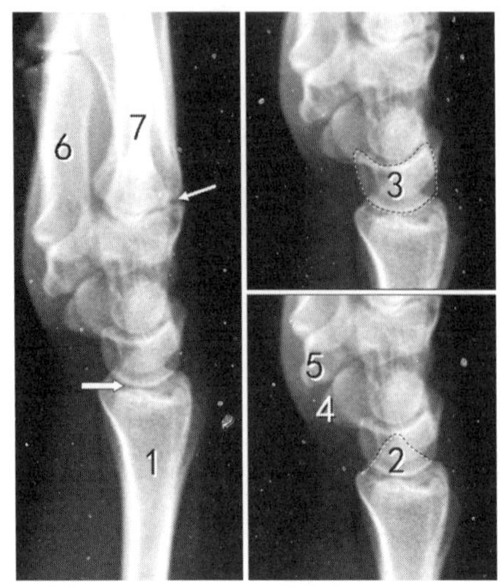

1. 尺、桡骨重叠影;2. 桡骨茎突;3. 月骨;4. 豌豆骨;5. 手钩骨;6. 第 1 掌骨;7. 第 2—5 掌骨重叠影;细白箭头—掌腕关节;粗白箭头—桡腕关节

图 2-2-26　腕关节侧位片

(十四) 腕关节后前斜位

摄影体位(图 2-2-27):被检者侧坐于摄影架前,被检侧肘部屈曲呈 90°,前臂尺侧紧贴探测器。腕部呈侧位,将尺骨茎突置于照射野中心。然后将腕部内旋,使手掌与探测器呈 45°。

中心线:对准腕关节中点,即尺、桡骨茎突连线的中点,垂直投照。

焦—片距:75 ~ 100 cm。

滤线设备:滤线器(-)。

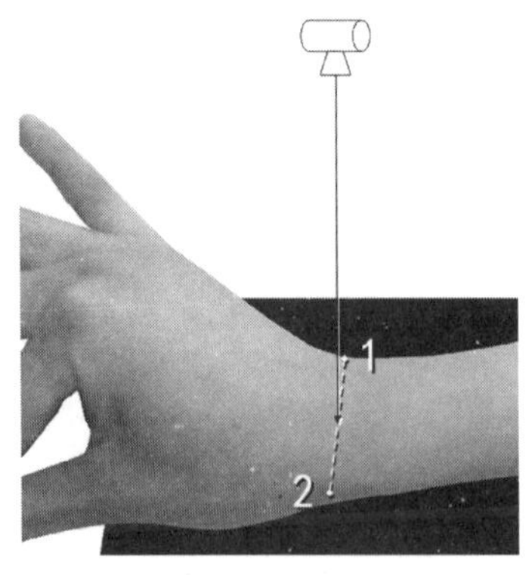

1. 尺骨茎突;2. 桡骨茎突

图 2-2-27　腕关节后前斜位摄影方法

用途:观察大多角骨与第 1 掌骨近端的病变及舟状骨骨折等。

主要观察内容(图 2-2-28):为腕关节斜位影像,尤其大多角骨与第 1 掌骨关节面的影像更清晰。

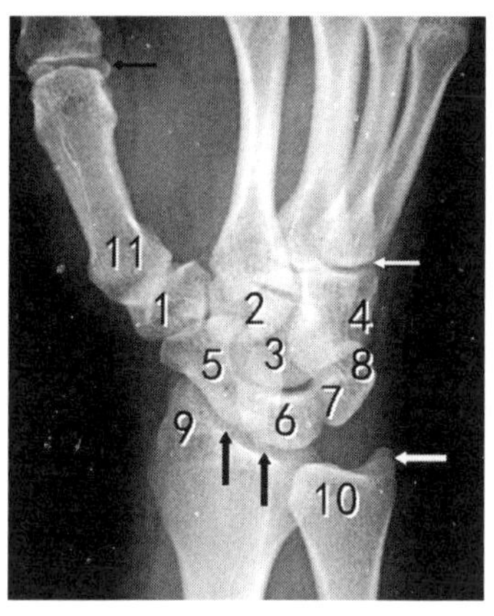

1. 大多角骨;2. 小多角骨;3. 头状骨;4. 钩骨;5. 舟状骨;6. 月骨;7. 三角骨;8. 豌豆骨;9. 桡骨茎突;10. 尺骨头;11. 第 1 掌骨基底部;细黑箭头—籽骨;细白箭头—掌腕关节;粗白箭头—尺骨茎突;粗黑箭头—腕桡关节面

图 2-2-28　腕关节后前斜位片

(十五) 腕关节前后斜位

摄影体位(图 2-2-29):被检者坐于摄影床一侧,被检侧前臂向前伸直,尺侧紧贴探测器。尺骨茎突置照射野中心,然后将腕部外展,使掌面与探测器呈 45°。

中心线:对准腕关节中点,即尺、桡骨茎突连线的中点,垂直投照。

焦—片距:75 ~ 100 cm。

滤线设备:滤线器(-)。

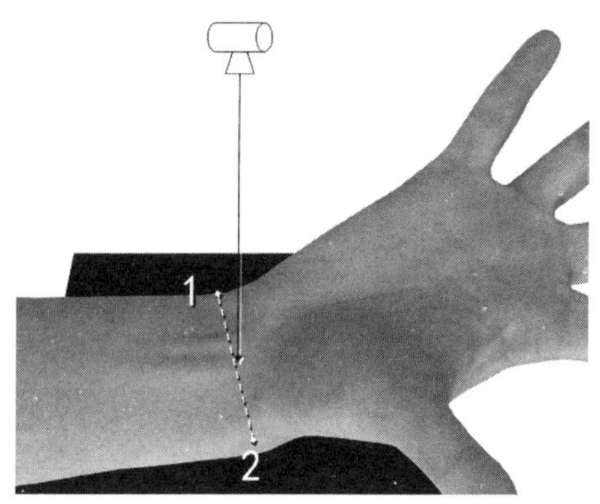

1. 尺骨茎突;2. 桡骨茎突

图 2-2-29　腕关节前后斜位摄影方法

用途:观察豌豆骨的病变。

主要观察内容(图 2-2-30):为腕关节斜位影像。手钩骨、三角骨显示较清晰,豌豆骨因不与其他骨骼重叠,易于显示。

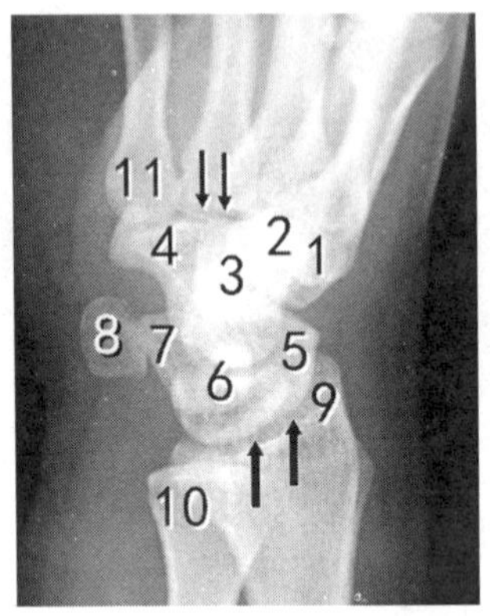

1. 大多角骨;2. 小多角骨;3. 头状骨;4. 钩骨;5. 舟状骨;6. 月骨;7. 三角骨;8. 豌豆骨;9. 桡骨茎突;10. 尺骨头;11. 第 1 掌骨基底部;细黑箭头—籽骨;粗黑箭头—腕桡关节面

图 2-2-30　腕关节前后斜位片

(十六) 腕部舟状骨尺偏位

摄影体位(图 2-2-31):被检者坐于摄影床前,被检侧手和前臂向前伸直,掌面向下并向尺侧偏移。腕部置于照射野中心,平放于探测器上,被检侧手的指骨掌屈呈半握拳状。

中心线:经尺、桡骨茎突连线中点,向肘端倾斜 20°投照。

焦—片距:75 ~ 100 cm。

滤线设备:滤线器(-)。

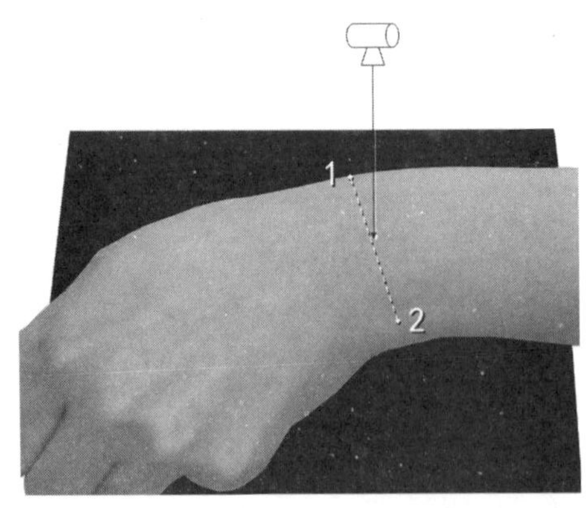

1. 桡骨茎突;2. 尺骨茎突

图 2-2-31　腕部舟状骨尺偏位摄影方法

用途:观察舟状骨形态及骨质情况。

主要观察内容(图 2-2-32):为舟状骨长轴展开影像。由于此位置使舟状骨的长轴与探测器平行,所以获得了舟状骨的正面投影,并避免与其他骨重叠。清晰显示舟状骨形态、骨质、与其他骨的邻接面等。

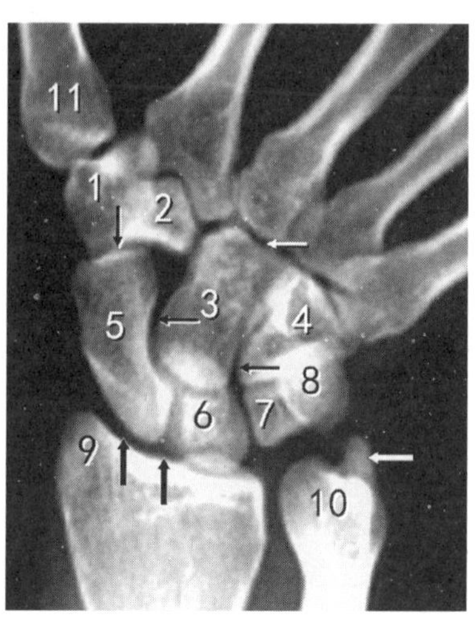

1. 大多角骨;2. 小多角骨;3. 头状骨;4. 钩骨;5. 舟状骨;6. 月骨;7. 三角骨;8. 豌豆骨;9. 桡骨茎突;10. 尺骨头;11. 第 1 掌骨基底部;细黑箭头—腕骨间关节;细白箭头—腕掌关节;粗黑箭头—腕桡关节;粗白箭头—尺骨茎突

图 2-2-32 腕部舟状骨尺偏位片

(十七) 手正位

摄影体位:被检者侧坐于摄影床旁,被检侧手的掌面向下,平放于探测器上,五指伸直且略分开,手的长轴与探测器长轴平行,第 3 掌骨头置于照射野中心。双手同时摄片时,被检者面向探测器,两臂伸直,双掌面向下对称地放于探测器上。

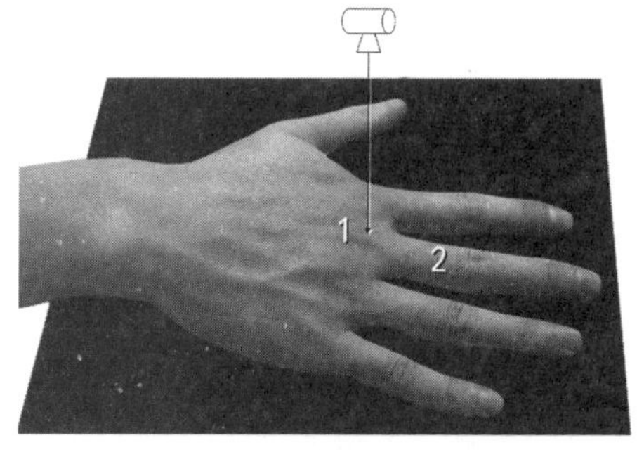

1. 第 3 掌骨头;2. 中指近节指骨

图 2-2-33 手正位摄影方法

中心线:单手摄影时(图 2-2-33),对准第 3 掌骨头,垂直投照。一次曝光摄取双手时,中心线经两手间的中点投射。

焦—片距:75 ~ 100 cm。

滤线设备:滤线器(-)。

用途:观察手骨形态、手内异物、关节和软组织病变等。

主要观察内容(图 2-2-34):为单手或双手的掌下正位影像。第 2—5 掌骨、指骨为正位投影,拇指的掌、指骨呈斜位像。腕骨的舟状骨为轴位投影,豌豆骨与三角骨重叠,钩骨的钩突与体部重叠,其他骨的邻接面多有重叠。骨皮质与髓质层次分明,可见软组织轮廓。

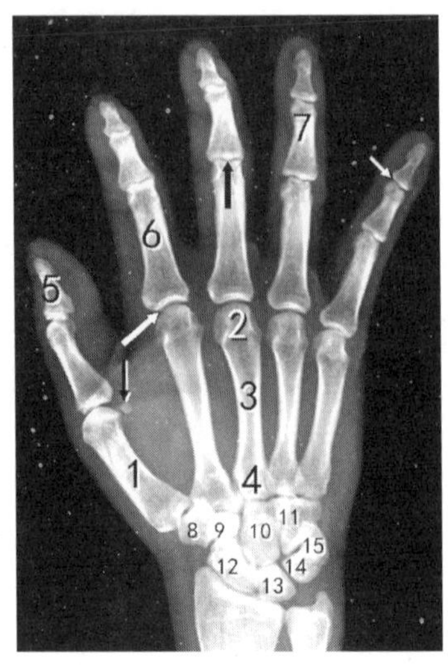

1. 第 1 掌骨;2. 第 3 掌骨头;3. 第 3 掌骨体部;4. 第 3 掌骨基底部;5. 拇指远节指骨;6. 食指近节指骨;7. 无名指中节指骨;8. 大多角骨;9. 小多角骨;10. 头状骨;11. 钩骨;12. 舟状骨;13. 月骨;14. 三角骨;15. 豌豆骨;细黑箭头—籽骨;细白箭头—小指远侧指间关节;粗黑箭头—无名指近侧指间关节;粗白箭头—第 2 掌指关节

图 2-2-34　手正位片

(十八) 手后前斜位

摄影体位(图 2-2-35):被检者侧坐于摄影床旁,被检侧手的掌面向下,平放于探测器上,手的长轴与探测器长轴平行。手的小指、第 5 掌骨及尺侧置于探测器外侧的内部,呈侧位。然后将手内旋,使手掌与探测器约呈 45°。各手指均匀分开且稍弯曲,并使指尖触及床面,第 3 掌骨头置于照射野中心。

中心线:对准第 3 掌骨头垂直投照。

焦—片距:75 ~ 100 cm。

滤线设备:滤线器(-)。

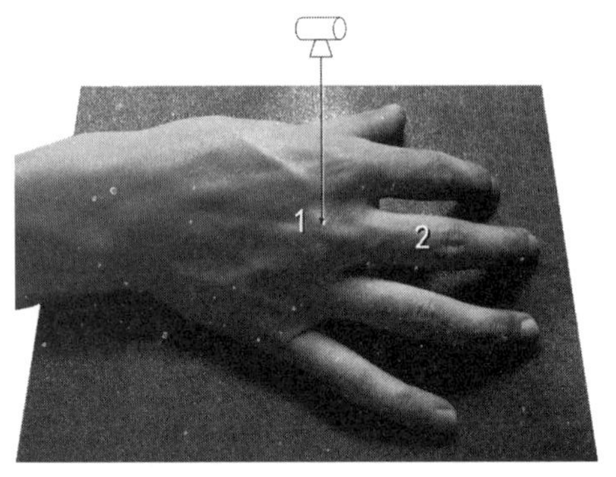

1. 第 3 掌骨头;2. 中指近节指骨

图 2-2-35　手后前斜位摄影方法

用途:观察第 1—3 掌骨和指骨及其关节的病变,以补充正位不足。因第 4、5 掌骨部分重叠,第 4、5 指骨显示为斜位影像,故适于观察各掌、指骨的背侧骨皮质。

主要观察内容(图 2-2-36):第 2—5 掌、指骨的斜位影像。掌骨基底部有不同程度的重叠。掌、指骨的前内缘及后外缘的骨皮质呈切线像。拇指的斜位影像显示其背侧外部及掌侧内部的皮质呈切线位。掌指及指间关节有重叠,掌腕关节清晰,软组织轮廓清楚。

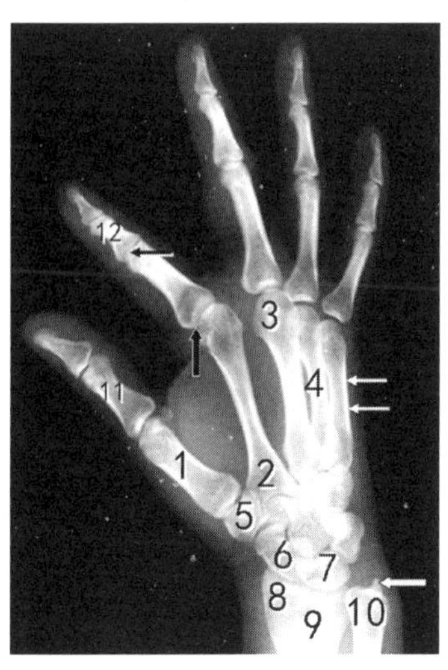

1. 第 1 掌骨;2. 第 2 掌骨基底部;3. 第 3 掌骨头;4. 第 4 掌骨体部;5. 大多角骨;6. 舟状骨;7. 月骨;8. 桡骨茎头;9. 桡骨头;10. 尺骨头;11. 拇指近节指骨;12. 食指中节指骨;细黑箭头—食指近侧指间关节;细白箭头—第 5 掌骨背侧骨皮质;粗黑箭头—第 2 掌指关节;粗白箭头—尺骨茎突

图 2-2-36　手后前斜位片

(十九) 手前后斜位

摄影体位(图 2-2-37):被检者体位同手正位摄影体位,被检侧的手尺侧置于探测器内缘,呈侧位。然后将手外旋,使手背与探测器约呈 45°,各手指自然分开,第 4、5 指指背紧贴探测器,第 3 掌骨头置于照射野中心。

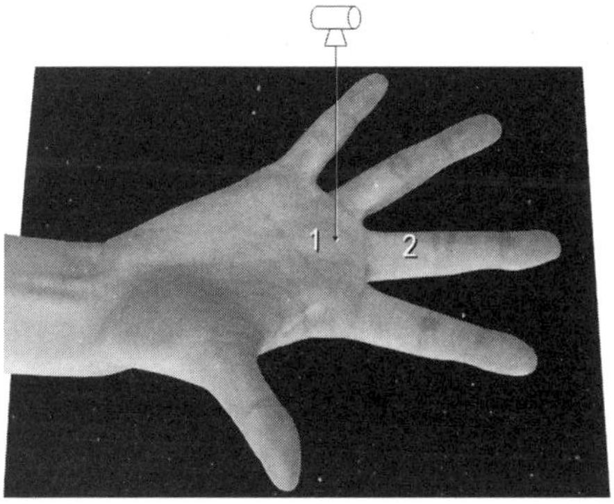

中心线:对准第 3 掌骨头垂直投照;也可经第 5 掌骨头射入,利用斜射线,减少掌骨重叠。

焦—片距:75 ~ 100 cm。

滤线设备:滤线器(–)。

用途:观察第 2—5 掌、指骨的骨皮质和拇指掌、指骨背侧与掌侧骨皮质的情况,以弥补正位的不足。

1. 第 3 掌骨头;2. 中指近节指骨

图 2-2-37　手前后斜位摄影方法

主要观察内容(图 2-2-38):为手前后斜位影像。第 2—5 掌、指骨斜位影像,其掌侧内部、背侧外部的骨皮质呈切线位投影。第 4、5 掌骨及诸关节斜位影像显示清晰。第 1—3 掌骨基底部有较多重叠。拇指呈侧位投影,软组织轮廓清楚。

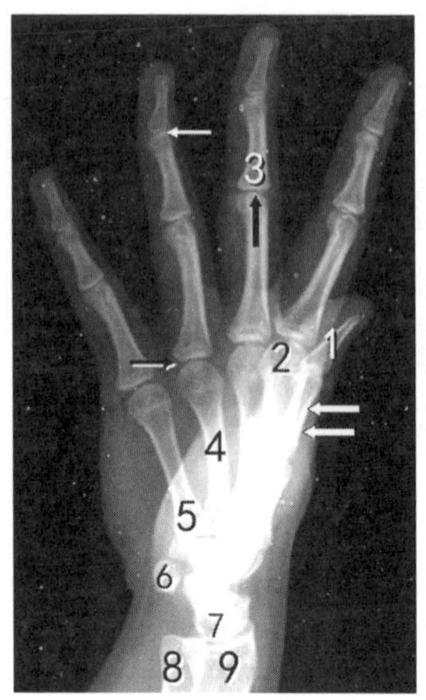

1. 拇指远节指骨;2. 第 2 掌骨头;3. 中指中节指骨基底部;4. 第 4 掌骨体部;5. 第 5 掌骨基底部;6. 豌豆骨;7. 月骨;8. 桡骨头;9. 尺骨头;细白箭头—无名指远侧指间关节;细黑箭头—第 4 掌指关节;粗黑箭头—中指近侧掌指关节;粗白箭头—拇指近节指骨背侧骨皮质

图 2-2-38　手前后斜位片

(二十) 手侧位

摄影体位(图 2-2-39):被检者体位同手正位摄影。腕部及手指并拢,指向前方。小指、第 5 掌骨及前臂尺侧紧贴探测器,手掌与探测器垂直。第 5 掌骨头置于照射野中心。

中心线:对准第 3 掌骨头,垂直于探测器投照。

焦—片距:75 ~ 100 cm。

滤线设备:滤线器(-)。

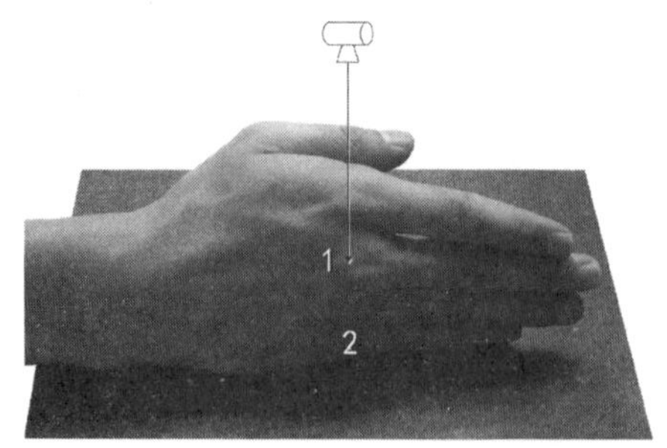

1. 第 3 掌骨头;2. 第 5 掌骨头

图 2-2-39　手侧位摄影方法

用途:观察手软组织内异物。

主要观察内容(图 2-2-40):为手的侧位影像,第 2—5 掌骨、指骨重叠,第 1 掌、指骨近似正位影像。若软组织内有异物,可分辨其位于掌侧或背侧的深度。

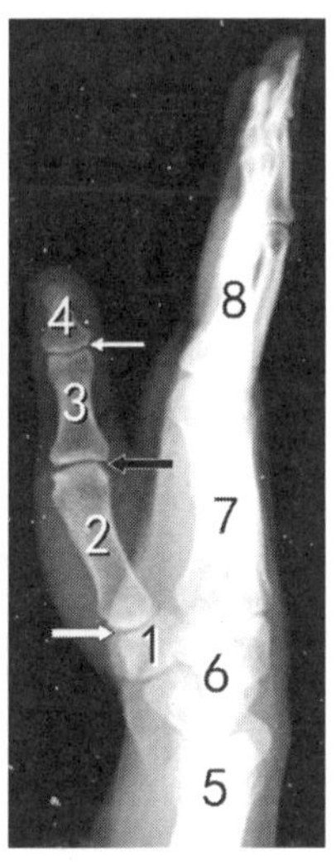

1. 大多角骨;2. 第 1 掌骨;3. 拇指近节指骨;4. 拇指远节指骨;5. 尺桡骨重叠影;6. 腕骨重叠影;7. 第 2—5 掌骨重叠影;8. 第 2—5 近侧指骨重叠影;粗白箭头—第 1 掌腕关节;粗黑箭头—第 1 掌指关节;细白箭头—拇指指间关节

图 2-2-40　手侧位片

(二十一) 手拇指正位

摄影体位:该位置有两种摆法。被检者面对摄影床,被检侧前臂伸直:① 手和前臂极度外旋,使拇指背侧紧贴探测器;② 手和前臂极度内旋(图 2-2-41),使拇指背侧紧贴探测器,其他四指伸直,也可将对侧四指固定,保持在过伸位,避免与拇指重叠。

中心线:对准拇指的掌指关节,垂直投照。

焦—片距:75 ~ 100 cm。

滤线设备:滤线器(-)。

用途:观察拇指指间关节病变及软组织内异物。

主要观察内容(图 2-2-42):拇指正位投影。拇指指骨和第 1 掌骨骨质清晰显示,可见软组织轮廓。

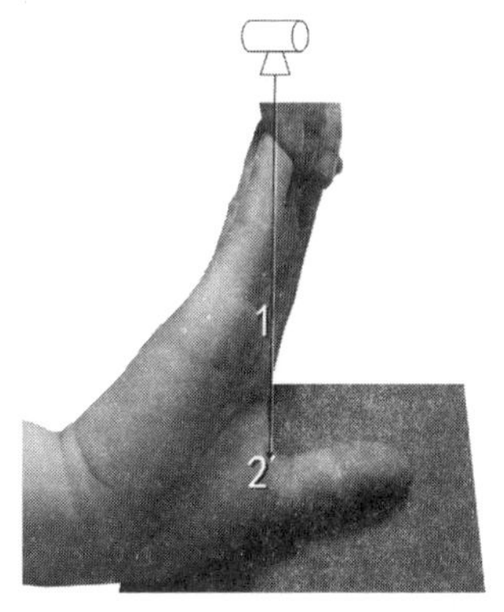

1. 第 3 掌骨头;2. 拇指的掌指关节

图 2-2-41　手拇指正位摄影方法

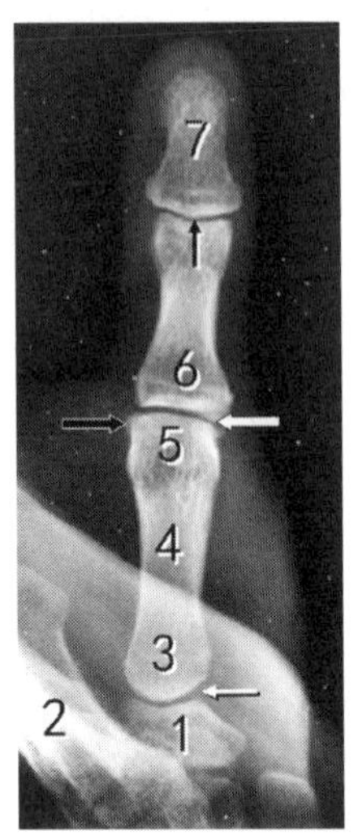

1. 大多角骨;2. 第 2—5 掌骨重叠影;3. 第 1 掌骨基底部;4. 第 1 掌骨体部;5. 第 1 掌骨头部;6. 拇指近节指骨基底部;7. 拇指近节指骨体部;细白箭头—第 1 掌腕关节;粗白箭头—第 1 掌指关节;粗黑箭头—籽骨;细黑箭头—拇指指间关节

图 2-2-42 手拇指正位片

(二十二) 手拇指侧位

摄影体位(图 2-2-43):被检者坐于摄影床前,前臂伸直。被检手第 2—5 指屈曲呈半握拳状,手背向上,拇指外侧紧贴探测器,使拇指背面与探测器垂直。

中心线:经拇指掌指关节,垂直投照。

焦—片距:75 ~ 100 cm。

滤线设备:滤线器(-)。

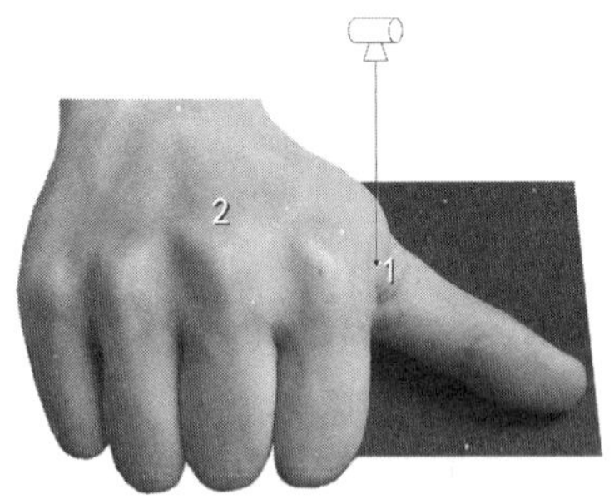

1. 拇指掌指关节;2. 第 3 掌骨头

图 2-2-43 手拇指侧位摄影方法

用途:观察拇指病变,了解软组织内异物在掌面或背面的深度。

主要观察内容(图 2-2-44):第 1 掌骨和拇指指骨侧位影像。显示第 1 掌骨和拇指指骨的骨质及关节间隙,可见软组织轮廓。

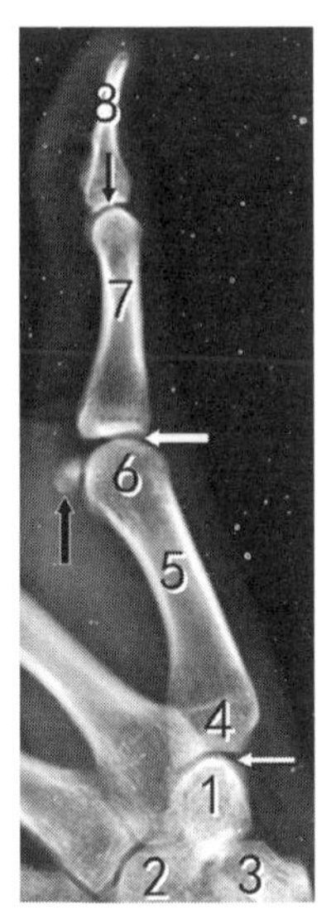

1. 大多角骨;2. 小多角骨;3. 舟状骨;4. 第 1 掌骨基底部;5. 第 1 掌骨体部;6. 第 1 掌骨头部;7. 拇指近节指骨;8. 拇指远节指骨;细白箭头—第 1 掌腕关节;粗白箭头—第 1 掌指关节;粗黑箭头—籽骨;细黑箭头—拇指指间关节

图 2-2-44　手拇指侧位片

(二十三) 髋关节正位

摄影体位(图 2-2-45):被检者仰卧于摄影床上,双下肢伸直,足稍内旋,使双足拇趾相互接触。被检侧股骨头定位点(髂前上棘与耻骨联合上缘连线的中点,向外下做垂直线,在垂线 5 cm 处)对应于探测器中心。

中心线:对准股骨头定位点,垂直投照。

焦—片距:栅焦距。

滤线设备:滤线器(+)。

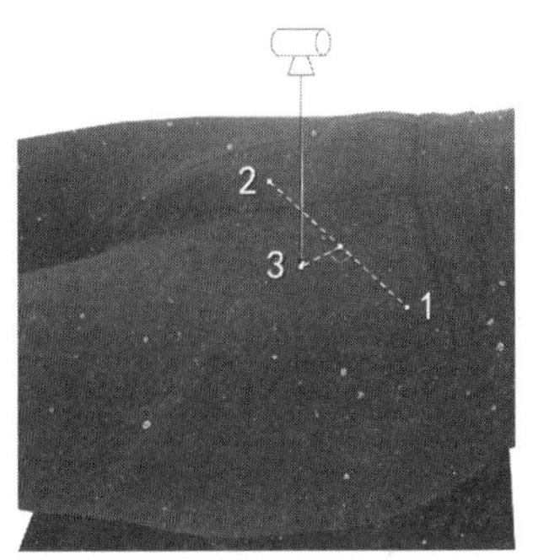

1. 髂前上棘上缘;2. 耻骨联合上缘;3. 髂前上棘与耻骨联合上缘连线的中点,向外下5 cm处

图 2-2-45　左侧髋关节正位摄影方法

用途:观察髋关节的骨质和软组织在正位上的投影。

主要观察内容(图 2-2-46):髋关节由髋臼与股骨头构成。在正位片上,可见髋臼与股骨头的对应关系,髋臼前后缘与股骨头重叠。髋关节间隙上半部较窄,下半部较宽。

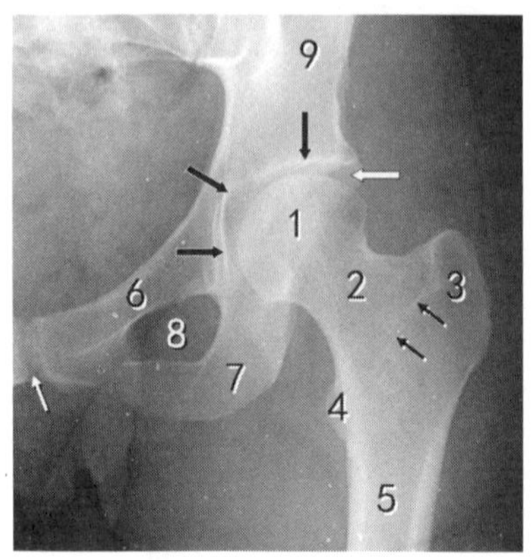

1. 股骨头;2. 股骨颈;3. 大粗隆(大转子);4. 小粗隆(小转子);5. 股骨干;6. 耻骨;7. 坐骨;8. 闭孔;9. 髂骨;细白箭头—耻骨联合;粗白箭头—髂臼;细黑箭头—转子间嵴;粗黑箭头—髋关节

图 2-2-46　左侧髋关节正位片

(二十四) 髋关节与股骨颈侧位

摄影体位(图 2-2-47):被检者仰卧于摄影床上,被检侧髋关节和膝关节弯曲成直角后向外旋,使之紧贴床面。股骨大粗隆置于探测器中部。对侧下肢伸直,身体稍偏向被检侧。

中心线:向头侧倾斜 25°,对准被检侧腹股沟中点射入。

焦—片距:栅焦距。

滤线设备:滤线器(+)。

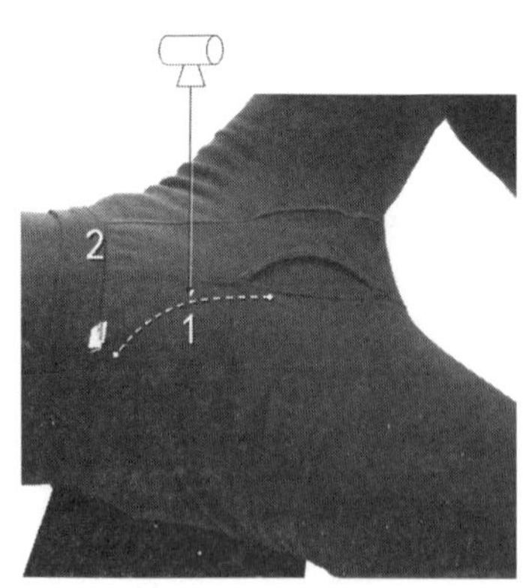

1. 腹股沟中点;2. 脐部

图 2-2-47　髋关节与股骨颈侧位摄影方法

用途：观察髋关节和股骨颈的骨质及软组织变化在侧位上的投影。

主要观察内容（图 2-2-48）：髋臼表现为凹面向下的穹隆形，关节盂边缘为半圆形的致密弧形线。髋臼前方连于耻骨支，后方延续到坐骨结节，上方为髂骨。股骨颈与股骨的大粗隆、小粗隆重叠在一起。

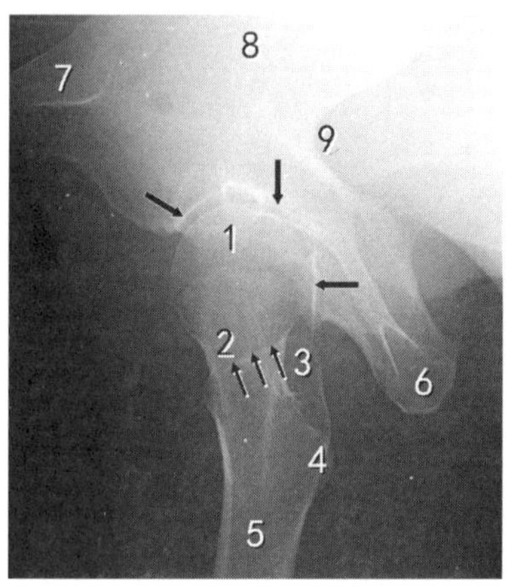

1. 股骨头；2. 股骨颈；3. 大转子；4. 小转子；5. 股骨干；6. 坐骨；7. 耻骨； 8. 髂骨；9. 坐骨大切迹；细黑箭头—转子间嵴；粗黑箭头—髋关节

图 2-2-48　髋关节与股骨颈侧位片

（二十五）髋关节与股骨颈后前斜位（谢氏位）

摄影体位（图 2-2-49）：被检者俯卧于摄影床上，对侧髋部抬高 35°～40°，被检侧下肢伸直，股骨大粗隆置于照射野中心。

中心线：对准股骨大粗隆内侧 5 cm 处，垂直投照。

焦—片距：栅焦距。

滤线设备：滤线器（＋）。

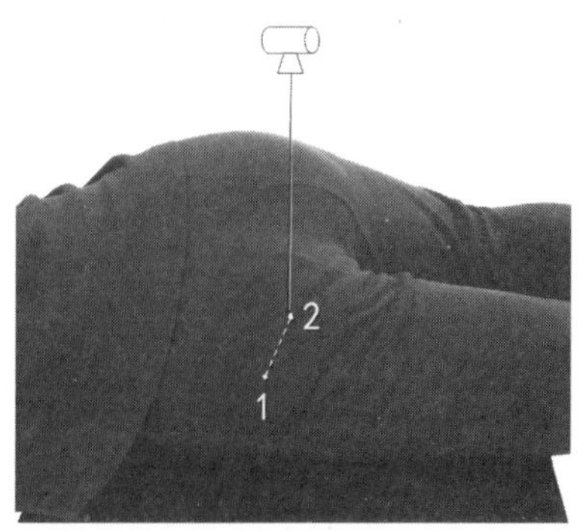

1. 股骨大粗隆；2. 股骨大粗隆内侧 5 cm 处

图 2-2-49　髋关节与股骨颈后前斜位摄影方法

用途：观察股骨头后脱位情况及髋关节、髂骨及股骨上端斜位影像。

主要观察内容（图 2-2-50）：① 显示髋关节、髂骨及股骨上端斜位影像；② 骨质及关节间隙清晰，便于检查股骨头脱位情况。

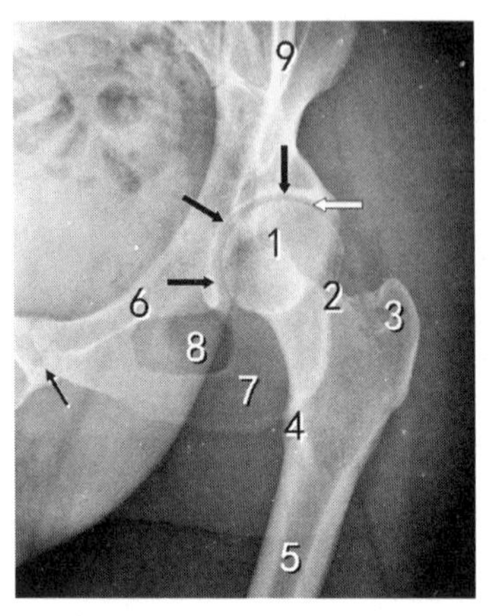

1. 股骨头；2. 股骨颈；3. 大粗隆（大转子）；4. 小粗隆（小转子）；5. 股骨干；6. 耻骨；7. 坐骨；8. 闭孔；9. 髂骨；细黑箭头—耻骨联合；粗黑箭头—髋臼；粗白箭头—髋关节间隙

图 2-2-50 髋关节与股骨颈后前斜位片

（二十六）髋关节蛙形位

摄影体位（图 2-2-51）：被检者仰卧于摄影床上，身体正中线与床面中线重合，矢状面与床面垂直。双侧髋关节和膝关节弯曲并外旋，与床面呈 30°。两侧股骨头定位点连线中点对应于探测器中心。

中心线：对准两侧股骨头定位点连线中点，垂直投照。

焦—片距：栅焦距。

滤线设备：滤线器（+）。

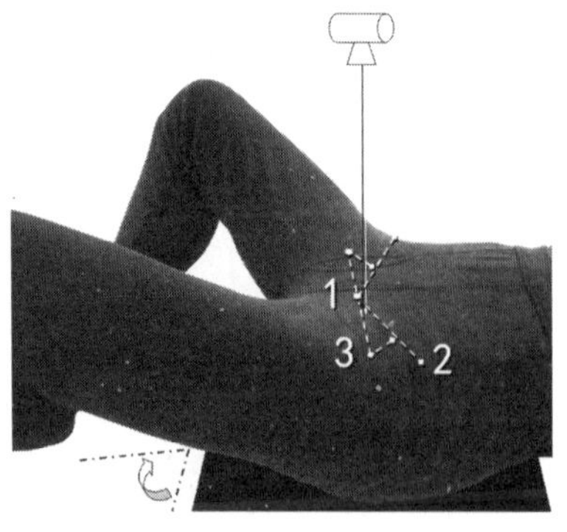

1. 耻骨联合上缘；2. 髂前上棘上缘；3. 股骨头定位点

图 2-2-51 髋关节蛙形位摄影方法

用途:观察先天性髋关节脱位情况。

主要观察内容(图 2-2-52):显示双侧髋臼正位及双侧股骨上端侧位影像。髋关节清晰,骨质结构层次分明。

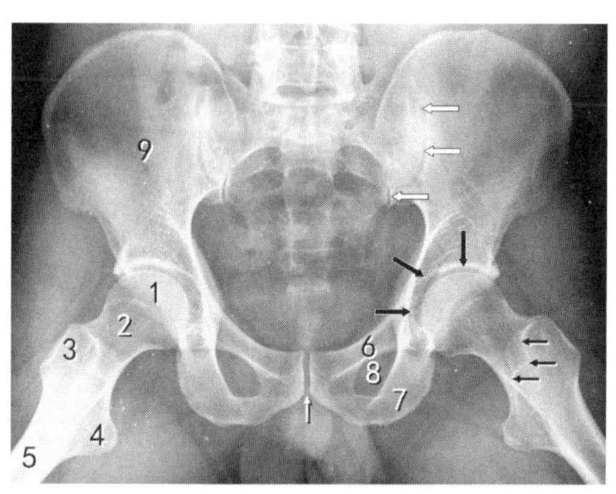

1. 股骨头;2. 股骨颈;3. 大粗隆(大转子);4. 小粗隆(小转子);5. 股骨干;6. 耻骨;7. 坐骨;8. 闭孔;9. 髂骨;细白箭头—耻骨联合下缘;细黑箭头—转子间嵴;粗黑箭头—髋臼;粗白箭头—左侧骶髂关节

图 2-2-52　髋关节蛙形位片

(二十七) 股骨正位

摄影体位(图 2-2-53):被检者仰卧于摄影床上,被检侧下肢伸直,足稍内转,使足尖朝向正上方。大腿长轴与床中线平行,髋关节及膝关节包括在片内,至少应包括一端关节。

中心线:对准大腿中点,即髋关节与膝关节连线之中点,垂直投照。

焦—片距:栅焦距。

滤线设备:滤线器(+)。

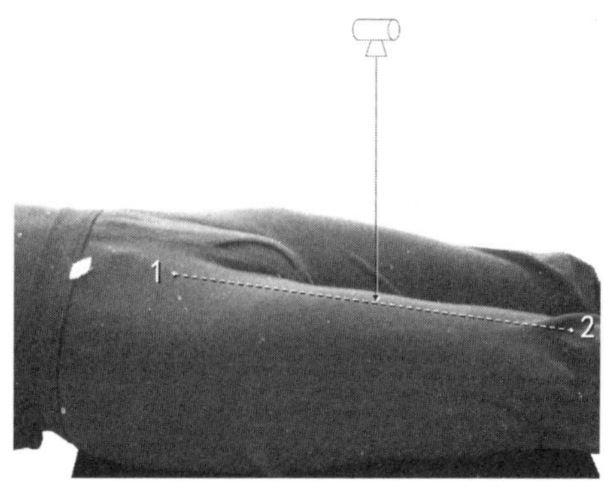

1. 髋关节;2. 膝关节

图 2-2-53　右侧股骨正位摄影方法

用途:观察股骨的骨质和大腿部的软组织在正位上的投影。

主要观察内容(图 2-2-54):股骨头呈半球形,关节面的皮质很薄,中部有时可见股骨头中央凹。股骨头向内嵌入髋臼,构成髋关节,向外变细为股骨颈。股骨颈上缘的外侧端有隆起的大转子与之重叠,大转子尖部常突出于股骨颈上方。股骨颈下缘股骨的内侧也有向内隆起的小转子。在股骨颈外侧可见由大转子尖向下的致密线条影为转子间嵴,其外侧另有一较粗的致密线为转子间线。转子间线由大转子的外端行向内下,与转子间嵴下端重合,下端止于小转子基底部。整个股骨上端的骨小梁明显,并显示出沿

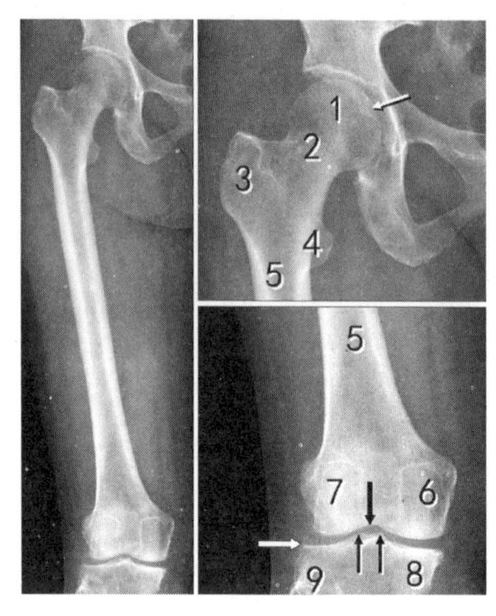

1. 股骨头;2. 股骨颈;3. 大粗隆(大转子);4. 小粗隆(小转子);5. 股骨干;6. 股骨内侧髁;7. 股骨外侧髁;8. 胫骨内侧髁;9. 腓骨头;细白箭头—股骨头中央凹;细黑箭头—胫骨髁间隆起;粗黑箭头—股骨髁间凹;粗白箭头—胫骨外侧平台

图 2-2-54 右侧股骨正位片

张力和压力曲线排列的结构形式。股骨干是典型管状骨,中部皮质最厚,分别延至上、下端逐渐变薄,其中上延的内缘皮质要通过小转子基部,至颈下缘变薄。股骨下端膨大为股骨内、外侧髁,两侧髁向上的隆起为股骨内、外上髁。内、外侧髁分别由致密的边缘线围成方形的轮廓,两髁之间较淡的区域为髁间窝。股骨下端松质内的骨小梁清晰可辨,内有致密的髌骨影重叠。

(二十八)股骨侧位

摄影体位(图 2-2-55):被检者侧卧于摄影床上。被检侧在下,髋关节和膝关节稍弯曲。对侧下肢伸直,置于被检侧腿后方床面上。大腿长轴与床中线平行,髋关节及膝关节包括在片内,至少应包括一端关节。

中心线:对准大腿内侧中点,垂直投照。

焦—片距:栅焦距。

滤线设备:滤线器(+)。

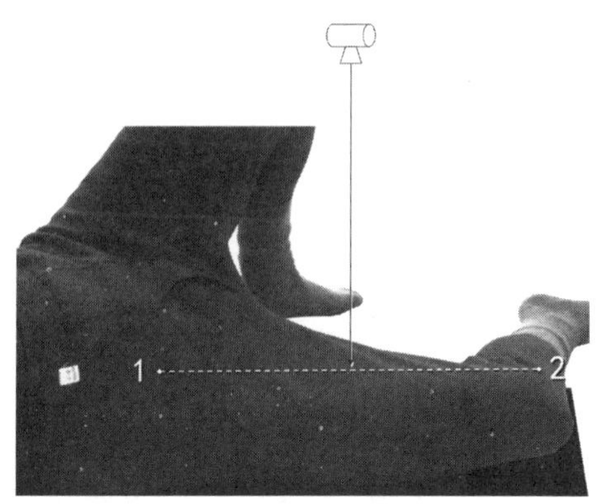

1. 髋关节;2. 膝关节

图 2-2-55　股骨侧位摄影方法

用途:观察股骨的骨质和大腿部的软组织在侧位上的投影。

主要观察内容(图 2-2-56):股骨头伸向上方,略为偏前,常呈球形,一部分与髋臼重叠呈髋关节。股骨头下方为较细的股骨颈。颈部前、后缘皮质向下与骨干皮质相连,后缘皮质向下逐渐消失于干骺端的松质内。在头颈交界处常见一环状致密影,此环状影的上半为股骨颈上缘的轴位影,下半为股骨头下部皮质影。在头、颈影内还有大转子影重叠,大转子尖伸向上方,常位于股骨头与颈部影的后侧。在大转子下方,由股骨干骺端向后突出为小转子,小转子一般显示淡薄。由大转子后缘向下至小转子的弧形骨线为转子间嵴,由大转子前缘向后下至小转子的致密斜线为转子间线。股骨骨干略向前弯曲,其前、后缘的皮质非常明显,但并不对称,其中后缘皮质较厚。股骨下端内、外侧髁重叠,两髁若错位则显示为双影。两髁的形状、大小都基本一致,难以分辨。一般内侧髁位置较低,但也可因摄影时肢体位置不同而有差异。区别方法为追踪由骨干前缘分别向下延续至两髁前缘的皮质线,其中延续至内侧髁的皮质线较平直,而延续至外侧髁前缘的皮质有明显转折。

(二十九) 膝关节正位

摄影体位(图 2-2-57):被检者仰卧或坐于摄影床上,被检侧下肢伸直,足尖朝向正上方,腘窝贴近探测器并置于探测器中部。

中心线:对准髌骨下缘下 1 cm 处,垂直投照。

焦—片距:75 ~ 100 cm。

滤线设备:滤线器(-)。

用途:观察膝关节的骨质和软组织正位投影。

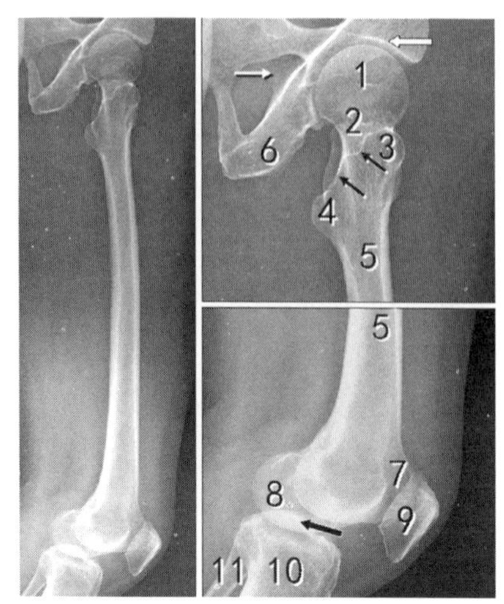

1. 股骨头;2. 股骨颈;3. 大粗隆(大转子);4. 小粗隆(小转子);5. 股骨干;6. 坐骨;7. 髁间凹;8. 股骨内侧髁;9. 髌骨;10. 胫骨;11. 腓骨;细白箭头—坐骨棘;粗白箭头—髋臼;细黑箭头—转子间嵴;粗黑箭头—胫骨髁间隆起

图 2-2-56　股骨侧位片

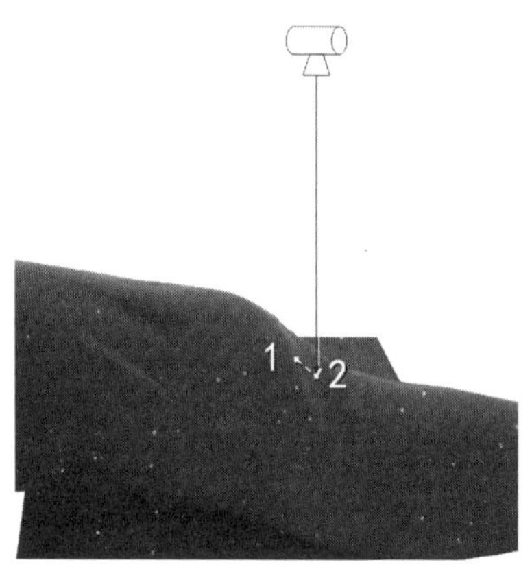

1. 髌骨下缘;2. 髌骨下缘下 1 cm 处

图 2-2-57　右侧膝关节正位摄影方法

主要观察内容(图 2-2-58):股骨下端与胫骨上端构成膝关节,关节间隙清晰,髌骨与股骨下端重叠。股骨与胫骨的内、外侧髁之间的关节间隙基本一致,宽 4 ~ 8 mm。沿股骨内、外侧髁的关节面做一横线,为股骨髁关节面切线,再沿胫骨内、外侧髁的关节面做一横线,为胫骨髁关节面切线。正常情况下股骨髁关节面切线与胫骨髁关节面切线平行。腓骨头结构清晰显示。

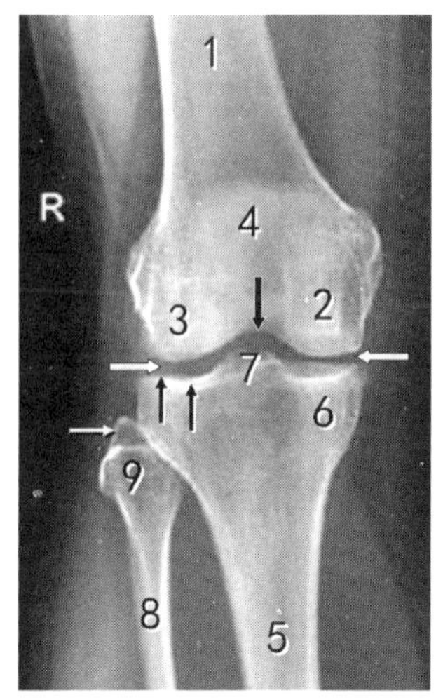

1. 股骨干;2. 股骨内侧髁;3. 股骨外侧髁;4. 髌骨;5. 胫骨干;6. 胫骨内侧髁;7. 髁间隆起;8. 腓骨干;9. 腓骨头;粗黑箭头—股骨髁间隆起;粗白箭头—关节间隙;细黑箭头—胫骨外侧平台;细白箭头—腓骨尖

图 2-2-58 右侧膝关节正位片

(三十) 膝关节侧位

摄影体位(图 2-2-59):被检者侧卧于摄影床上,被检侧膝关节弯曲呈 135°,外侧紧贴探测器。踝部稍垫高,使膝部放平。髌骨下缘与腘窝折线连线中点置于照射野中心。对侧下肢弯曲,足踏于被检侧腿前方床面上。

中心线:对准髌骨下缘与腘窝折线连线中点,垂直投照。

焦—片距:75 ~ 100 cm。

滤线设备:滤线器(-)。

用途:观察膝关节的骨质及其周围软组织侧位投影。

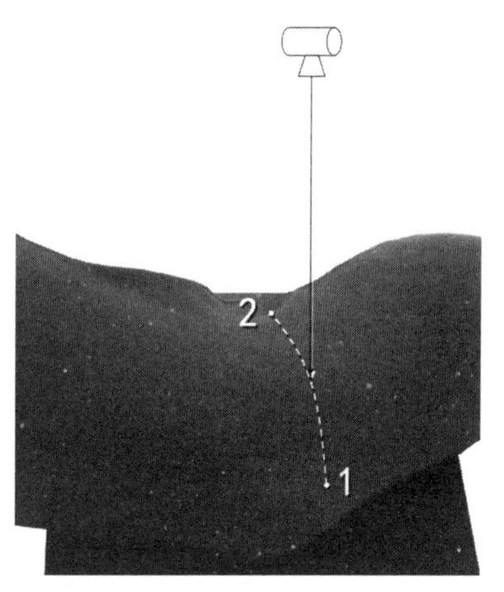

1. 髌骨下缘;2. 腘窝

图 2-2-59 右侧膝关节侧位摄影方法

主要观察内容(图 2-2-60):膝关节半屈侧位显示股骨内、外侧髁前面与髌骨相对应,关节间隙可清晰显示。股骨内、外侧髁的下面均呈弧形,一小部分与胫骨内、外侧髁关节面对应。股骨内、外侧髁与胫骨髁间隆起的阴影部分重叠。

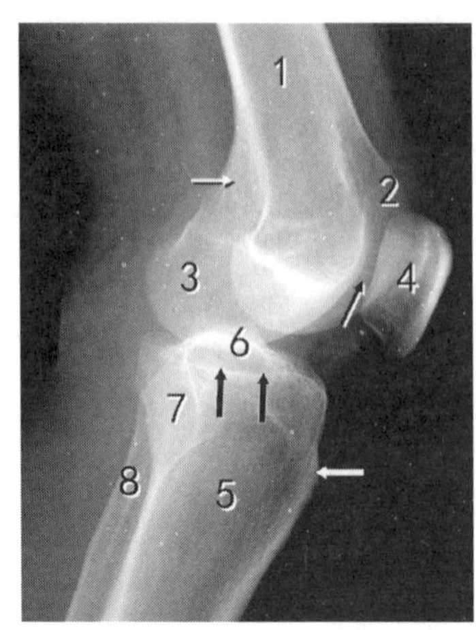

1. 股骨干;2. 髁间凹;3. 内侧髁;4. 髌骨;5. 胫骨;6. 胫骨髁间隆起;7. 腓骨头;8. 腓骨干;细白箭头—腘窝;细黑箭头—髌股关节;粗黑箭头—胫骨平台;粗白箭头—胫骨嵴

图 2-2-60　右侧膝关节侧位片

(三十一) 髌骨轴位

摄影体位(图 2-2-61):被检者俯卧于摄影床上,对侧下肢伸直。被检侧踝部用一绷带套住,嘱被检者用手向头端拉住踝部,使膝关节极度弯曲。探测器置于髌骨下方。

中心线:对准髌骨下缘向上缘方向,垂直投照。

焦—片距:75 ~ 100 cm。

滤线设备:滤线器(-)。

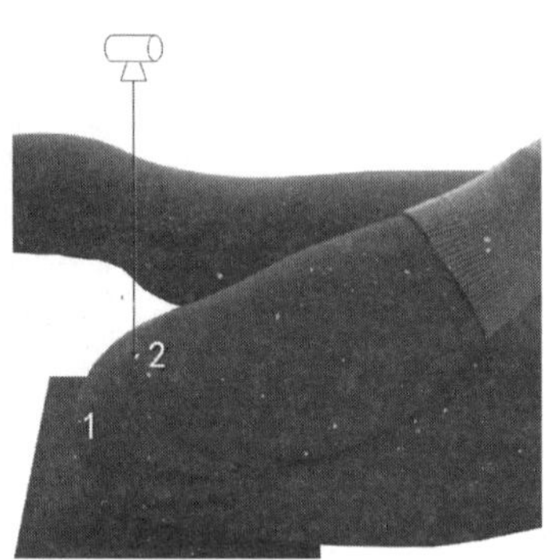

1. 髌骨上缘;2. 髌骨下缘

图 2-2-61　右侧髌骨轴位摄影方法

用途:观察髌骨的骨质轴位投影。

主要观察内容(图 2-2-62):髌骨和股骨间的关节面呈轴位影像。髌骨呈板栗状,结构清晰。

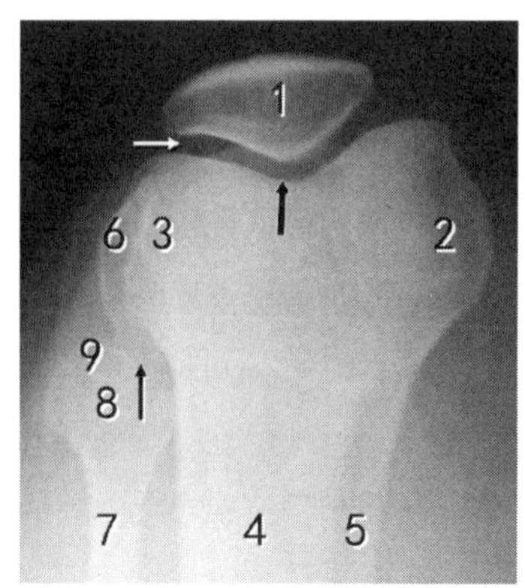

1. 髌骨;2. 胫骨和股骨内侧髁重叠影;3. 股骨内侧髁;4. 股骨;5. 胫骨;6. 胫骨外侧髁;7. 腓骨;8. 腓骨头;9. 腓骨尖;细白箭头—髌股外侧关节;粗黑箭头—股骨髁间凹;细黑箭头—正侧胫腓关节

图 2-2-62　右侧髌骨轴位片

(三十二) 髌骨侧位

摄影体位(图 2-2-59):与膝关节侧位相同。

中心线:对准髌骨内侧缘,垂直投照。

焦—片距:75 ~ 100 cm。

滤线设备:滤线器(-)。

用途:观察髌骨的骨质侧位投影形态和软组织变化。

主要观察内容(图 2-2-60):髌骨为不规则的长方形,位于股骨髁前方。其前缘皮质致密,后缘模糊浅淡。髌骨内部的骨松质较稀疏,骨小梁横行。

(三十三) 胫腓骨正位

摄影体位(图 2-2-63):被检者仰卧或坐于摄影床上,被检侧下肢伸直,足尖朝向正上方。膝关节与踝关节包括在片内,至少应包括一端关节。小腿长轴与探测器长轴平行。

中心线:对准小腿中部,即髌骨下缘与踝关节连线的中点,垂直投照。

焦—片距:75 ~ 100 cm。

滤线设备:滤线器(-)。

用途:观察胫腓骨的骨质和软组织的正位投影。

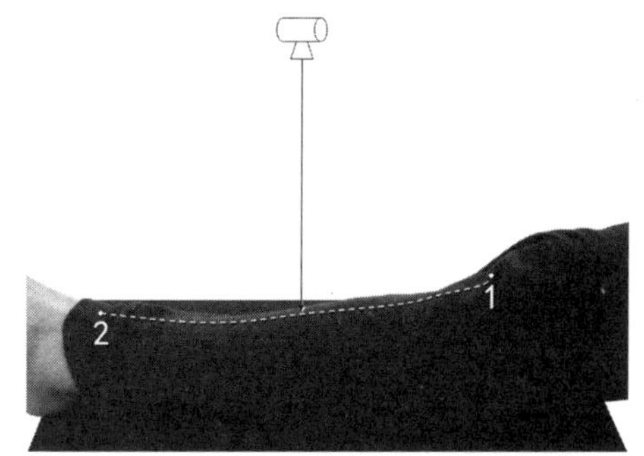

1. 髌骨下缘;2. 踝关节

图 2-2-63　左侧胫腓骨正位摄影方法

主要观察内容(图 2-2-64):胫骨正位可见胫骨内、外髁外形相似,与腓骨头接触者为外侧髁。胫骨两髁之上关节面平坦为胫骨平台,分别与股骨内、外侧髁相对应,两髁关节面之间有两个向上的髁间隆起。胫骨上端骨小梁明显。胫骨骨干呈典型管状骨影,两缘骨皮质较厚。胫骨下端膨大,其关节面与距骨构成踝关节,下端内侧向下突出处为内踝。胫骨下端外侧与腓骨下端构成远侧胫腓关节。腓骨头与胫骨外侧髁的下部有部分重叠,构成近侧胫腓关节,但关节间隙不能显示。腓骨头向上突出的部分为腓骨头尖。腓骨骨干细长,呈典型管状骨影,外侧皮质较厚,内侧皮质较薄。腓骨下端向外下突出的部分为外踝,呈尖端朝下的三角形,内面与距骨滑车相对应,参与踝关节的构成。

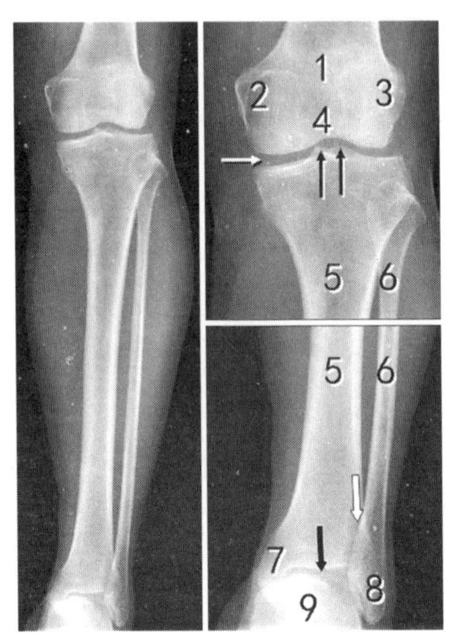

1. 左侧股骨;2. 内侧髁;3. 外侧髁;4. 髁间凹;5. 左侧胫骨;6. 左侧腓骨;7. 内踝;8. 外踝;9. 距骨;细白箭头—左侧膝关节的关节间隙;细黑箭头—髁间隆起;粗白箭头—远侧胫腓关节;粗黑箭头—左侧踝关节

图 2-2-64 左侧胫腓骨正位片

(三十四) 胫腓骨侧位

摄影体位(图 2-2-65):被检者侧卧于摄影床上,被检侧下肢伸直,小腿腓侧紧贴探测器。膝关节与踝关节包括在片内,至少应包括一端关节。小腿长轴与探测器长轴平行。

中心线:对准小腿内侧中部,垂直投照。

焦—片距:75 ~ 100 cm。

滤线设备:滤线器(-)。

用途:观察胫腓骨的骨质和软组织的侧位投影。

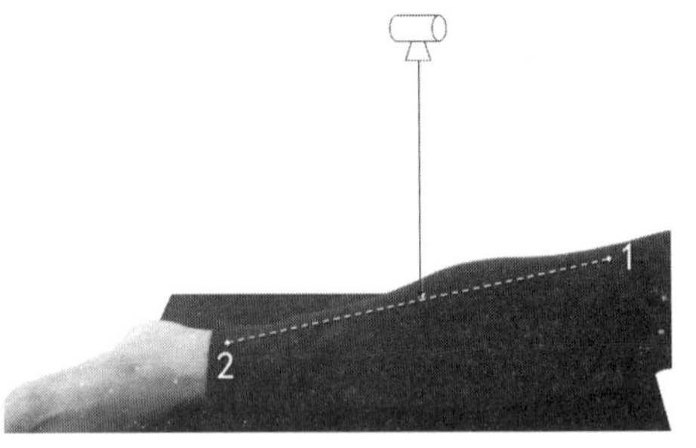

1. 膝关节;2. 踝关节

图 2-2-65 左侧胫腓骨侧位摄影方法

主要观察内容(图 2-2-66):胫骨侧位可见胫骨上端内、外侧髁重叠,它们分别与股骨内、外侧髁对应。在关节面的中部可见上突的髁间隆起,常与股骨髁部分重叠。在胫骨上端前缘骨皮质明显向前隆起为胫骨粗隆,后缘与腓骨头重叠。胫骨下端膨大,其下关节面与距骨滑车相对应构成踝关节,关节间隙明显,内有内踝影重叠。内踝影呈三角形,尖端向下与距骨滑车影重叠。腓骨侧位可见腓骨头前部与胫骨重叠。腓骨骨干呈典型长管状骨影。腓骨下端与胫骨下端的后部影重叠。外踝向下通过踝关节间隙与距骨滑车影重叠。胫骨内踝居前,腓骨外踝居后。

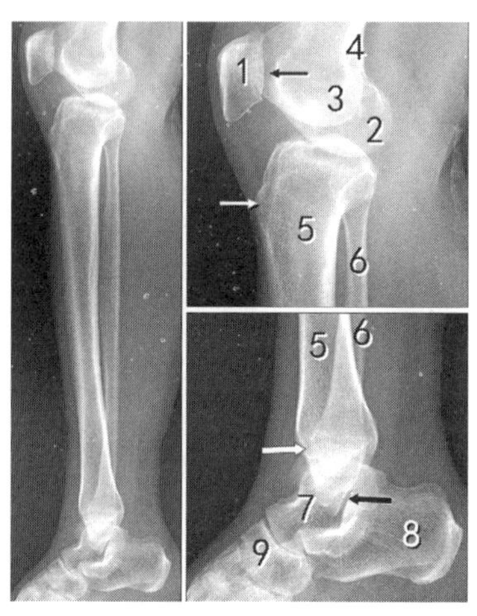

1. 髌骨;2. 内侧髁;3. 外侧髁;4. 腘窝;5. 胫骨;6. 腓骨;7. 距骨;8. 跟骨;9. 舟骨;细黑箭头—髋骨关节;细白箭头—胫骨粗隆;粗黑箭头—距根关节;粗白箭头—踝关节

图 2-2-66 左侧胫腓骨侧位片

(三十五) 踝关节正位

摄影体位(图 2-2-67):被检者仰卧或坐于摄影床上,被检侧下肢伸直,足尖朝向正上方,踝部置于探测器中心。

中心线:对准内、外踝连线中点上方 1 cm 处,垂直投照。

焦—片距:75 ~ 100 cm。

滤线设备:滤线器(-)。

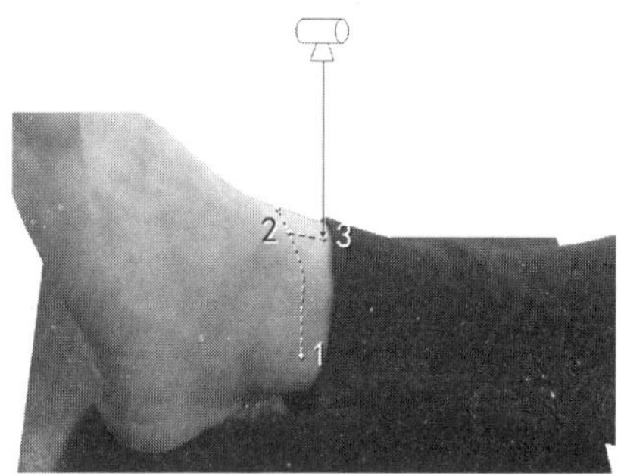

1. 外踝;2. 内、外踝连线中点;3. 内、外踝连线中点上方 1cm 处

图 2-2-67 左侧踝关节正位摄影方法

用途:观察踝关节的骨质和软组织的正位投影。

主要观察内容(图 2-2-68):显示胫骨下关节面与距骨滑车上关节面构成滑车关节,相对的两关节面平行,关节间隙宽 3 ~ 4 mm。胫骨内踝关节面与距骨滑车内关节面对应,两关节面平行地斜向内下。腓骨外踝关节面与滑车外关节面对应,两关节面平行斜向外下。

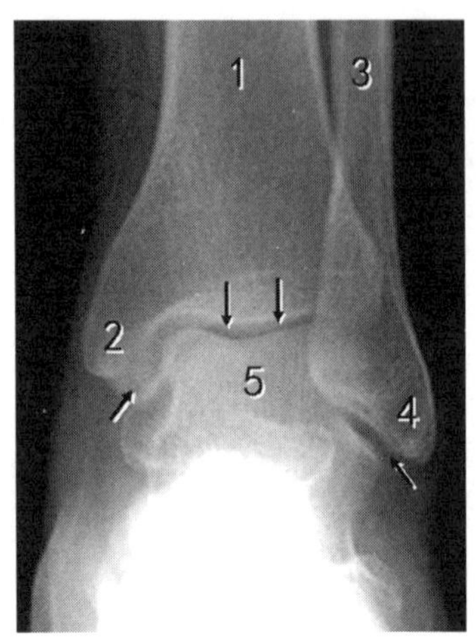

1. 左侧胫骨;2. 内踝;3. 左侧腓骨;4. 外踝;5. 距骨;细黑箭头—左侧踝关节

图 2-2-68　左侧踝关节正位片

(三十六) 踝关节侧位

摄影体位(图 2-2-69):被检者侧卧于摄影床上,被检侧下肢伸直,外踝紧贴探测器并置于探测器中心。

中心线:对准内踝,垂直投照。

焦—片距:75 ~ 100 cm。

滤线设备:滤线器(-)。

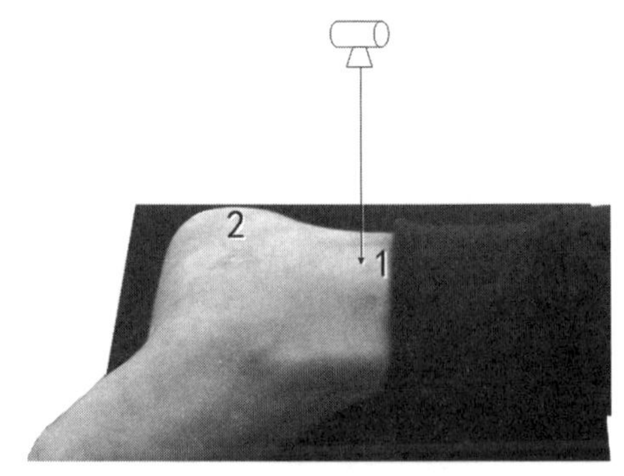

1. 内踝;2. 跟骨

图 2-2-69　左侧踝关节侧位摄影方法

用途:观察踝关节的骨质和软组织的侧位投影。

主要观察内容(图 2-2-70):主要显示胫骨下关节面与距骨的滑车上关节面对应关系,两关节面彼此平行,向上呈弧形,关节间隙 3 ~4 mm。

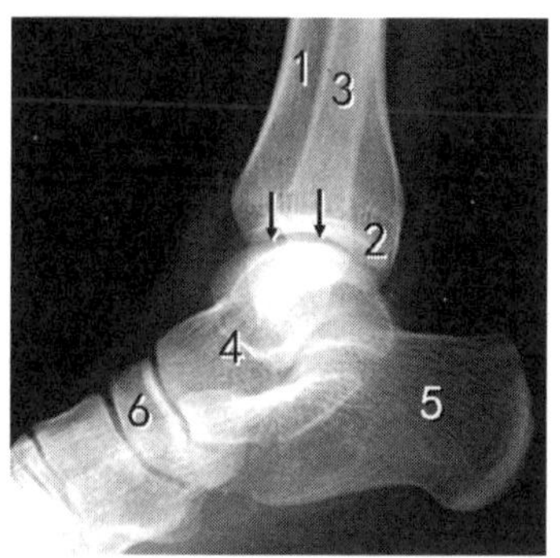

1. 左侧胫骨;2. 后踝;3. 左侧腓骨;4. 距骨;5. 跟骨;6. 舟骨;细黑箭头—左侧踝关节

图 2-2-70　左侧踝关节侧位片

(三十七) 足正位

摄影体位:被检者仰卧或坐于摄影床上,被检侧髋部和膝部弯曲,足底平踏于探测器,第 3 跖骨基底部置于照射野中心。

中心线:①对准第 3 跖骨基底部(图 2-2-71),垂直投照;②向足跟倾斜 15°,对准第 3 跖骨基底部射入。

焦—片距:75 ~100 cm。

滤线设备:滤线器(-)。

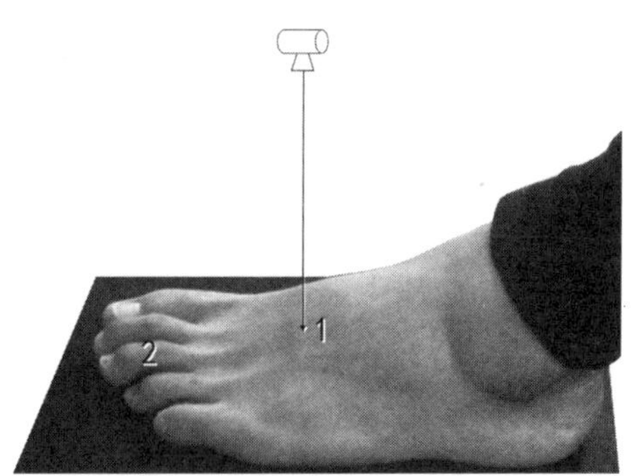

1. 第 3 跖骨基底部;2. 左足第 3 趾骨

图 2-2-71　左足正位摄影方法

用途:观察足的骨质和软组织的正位投影。

主要观察内容(图 2-2-72):显示被检侧趾骨、跖骨、跗骨正位像,第 3 跖骨基底部位于照射野中心。

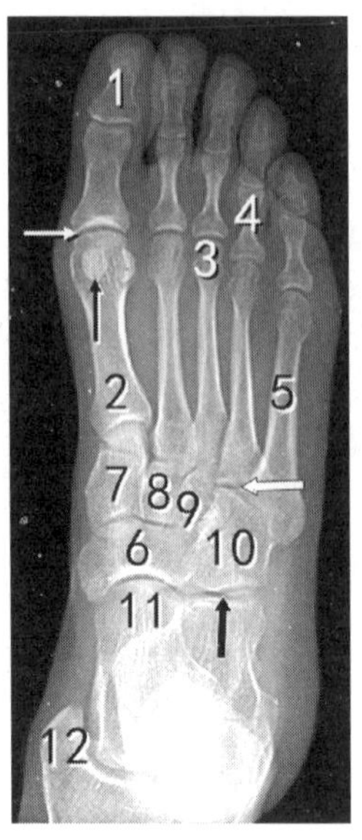

1. 第 1 趾远节趾骨;2. 第 1 跖骨基底部;3. 第 3 跖骨头部;4. 第 4 趾近节趾骨;5. 第 5 跖骨体部;6. 舟骨;7. 第 1 楔状骨;8. 第 2 楔状骨;9. 第 3 楔状骨;10. 骰骨;11. 距骨;12. 内踝;细白箭头—第 1 跖趾关节;细黑箭头—籽骨;粗白箭头—第 4 跗跖关节;粗黑箭头—跟骰关节

图 2-2-72　左足正位片

(三十八) 足内斜位

摄影体位(图 2-2-73):被检者坐于摄影床上,被检侧髋部和膝部弯曲。第 3 跖骨基底部置于探测器中心,足部向内倾斜使足底内侧缘紧贴探测器,外侧缘离开探测器至足背与探测器平行。

中心线:对准第 3 跖骨基底部,垂直投照。

焦—片距:75 ~ 100 cm。

滤线设备:滤线器(–)。

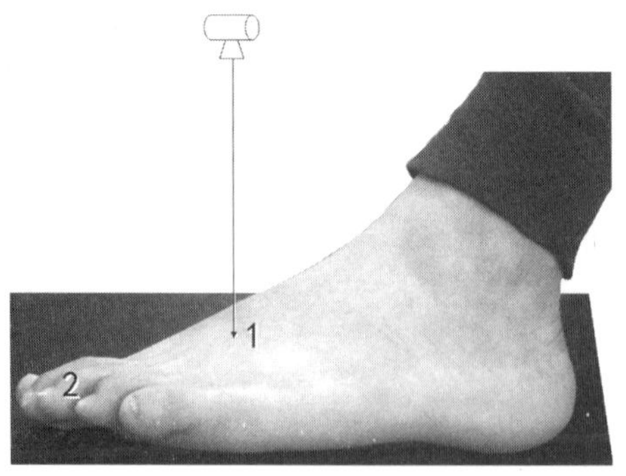

1. 第 3 跖骨基底部;2. 第 3 趾骨

图 2-2-73　左足内斜位摄影方法

用途:观察足的骨质内斜位投影。

主要观察内容(图2-2-74):被检者全足呈斜位像。第1、2跖骨部分重叠,其余足部结构显示清晰。

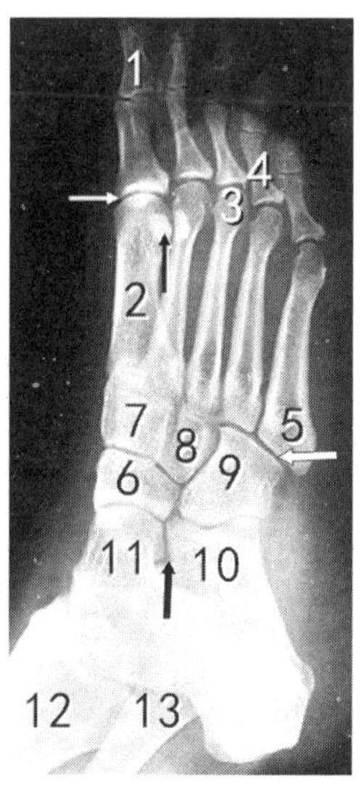

1. 第1趾远节趾骨;2. 第1跖骨体部;3. 第3跖骨头部;4. 第4趾近节趾骨;5. 第5跖基底部;6. 舟骨;7. 第1楔状骨;8. 第3楔状骨;9. 骰骨;10. 跟骨;11. 距骨;12. 胫骨;13. 腓骨;细白箭头—第1跖趾关节;细黑箭头—籽骨;粗白箭头—第5跗跖关节;粗黑箭头—跟距关节

图2-2-74 左足内斜位片

(三十九)足侧位

摄影体位(图2-2-75):被检者坐或侧卧于摄影床上,被检足外侧紧贴探测器,足底与探测器垂直,足侧位中点置于探测器中心。

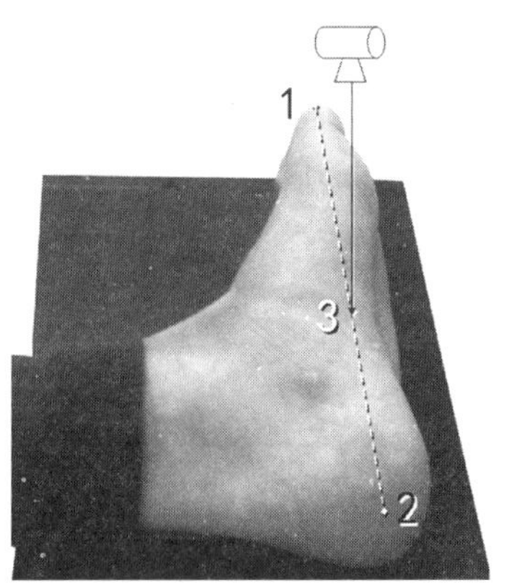

1. 足尖;2. 足跟;3. 左足内侧中点

图2-2-75 左足侧位摄影方法

中心线:对准足内侧中点,垂直投照。

焦—片距:75～100 cm。

滤线设备:滤线器(－)。

用途:观察足部畸形或足内异物和软组织变化。

主要观察内容(图 2-2-76):被检足侧位像。跟骨、距骨、舟状骨显示清晰,趾骨、跖骨、跗骨重叠,软组织层次可见。

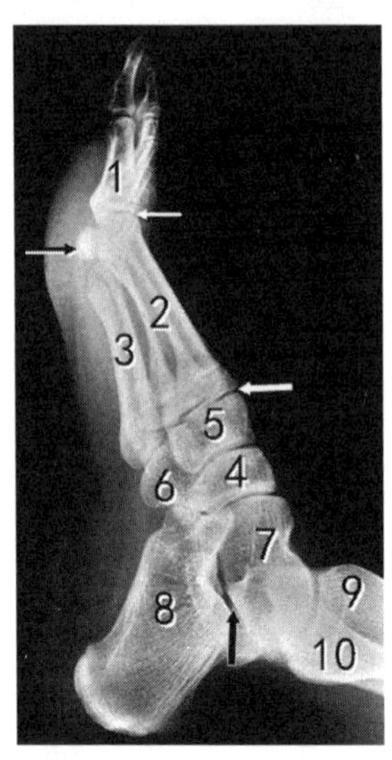

1. 近节趾骨重叠影;2. 第 1—3 跖骨重叠影;3. 第 4—5 跖骨重叠影;4. 舟骨;5. 第 1—3 楔骨重叠影;6. 骰骨;7. 距骨;8. 跟骨;9. 胫骨;10. 胫骨后踝;细白箭头—第 1—5 跖趾关节重叠影;细黑箭头—籽骨;粗白箭头—跗跖关节;粗黑箭头—跟距关节

图 2-2-76　左足侧位片

(四十) 足负重侧位

摄影体位(图 2-2-77):被检者直立于专用木盒上,盒的中部有片盒槽,盒的深度以能容纳片盒的一半为宜,且设有铅板遮挡。探测器与地面垂直,横放于木盒中部的片盒槽内。双足平踏于探测器两侧,被检侧尽量靠近探测器。摄影时被检侧单腿独立负重,双手可扶住墙壁或者摄影架。照射野前缘包括足趾,后缘包括足跟。

中心线:水平照射,对准被检侧跟骰关节垂直暗盒射入。

焦—片距:75～100 cm。

滤线设备:滤线器(－)。

用途:观察足部水平侧位影像,功能状态影像。

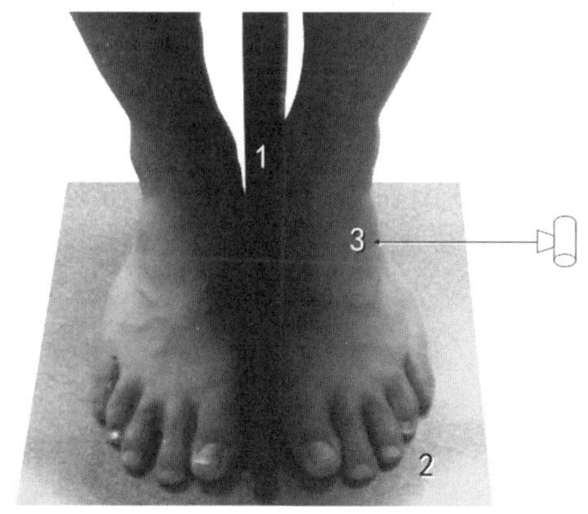

1. 暗盒;2. 专用木盒上面;3. 跟骰关节

图 2-2-77　左足负重侧位摄影方法

主要观察内容(图 2-2-78):显示足部负重侧位影像,属足的功能状态影像。足弓测点显示清楚。①距骨头最低点;②跟骨接触水平面的最低点;③第 1 跖骨接触水平面的最低点;④跗跖关节最低点;⑤跟骰关节面最低点;⑥第 5 跖骨头最低点。

足弓测量各角的正常值:②①③三个点构成足的内弓,内弓角为 113° ~ 130°;②⑤⑥三个点构成足的外弓,外弓角为 130° ~ 155°;②④③三个点构成足的前弓,前弓角在 13°以上;③⑥⑤三个点构成足的后弓,后弓角在 16°以上。

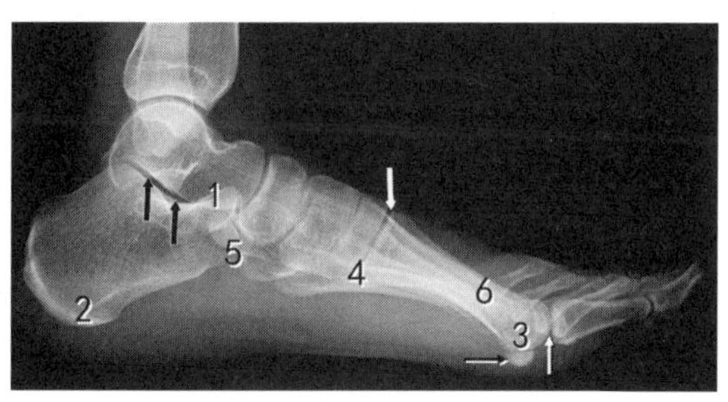

1. 跟骰关节;2. 跟骨接触水平面的最低点;3. 第 1 跖骨接触水平面的最低点;4. 跗跖关节最低点;5. 跟骰关节面最低点;6. 第 5 跖骨头最低点;细白箭头—第 1 跖趾关节;细黑箭头—籽骨;粗白箭头—第 1 跗跖关节;粗黑箭头—跟距关节

图 2-2-78　左足负重侧位片

(四十一) 跟骨侧位

摄影体位(图 2-2-79):被检者侧卧于摄影床上,被检侧足外侧紧贴探测器,足跟置于探测器中心。

中心线:对准足跟内侧中点,垂直投照。

焦—片距:75 ~ 100 cm。

滤线设备:滤线器(－)。

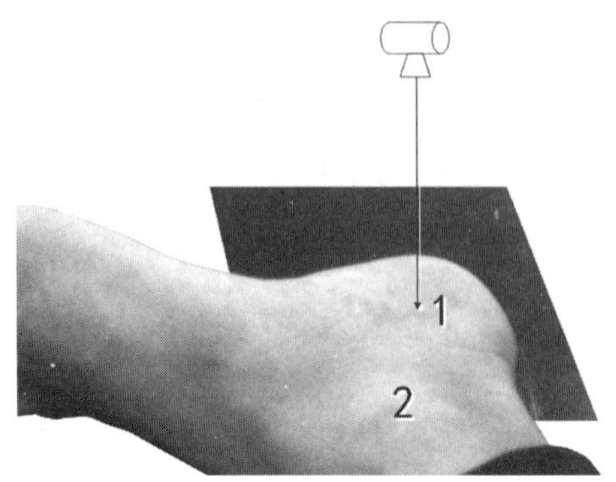

1. 足跟内侧中点;2. 内踝

图 2-2-79　左侧跟骨侧位摄影方法

用途:观察跟骨的骨质侧位投影形态和软组织变化。

主要观察内容(图 2-2-80):跟骨位于照片正中,侧位影像。跟距关节清晰可见。

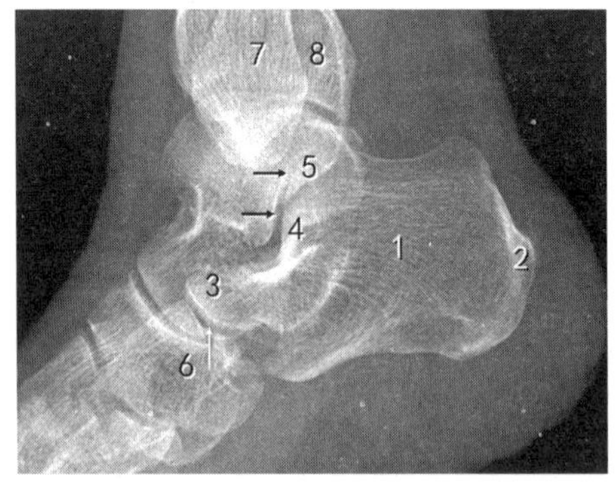

1. 跟骨体;2. 跟骨结节;3. 前距关节面;4. 中距关节面;5. 后距关节面;6. 舟骨、楔骨和骰骨的重叠影;7. 腓骨;8. 胫骨;细白箭头—距骰关节;细黑箭头—跟距关节

图 2-2-80　左侧跟骨侧位片

(四十二) 跟骨轴位

摄影体位(图 2-2-81):被检者坐于摄影床上,被检侧下肢伸直,踝关节置于探测器中心。用一根带子套于足掌部,嘱被检者向头端拉住,使踝关节极度弯曲。

中心线:向头侧倾斜 35°～45°,对准跟骨中心射入。

焦—片距:75～100 cm。

滤线设备:滤线器(－)。

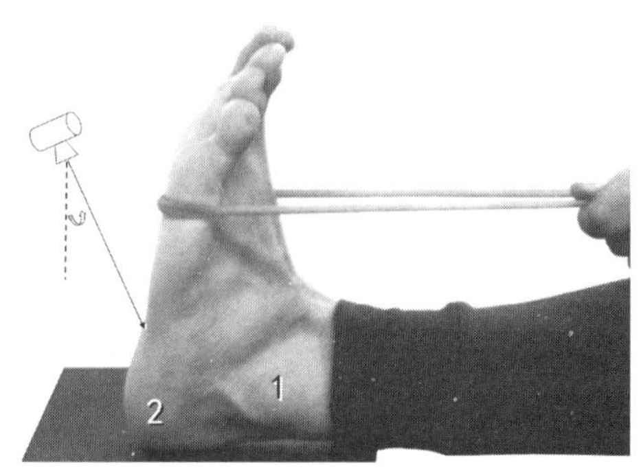

1. 外踝;2. 跟部

图 2-2-81　左侧跟骨轴位摄影方法

用途:观察跟骨的骨质和软组织的轴位投影。

主要观察内容(图 2-2-82):跟骨轴位影像。跟骨位于照片正中,各部结构清晰,软组织影层次分明。

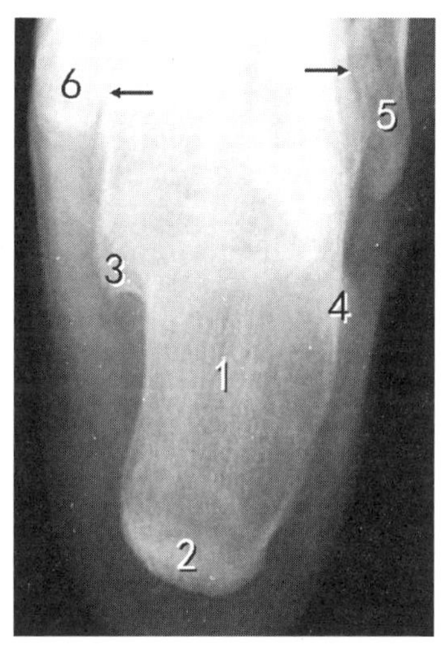

1. 跟骨体;2. 跟骨结节;3. 跟结节内侧突;4. 跟结节外侧突;
5. 外踝;6. 内踝;细黑箭头—踝关节

图 2-2-82　左侧跟骨轴位片

(陈懿)

任务3　脊柱与四肢 CT 检查技术

一、脊柱 CT 检查技术

（一）脊柱 CT 检查注意事项

（1）患者进入 CT 机房前必须换鞋，保持 CT 室机房内的清洁；对患者做好解释工作，包括检查中机器的噪声等。

（2）去除被检查部位的金属物品，如钥匙、硬币和含有金属物质的纽扣等，以防止金属伪影的产生。

（3）要求患者在扫描期间保持体位不动，颈椎扫描时应避免做吞咽动作。

（4）对于不能合作的患者，如婴幼儿、躁动的患者，须事先给予镇静剂等，以防运动伪影的产生。

（5）需要做增强 CT 的患者，应详细询问其有无药物过敏史及有无不宜使用对比剂的身心疾病，一旦出现过敏症状，要给予相应的应急处理。

（6）在 CT 扫描过程中应做好患者和陪伴人员的射线防护。

（二）脊柱 CT 检查适应证

脊柱 CT 检查主要适应于：脊柱外伤；各种原因所致的椎管狭窄；椎间盘退行性改变和椎间盘突出症；脊椎肿瘤；椎管内占位性病变；CT 引导下介入放射学检查；脊椎感染性疾病，如脊柱结核、化脓性脊柱炎等；脊柱的先天性畸形和发育异常；脊柱退行性病变等。

（三）脊柱 CT 检查禁忌证

对于有严重心、肝、肾功能不全或者对含碘对比剂过敏者不宜做 CT 增强扫描。

（四）脊柱 CT 检查技术和方法

1．颈椎（图 2-3-1）

（1）检查前应做好下列准备工作。认真核对患者身份与 CT 检查申请单是否一致，明确检查目的和要求；嘱咐患者在检查期间避免吞咽动作，并保持体位稳定；做增强扫描者，按含碘对比剂使用要求做准备；扫描前去除患者颈、胸部饰物及其他金属物品等。

（2）检查方法和扫描参数（表 2-3-1）。

① 普通扫描：患者仰卧于检查床上，身体置于床面中间，头部略垫高，两臂下垂。根据临床要求确定扫描椎间盘还是扫描椎体，横断面连续扫描。扫描椎间盘层厚、层距各 2 ~ 3 mm；扫描椎体层厚、层距各 3 ~ 5 mm。其中对于椎体的扫描最好采用螺旋容积扫

描，这样扫描重建后的图像质量更好，以利于对更细微病变的诊断。

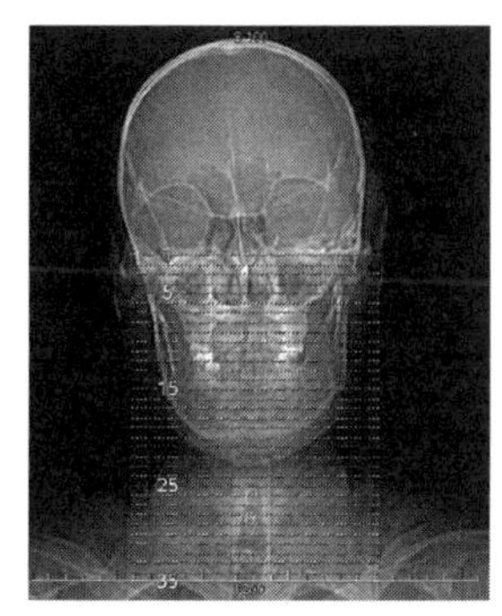
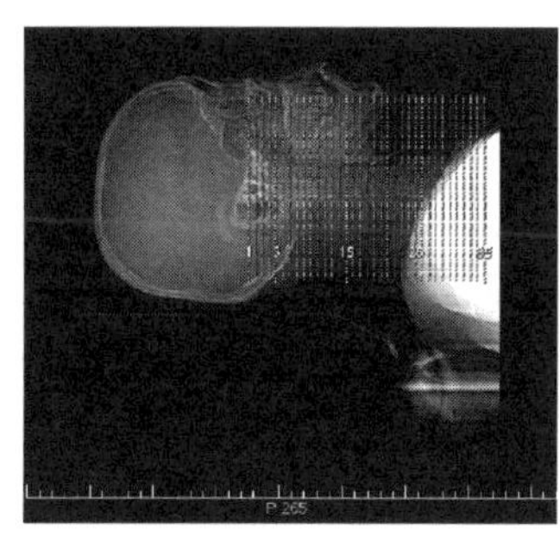

图 2-3-1　颈椎定位像

② 增强扫描：使用 80 ~ 100 mL 非离子型含碘对比剂，压力注射器静脉内推注，注射速率为 2 ~ 3 mL/s。

注射 60 ~ 80 mL 后开始连续扫描，必要时在注射对比剂 5 ~ 30 分钟后做延迟扫描。

扫描程序、参数与普通扫描相同。

(3) 摄片要求。依次拍摄平扫及增强图像，最后把定位像放在适当的位置；图像显示采用软组织窗：窗中心(C)30 ~ 50 HU 窗宽(W)200 ~ 400 HU；骨窗：窗中心(C)300 ~ 600 HU，窗宽(W)1200 ~ 2000 HU；测量病灶大小及病灶内对诊断有价值成分的 CT 值，必要时测量病灶增强后不同时间的 CT 值变化；必要时做病灶放大照相。

表 2-3-1　颈椎 CT 检查方法和技术

扫描设备	以 16 层螺旋 CT 为例
患者准备	去除颈部饰物及耳环等金属物品
检查体位	仰卧，两臂下垂置于身体两侧，身体置于检查床中心保持不动，头先进，并避免吞咽动作
呼吸方式	平静呼吸
定位像	侧位(范围：外耳孔至肩部水平)
扫描范围	椎间盘(从 C3 ~ C7 确定 4 个椎间盘扫描)/椎体(上包颅底下到胸 1 椎体上缘)
扫描方式	轴位扫描(非螺旋)/螺旋容积扫描
kV	120
mAS	200
层数 × 准直/mm	16 × 0.625
螺距	0.938
FOV/mm	80 ~ 120

续表

扫描设备	以 16 层螺旋 CT 为例	
层厚/mm	3～5(椎体),2～3(椎间盘)	
层间距/mm	3～5(椎体),2～3(椎间盘)	
重建算法	软组织＋骨算法	
窗宽、窗位(软组织窗)	W200～400,C30～50	
窗宽、窗位(骨窗)	W1200～2000,C300～600	
图像后处理	含定位线的定位像;1.25 mm 层按解剖顺序,软组织窗和骨窗各一套;调节窗值,以显示肌肉血管和脂肪等组织结构;必要时冠状面和矢状面 MPR	冠状面和矢状面 MPR。冠状面和矢状面图像:补充显示椎体与周围结构的关系,软组织窗和 骨窗;SSD 及 VRT 图像:椎体全貌

(4) 注意事项。较小的病灶应在体表放置定位标记;应注意扫描检查以外部位的防护;增强扫描后,患者应留观 15 分钟左右,以观察有无迟发过敏反应;由扫描技师认真填写检查申请单的相关项目,并签名。

2. 胸椎(图 2-3-2)

(1) 胸椎 CT 检查前准备工作。认真核对患者身份与 CT 检查申请单是否一致,明确检查目的和要求;嘱咐患者在检查期间保持体位稳定;增强扫描者,按含碘对比剂使用要求准备;扫描前去除患者颈、胸部饰物及其他金属物品等。

(2) 检查方法和扫描参数(表 2-3-2)。

① 普通扫描:患者取仰卧位,身体置于床面中间,两臂上举抱头。根据临床要求扫描椎间盘或椎体,横断面连续扫描。扫描椎间盘层厚、层距各 2～3 mm;扫描椎体层厚、层距各 5～10 mm。

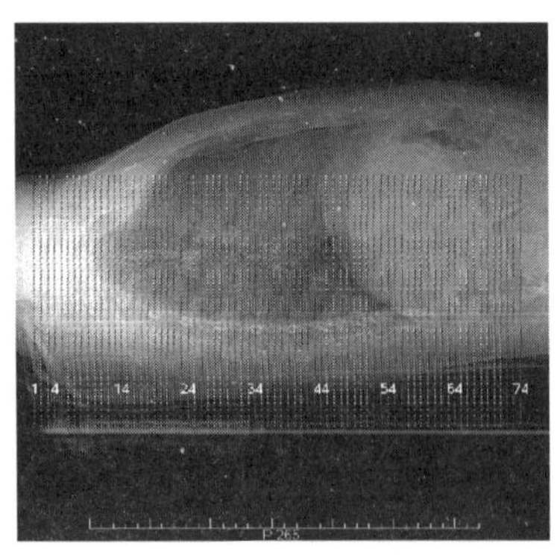

图 2-3-2 胸椎定位像

② 增强扫描:方法同颈椎的 CT 增强扫描。

（3）摄片方法和注意事项同颈椎。

表 2-3-2　胸椎 CT 检查方法和技术

扫描设备	以 16 层螺旋 CT 为例	
患者准备	去除检查部位金属物品	
检查体位	仰卧,两臂上举抱头,身体置于检查床中心保持不动,头先进	
呼吸方式	平静呼吸	
定位像	侧位(范围:胸 1 ~ 胸 12)	
扫描范围	椎间盘(根据临床要求确定椎间盘扫描范围)/椎体(胸 1 ~ 胸 12)	
扫描方式	轴位扫描(非螺旋)/螺旋容积扫描	
kV	120	
mAS	250	
层数 × 准直/mm	16 × 0.625	
螺距	0.938	
FOV/mm	120 ~ 150	
层厚/mm	2 ~ 3(椎间盘),5 ~ 10(椎体)	
层间距/mm	2 ~ 3(椎间盘),5 ~ 10(椎体)	
重建算法	软组织 + 骨算法	
窗宽、窗位(软组织窗)	W200 ~ 400,C30 ~ 50	
窗宽、窗位(骨窗)	W1200 ~ 2000,C300 ~ 600	
图像后处理	含定位线的定位像;1.25mm 层按解剖顺序,软组织窗和骨窗各一套;调节窗值,以显示肌肉血管和脂肪等组织结构;必要时冠状面和矢状面 MPR	冠状面和矢状面 MPR。冠状面和矢状面图像:补充显示椎体与周围结构的关系,软组织窗和 骨窗;SSD 及 VRT 图像:椎体全貌

3. 腰椎(图 2-3-3)

（1）腰椎 CT 检查前准备工作同胸椎。

（2）检查方法和扫描参数(表 2-3-3)。

① 普通扫描:患者仍仰卧位,身体置于床面中间,两臂上举抱头。下肢膝关节处用腿垫抬高,尽可能保持腰椎椎体生理弧度与检查床平行。根据临床要求扫描椎间盘或椎体,横断面连续扫描。但扫描第 4、5 腰椎椎间盘和第 5 腰椎、第 1 骶椎椎间盘时,要调整支架角,使扫描层面与椎间盘平面一致。扫描椎间盘层厚、层距各 3 ~ 5 mm;扫描椎体层厚、层距各 5 ~ 10 mm。

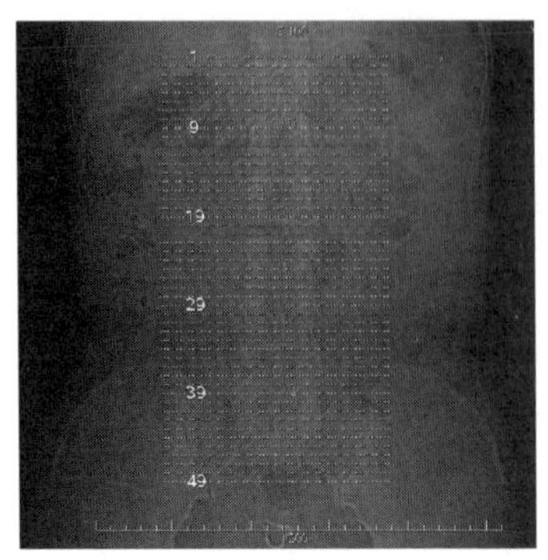

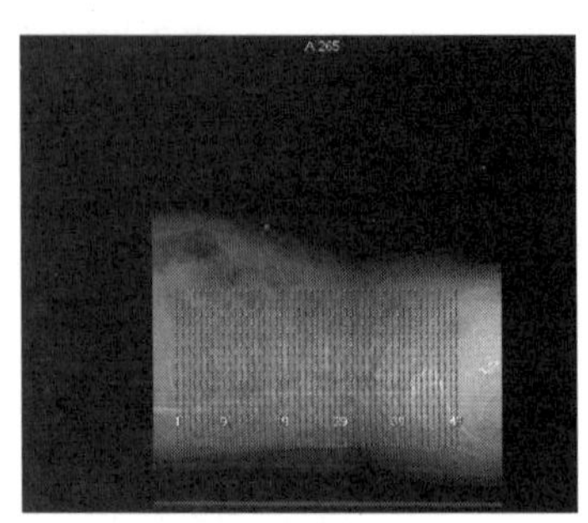

图 2-3-3　腰椎定位像

② 增强扫描:方法同颈椎的 CT 增强扫描。

(3) 摄片要求和注意事项同颈椎。

表 2-3-3　腰椎 CT 检查方法和技术

扫描设备	以 16 层螺旋 CT 为例	
患者准备	去除检查部位金属物品	
检查体位	仰卧,两臂上举抱头,身体置于检查床中心保持不动,头先进	
呼吸方式	平静呼吸	
定位像	侧位(范围:胸 10 ~ 骶尾部)	
扫描范围	椎间盘(从 L2 ~ S1 确定 4 个盘扫描,每盘扫 3 ~4 层)/椎体(T10 ~ 骶尾部)	
扫描方式	轴位扫描(非螺旋)/螺旋容积扫描	
kV	120	
mAS	300	
层数 × 准直/mm	16 ×0. 625	
螺距	0. 938	
FOV/mm	120 ~ 150	
层厚/mm	3 ~ 5(椎间盘),5 ~ 10(椎体)	
层间距/mm	3 ~ 5(椎间盘),5 ~ 10(椎体)	
重建算法	软组织 + 骨算法	
窗宽、窗位(软组织窗)	W200 ~ 400,C30 ~ 50	
窗宽、窗位(骨窗)	W1200 ~ 2000,C300 ~ 600	
图像后处理	含定位线的定位像;按解剖顺序,软组织窗和骨窗各一套;调节窗值,以显示肌肉血管和脂肪等组织结构;必要时冠状面和矢状面 MPR	冠状面和矢状面 MPR。冠状面和矢状面图像:补充显示椎体与周围结构的关系,软组织窗和骨窗;SSD 及 VRT 图像:椎体全貌

（五）脊柱的 CT 正常表现

1．颈椎

第 2—7 颈椎在经过椎体椎弓根的横断面上（图 2-3-4），可见由椎体、椎弓根和椎弓板构成椎管骨环。环的两侧有横突，横突上有横突孔，孔内有椎动静脉。环的后方可见棘突。

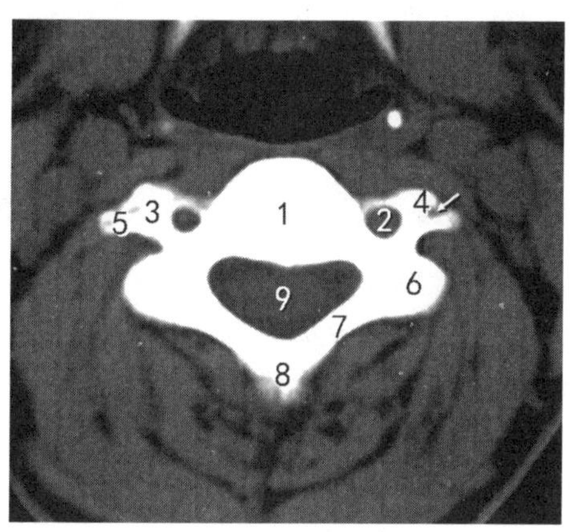

1. 椎体；2. 左侧横突孔；3. 右侧横突；4. 左侧横突前结节；5. 右侧横突后结节；6 左侧上关节突；7. 椎弓板；8. 棘突；9. 椎管；细白箭头—左侧横突结节间沟

图 2-3-4　颈椎 CT，椎弓根层面

颈椎椎体呈扁平状，其横径约为前后径的两倍。椎体后外侧方可见椎间孔和上、下关节突。黄韧带为软组织密度，附着在椎弓板和关节突的两侧，厚 2 ~ 4 mm。硬膜囊居椎管中央，呈软组织密度，与椎管骨壁间有数量不等的脂肪组织。

在椎间盘层面上，可见椎间盘影，其密度低于椎体，CT 值为 50 ~ 110 HU。

颈椎的 CT 重建图像（图 2-3-5）：在冠状面上，可清晰显示寰枕关节、寰枢关节和寰齿关节；在正中矢状面上，可清晰显示颈椎序列、曲度和椎管前后径大小。

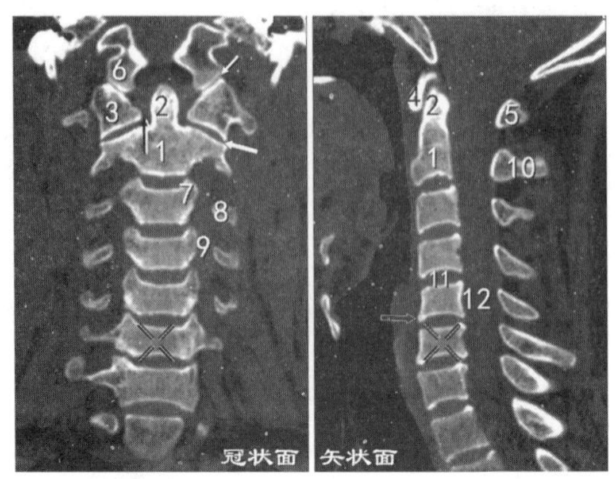

1. 枢椎椎体;2. 齿状突;3. 寰椎右侧侧块;4. 寰椎前弓;5. 寰椎后弓;6. 枕骨髁;7. 第 3 颈椎左侧椎上突;8. 第 3 颈椎左侧横突;9. 第 4 颈椎左侧横突孔;10. 枢椎棘突;11. 第 4、5 椎间隙;12. 椎管;细白箭头—左侧寰枕关节;细黑箭头—右侧寰齿关节;粗白箭头—左侧寰枢关节;粗黑箭头—第 5 颈椎前唇

图 2-3-5 颈椎 CT 三维重建,纵切面

颈椎的 CT 三维重建图像(图 2-3-6):前面观,椎体从上向下由小变大,两侧横突可见前、后结节和结节间沟,椎体前唇光滑、椎间隙较等称;后面观,中线由上向下显示齿状突、寰椎后弓上的后结节、分叉的棘突,棘突两侧由内向外依次显示椎弓板、下关节突、横突;侧面观,由前向后依次显示椎体前唇、横突前结节、结节间沟、后结节、上下关节突、椎弓板和棘突。

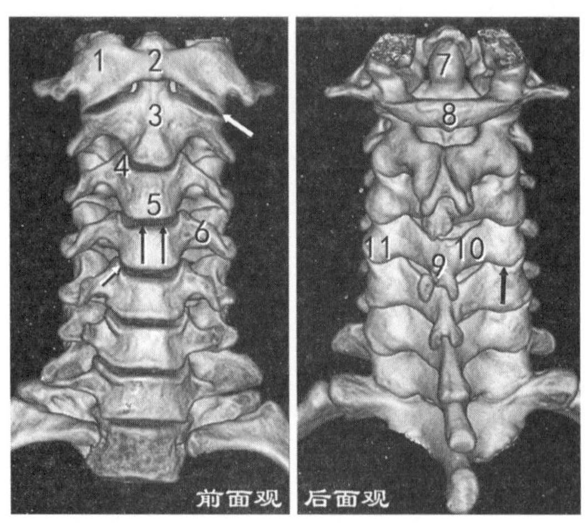

1. 寰椎右侧侧块;2. 寰椎前结节;3. 枢椎椎体;4. 第 3 颈椎右侧椎上突;5. 第 3 颈椎前唇;6. 第 4 颈椎左侧横突;7. 齿状突;8. 寰椎后结节;9. 第 4 颈椎棘突;10. 第 4 颈椎右侧椎弓板;11. 第 4 颈椎下关节突;粗白箭头—左侧寰枢关节;细黑箭头—第 3、4 颈椎钩椎关节;粗黑箭头—第 4、5 颈椎右侧椎间关节;细白箭头—第 4、5 颈椎椎间隙

图 2-3-6 颈椎 CT 三维重建,整体观

2. 胸椎

在经过椎弓根的层面上(图 2-3-7),可见由椎体、椎弓根和椎弓板构成椎管骨环,环的两侧有横突,后方可见棘突。胸椎椎体前凸后凹,类似圆形或略呈三角形,横径和前后径大致相等。椎体与肋骨小头构成肋椎关节,横突与肋骨结节构成肋横关节。椎弓根连于椎体上半部,其后为关节突和椎板。其后外侧方可见椎间孔和上、下关节突。

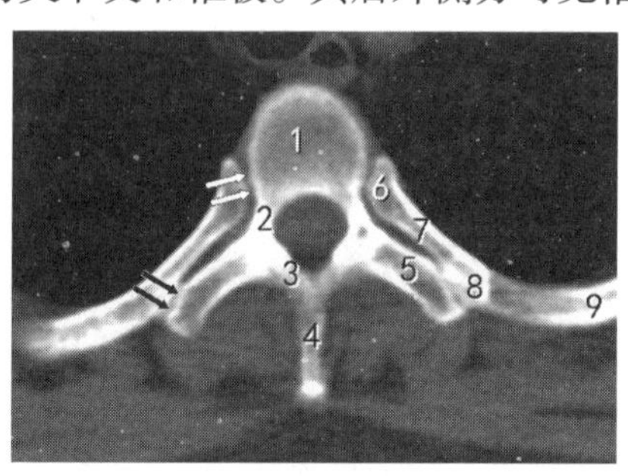

1. 椎体;2. 椎弓根;3. 椎弓板;4. 棘突;5. 横突;6. 肋头;7. 肋颈;8. 肋结节;9. 肋体;粗白箭头—肋椎关节;粗黑箭头—肋横关节

图 2-3-7　胸椎 CT,椎弓根层面

胸椎的 CT 正中矢状面重建图像(图 2-3-8):12 块胸椎骨从上向下逐渐增大。软组织窗上,脊椎前缘有前纵韧带,脊椎的后缘椎管的前缘有后纵韧带。椎管内最大的软组织影为脊髓,其后方紧贴椎管后壁的最低密度影为硬膜外脂肪囊。骨窗上,椎体呈方形,骨皮质形成白边,椎体后缘有低密度的椎后静脉沟。椎体内的骨松质由稍高密度上下走向的骨小梁和较低密度的小梁间隙构成。黄韧带位于椎弓板之间。在棘突之间有棘间韧带、棘突尖部有棘上韧带相连。

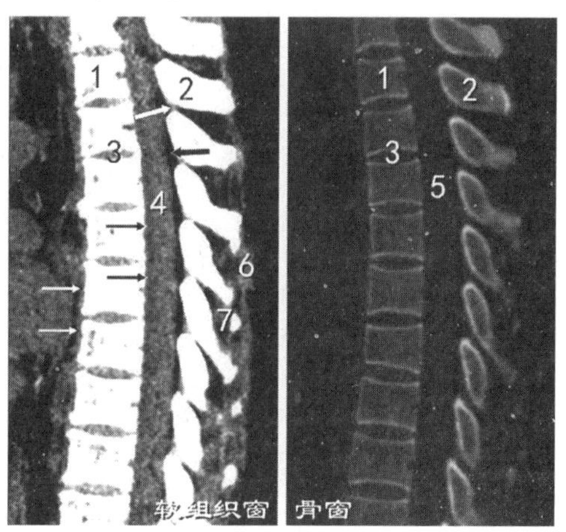

1. 椎体;2. 棘突;3. 椎间隙;4. 脊髓;5. 椎管;6. 棘上韧带;7. 棘间韧带;细白箭头—前纵韧带;细黑箭头—后纵韧带;粗白箭头—黄韧带;粗黑箭头—硬膜外脂肪囊

图 2-3-8　胸椎 CT,三维重建

3. 腰椎

腰椎体积比胸椎更大，椎体呈肾形。在椎体中部前面和后面均有椎体静脉进入，CT表现为椎体骨皮质不连续，并与松质骨内呈 Y 形的低密度线条影相连，不可误以为骨折。位于椎体和椎间盘后方的前椎内静脉普通扫描可见显影，多位于椎间盘层面神经根的前内方，椎体后方静脉孔常有垂直的骨性间隔，在横断面上表现为一游离的致密骨，可略向外突，易误认为骨质增生或后纵韧带钙化。在经过椎弓根中部的层面上（图2-3-9），可见由椎体、椎弓根和椎弓板构成椎管骨环，呈三角形。

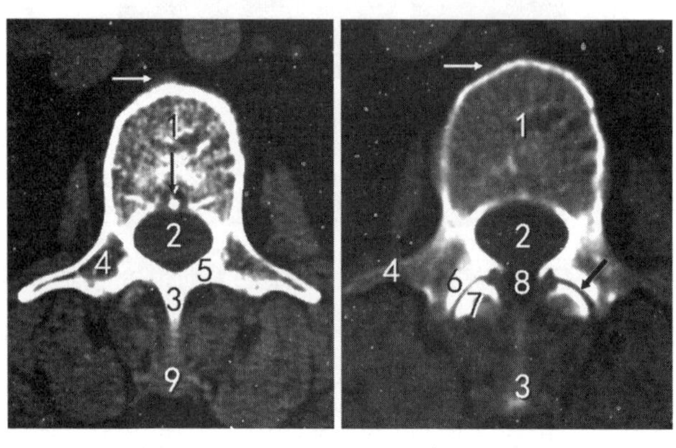

1. 椎体；2. 椎孔；3. 棘突；4. 横突；5. 椎弓板；6. 上关节突；7. 上一椎体下关节突；8. 黄韧带；9. 棘上韧带；细白箭头—前纵韧带；细黑箭头—椎体静脉沟；粗黑箭头—关节突关节

图 2-3-9　腰椎 CT，椎弓根层面

腰、骶椎的 CT 正中矢状面重建图像（图 2-3-10），脊柱向前弯曲，各椎体前后缘在一条弧线上。椎间盘呈软组织密度。椎管到骶管越向下越尖，椎管内脊膜囊亦呈软组织密度。其内的硬膜外脂肪囊较大，黄韧带、棘间韧带和棘上韧带较厚。

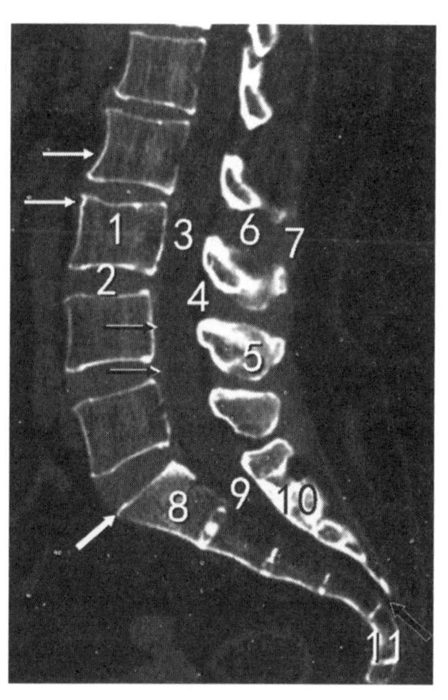

1. 第 3 腰椎椎体；2. 椎间隙；3. 椎管；4. 黄韧带；5. 棘突；6. 棘间韧带；7. 棘上韧带；8. 第 1 骶椎椎体；9. 骶管；10. 骶正中嵴；11. 第 5 骶椎；细黑箭头—后纵韧带；粗白箭头—骶岬；粗黑箭头—骶管裂孔；细白箭头—前纵韧带

图 2-3-10　腰、骶椎 CT，正中矢状面重建

二、四肢 CT 检查技术

（一）四肢 CT 检查注意事项

（1）患者进入 CT 室必须换鞋，保持 CT 室机房内的清洁；对患者做好耐心的解释工作，包括检查中机器的噪声等。

（2）去除被检查部位的金属物品，如钥匙、硬币和含有金属物质的纽扣、手表、手链等，以防止金属伪影的产生。

（3）对于不能合作的患者，如婴幼儿、躁动的患者，须事先给予镇静剂等，以防运动伪影的产生。

（4）四肢关节常需双侧同时检查，以便于需要时对照；同时还要求患者在扫描期间保持体位不动。

（5）需要做 CT 增强扫描的患者，应详细询问有无药物过敏史及有无不宜使用对比剂的身心疾病，一旦出现过敏症状，要给予相应应急的处理。

（6）在 CT 扫描过程中应做好患者和陪伴人员的射线防护。

（二）四肢 CT 检查技术适应证

（1）四肢骨、骨关节及软组织的肿瘤或者肿瘤样病变。

(2) 骨、骨关节及软组织肿块的部位、范围及与周围神经、血管等重要结构的关系。

(3) 关节病及骨关节感染。

(4) 骨、骨关节及软组织外伤的骨折及愈合、关节脱位。

(5) 追踪观察骨转移瘤或术后效果。

(6) CT 引导下活检穿刺或抽吸及定位。

(三) 四肢 CT 检查禁忌证

对于有严重心、肝、肾功能不全或者对含碘对比剂过敏者不宜做 CT 增强扫描。

(四) 四肢 CT 检查技术和方法

1. 四肢 CT 检查前准备工作

(1) 认真核对患者身份与 CT 检查申请单是否一致,明确检查目的和要求;

(2) 嘱咐患者在检查期间保持体位稳定;

(3) 做 CT 增强扫描者,按含碘对比剂使用要求做准备;

(4) 扫描前去除患者检查部位的金属物品等。

2. 四肢 CT 检查方法和技术

四肢 CT 的检查方法和技术如表 2-3-4 ~ 表 2-3-9 所示,定位像如图 2-3-11 ~ 图 2-3-16 所示。

表 2-3-4 肩关节、胸锁关节及锁骨 CT 检查方法和技术

扫描设备	16 层螺旋 CT
患者准备	去除检查部位的项链、金属纽扣等金属物品
检查体位	仰卧,两臂自然下垂,手心向上,置于身体两侧,身体置于检查床中间,并保持不动,头先进,检查部位置于扫描野中心
呼吸方式	平静呼吸
定位像	正位。范围:① 肩胛骨:肩部上 2 cm 至肩胛骨下方;② 锁骨胸锁关节:肩部上 2 cm 至胸骨体
扫描范围	肩关节/锁骨
扫描方式	螺旋扫描
kV	120
mAs	250
层数 × 准直/mm	16 × 0.625
螺距	0.938
FOV/mm	400 ~ 500
层厚/mm	5.0(肩关节),3.0(锁骨,胸锁关节)
层间距/mm	5.0(肩关节),3.0(锁骨,胸锁关节)
重建算法	软组织 + 骨(高分辨率)

续表

扫描设备	16 层螺旋 CT	
窗宽、窗位(软组织窗)	W200～400,C30～50	
窗宽、窗位(骨窗)	W1200～2000,C300～600	
图像后处理	含定位线的定位像;按解剖顺序,软组织窗和骨窗各一套;调节窗值,以显示肌肉血管和脂肪等组织结构;必要时冠状面和矢状面 MPR	冠状面和矢状面 MPR。冠状面和矢状面图像:补充显示 肩关节与周围结构的关系,软组织窗和骨窗;SSD 及 VRT 图像:肩关节和肱骨全貌

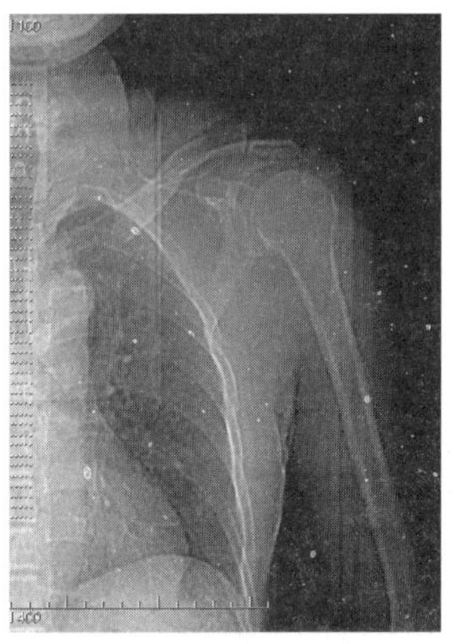

图 2-3-11　肩关节定位像

表 2-3-5　肘关节 CT 检查方法和技术

扫描设备	16 层螺旋 CT
患者准备	去除检查部位的金属物品
检查体位	仰卧,两臂自然下垂,手心向上置于身体两侧,身体置于检查床中间并保持不动,头先进(双侧上肢长骨或单侧分别扫描);仰卧,被检侧手臂上举与患者身体呈双 90°,手心向上平放于检查床上,头先进(肘关节);仰卧,患侧手肘 90°位或随势置于胸前,头先进(肘关节骨折或病理状态时)
呼吸方式	平静呼吸
定位像	正位。范围:① 肘关节:肘关节上 10 cm 至肘关节下 10 cm;② 肱骨:肩部水平至肘关节下
扫描范围	肘关节/肱骨
扫描方式	螺旋扫描

续表

扫描设备	16 层螺旋 CT	
kV	120	
mAs	90	
层数×准直/mm	16×0.625	
螺距	0.531	
FOV/mm	150~250	
层厚/mm	3.0(肘关节),5.0(肱骨)	
层间距/mm	3.0(肘关节),5.0 肱骨)	
重建算法	软组织+骨(高分辨率)	
窗宽、窗位(软组织窗)	W200~400,C30~50	
窗宽、窗位(骨窗)	W1200~2000,C300~600	
图像后处理	含定位线的定位像;按解剖顺序,软组织窗和骨窗各一套;调节窗值,以显示肌肉血管和脂肪等组织结构;必要时冠状面和矢状面 MPR	冠状面和矢状面 MPR:补充显示骨折以及骨、关节与周围结构的关系。软组织和骨窗;软组织和骨窗;SSD 及 VRT 图像:肘关节或肱骨全貌

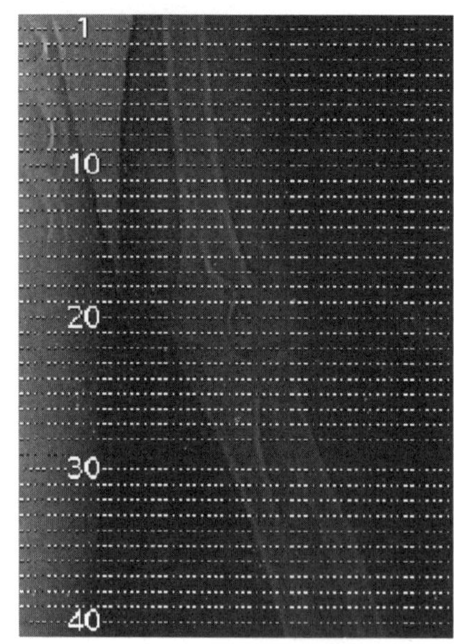

图 2-3-12　肘关节定位像

表 2-3-6　腕关节和手的 CT 检查方法和技术

扫描设备	16 层螺旋 CT	
患者准备	去除检查部位的手表、手链等金属物品	
检查体位	俯卧,两臂或患侧手臂上举平伸,手心向下置于头部侧边,身体置于检查床中间,并保持不动,头先进。检查部位置于扫描野中心	
呼吸方式	平静呼吸	
定位像	正位。范围:自指尖以上至腕关节以下	
扫描范围	腕关节/手	
扫描方式	螺旋扫描	
kV	120	
mAs	80	
层数×准直/mm	16×0.625	
螺距	0.531	
FOV/mm	100~150	
层厚/mm	2.0(腕关节),5.0(手)	
层间距/mm	2.0(腕关节),5.0(手)	
重建算法	软组织+骨(高分辨率)	
窗宽、窗位(软组织窗)	W200~400,C30~50	
窗宽、窗位(骨窗)	W1200~2000,C300~600	
图像后处理	含定位线的定位像;按解剖顺序,软组织窗和骨窗各一套;调节窗值,以显示肌肉血管和脂肪等组织结构;必要时冠状面和矢状面 MPR	冠状面和矢状面 MPR:补充显示骨折以及骨、关节与周围结构的关系。软组织和骨窗;软组织和骨窗;SSD 及 VRT 图像:腕关节或手全貌

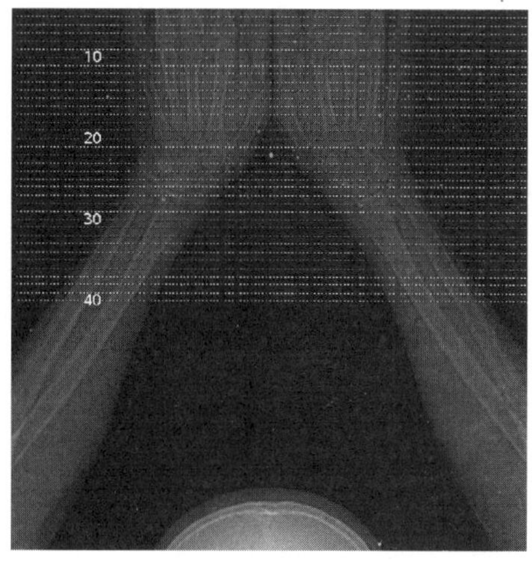

图 2-3-13　腕关节定位像

表 2-3-7　髋关节 CT 检查方法和技术

扫描设备	16 层螺旋 CT
患者准备	去除检查部位的皮带、钥匙、硬币等金属物品
检查体位	仰卧，两侧大腿内旋，两足尖并拢，两臂上举，身体置于床中间并保持不动，头先进。扫描部位置于扫描野中心
呼吸方式	平静呼吸
定位像	正位。范围：①髋关节：髋臼上方 10 cm 至股骨粗隆下 10 cm；②股骨：髋关节至膝关节
扫描范围	髋关节/股骨
扫描方式	螺旋扫描
kV	120
mAs	150
层数×准直/mm	16×0.625
螺距	0.938
FOV/mm	300～400
层厚/mm	5.0（髋关节），5.0（股骨）
层间距/mm	5.0（髋关节），5.0（股骨）
重建算法	软组织＋骨（高分辨率）
窗宽、窗位（软组织窗）	W200～400，C30～50
窗宽、窗位（骨窗）	W1200～2000，C300～600
图像后处理	含定位线的定位像；按解剖顺序，软组织窗和骨窗各一套。调节窗值，以显示肌肉血管和脂肪等组织结构。必要时冠状面和矢状面 MPR 冠状面和矢状面 MPR：补充显示骨折以及骨、关节与周围结构的关系。软组织和骨窗；软组织和骨窗；SSD 及 VRT 图像：髋关节或股骨全貌

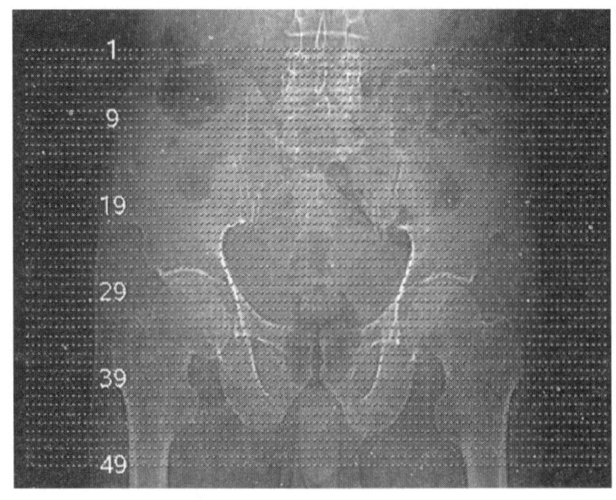

图 2-3-14　髋关节定位像

表 2-3-8　膝关节 CT 检查方法和技术

扫描设备	16 层螺旋 CT	
患者准备	去除检查部位的金属物品	
检查体位	① 膝关节(半月板):仰卧,两腿伸直并拢,膝关节下稍垫高使关节稍弯曲 25°～30°,足先进(双侧同时扫描);② 胫腓骨:仰卧,两腿伸直并拢,身体置于检查床中间并保持不动,足先进(双侧同时扫描或只扫描单侧)。检查部位置于扫描野中心	
呼吸方式	平静呼吸	
定位像	范围:① 膝关节:膝关节上方 10 cm 至膝关节下方 10 cm;② 胫腓骨:膝关节至踝关节	
扫描范围	膝关节/胫腓骨	
扫描方式	螺旋扫描	
kV	120	
mAs	120	
层数×准直/mm	16×0.625	
螺距	0.938	
FOV/mm	200～300	
层厚/mm	1.5(膝关节),5.0(胫腓骨)	
层间距/mm	1.5(膝关节),5.0(胫腓骨)	
重建算法	软组织+骨(高分辨率)	
窗宽、窗位(软组织窗)	W200～400,C30～50	
窗宽、窗位(骨窗)	W1200～2000,C300～600	
图像后处理	含定位线的定位像;按解剖顺序,软组织窗和骨窗各一套;调节窗值,以显示肌肉血管和脂肪等组织结构;必要时冠状面和矢状面 MPR	冠状面和矢状面 MPR:补充显示骨折以及骨、关节与周围结构的关系。软组织和骨窗;软组织和骨窗;SSD 及 VRT 图像:膝关节或胫腓骨全貌

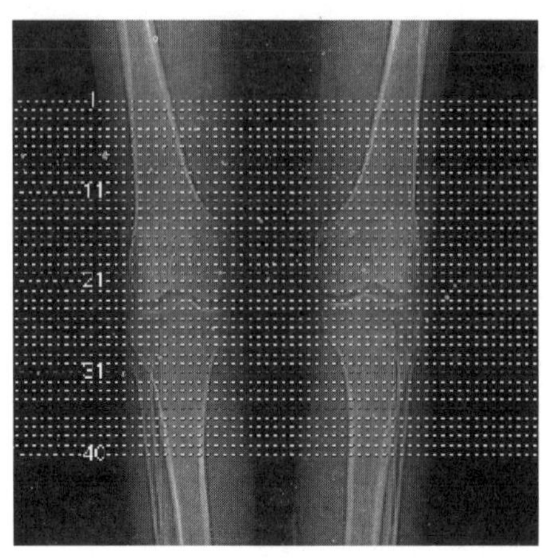

图 2-3-15　膝关节定位像

表 2-3-9　踝关节及足 CT 检查方法和技术

扫描设备	16 层螺旋 CT	
患者准备	脱去鞋、袜,去除检查部位的金属物品	
检查体位	① 踝关节:仰卧或端坐于检查床上,两腿伸直并拢平放于检查床,足先进(双侧同时扫描);② 足部:患者端坐于检查床上,膝部弯曲(大于 120°),两脚并拢平放于检查床上,足先进(双侧同时扫描)。检查部位置于扫描野中心	
呼吸方式	平静呼吸	
定位像	范围:① 踝关节上方 10 cm 至踝关节下方 10 cm;② 足部:踝关节至足尖	
扫描范围	踝关节/足部	
扫描方式	螺旋扫描	
kV	120	
mAs	120	
层数×准直/mm	16×0.625	
螺距	0.531	
FOV/mm	120~180	
层厚/mm	2.0(踝关节),3.0(足)	
层间距/mm	2.0(踝关节),3.0(足)	
重建算法	软组织+骨(高分辨率)	
窗宽、窗位(软组织窗)	W200~400,C30~50	
窗宽、窗位(骨窗)	W1200~2000,C300~600	
图像后处理	含定位线的定位像;按解剖顺序,软组织窗和骨窗各一套;调节窗值,以显示肌肉血管和脂肪等组织结构;必要时冠状面和矢状面 MPR	冠状面和矢状面 MPR:补充显示骨折以及骨、关节与周围结构的关系。软组织和骨窗;软组织和骨窗;SSD 及 VRT 图像:踝关节或足的全貌

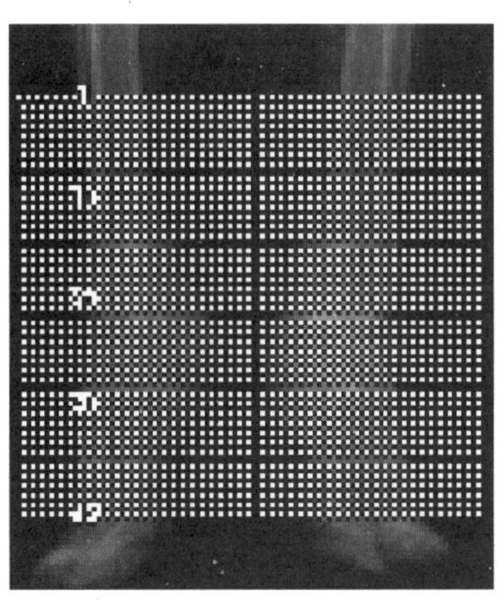

图 2-3-16　踝关节定位像

（五）四肢的 CT 表现

1. 肩关节(图 2-3-17)

在肱骨头上部层面显示肱骨头大小结节及结节间沟,大结节位于肱骨头的前外侧,小结节位于肱骨头的前内侧。在盂肱关节层面,膨大的肱骨头和关节盂构成关节间隙,关节盂偏后,关节间隙由前稍向后斜,喙突在内侧,凸向前方。横断面肩胛骨呈弯曲分叉骨板,外板较厚,肩胛骨的外侧角形成肩胛颈与关节盂,内板菲薄,伸向肩胛骨的脊柱缘。

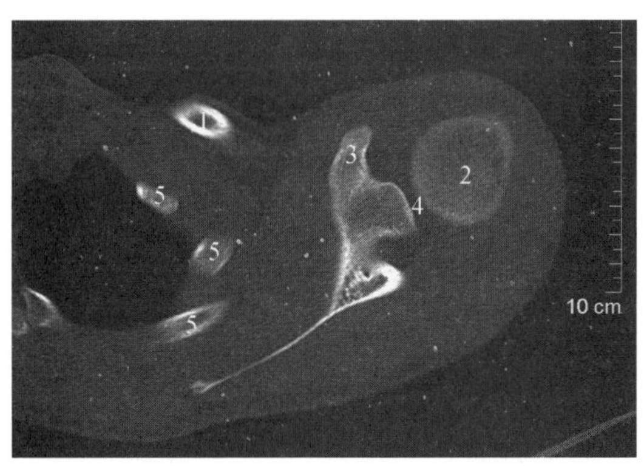

1. 锁骨;2. 肱骨头;3. 喙突;4. 肩关节;5. 肋骨

图 2-3-17　肩关节 CT

2. 肘关节(图 2-3-18)

在肱骨髁间层面,肱骨下端向两侧增宽,前后变扁。肱骨滑车后关节面和鹰嘴的前关节面构成关节间隙,肱骨前方覆以肱肌,肱肌的外侧为肱桡肌,前为肱二头肌,前内侧为旋前圆肌。

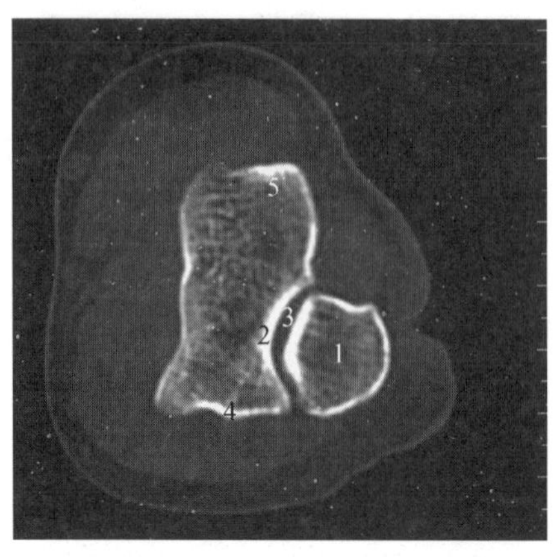

1. 尺骨鹰嘴;2. 肱骨滑车;3. 肘关节;4. 内侧髁;5. 外侧髁

图 2-3-18　肘关节 CT

3. 髋关节

(1) 顶部层面(图 2-3-19)。经过髋臼顶部的层面。在该层面上股骨头呈圆形,按密度分三层,呈同心圆状排列。中心部分和周边部分密度较高,二者之间为一环形低密度区,三层之间分界不清。

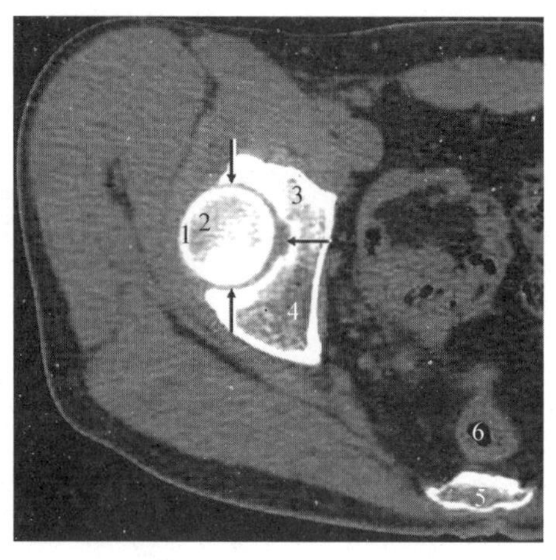

1. 顶部骨皮质;2. 骨松质;3. 耻骨体;4. 坐骨体;5. 尾骨;6. 直肠;细黑箭头—髋关节

图 2-3-19　髋关节 CT,顶部层面

(2) 中间层面(图 2-3-20)。在顶部层面的下方,经过股骨头的中心层面。中央区密度较高,骨小梁较粗,呈网格状排列。周围区密度较低,骨小梁呈点状分布或放射状排列,较为稀疏,尤以内外侧部较明显。边缘为骨皮质形成硬化环,愈靠近股骨头中心层面硬化环愈窄细、密度愈高,边缘愈锐利。压力骨小梁中心密集和外围稀疏的分布及张力骨小梁放射状走行构成 CT 上的“星芒状”结构,以股骨头中心和偏下层面明显。

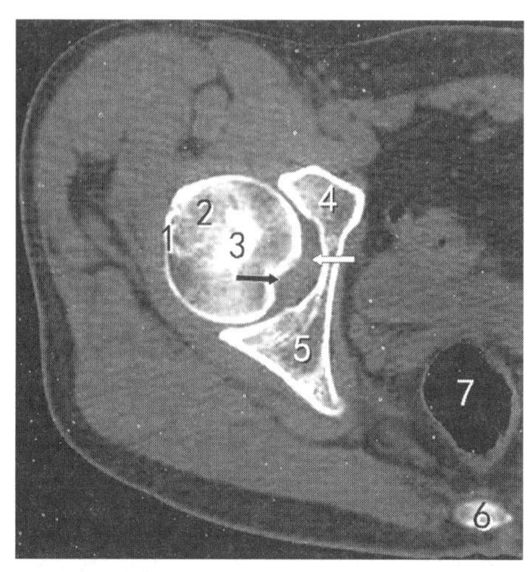

1. 骨皮质;2. 周围区;3. 中央区;4. 耻骨体;5. 坐骨体;6. 尾骨;7. 直肠;粗黑箭头—股骨头中间凹;粗白箭头—髋关节

图 2-3-20　髋关节 CT,中间层面

此层面略偏上时,在内侧可见股骨头凹所致的局限性缺损。

此层面略偏下时,骺线痕迹因与扫描层面相对垂直,而呈现为前后走行,凹面向外的均匀高密度弧线,与内侧皮质围成骨小梁较细密的新月形区域。

(3) 底部层面(图 2-3-21)。经过股骨头骺线痕迹内侧端下方层面。骨皮质所构成的股骨头边缘密度变低,边缘模糊。骨松质内位于头颈交界处的压力骨小梁呈前后排列。股骨头、股骨颈、大粗隆三者构成球钩形,有人称之为球钩征。

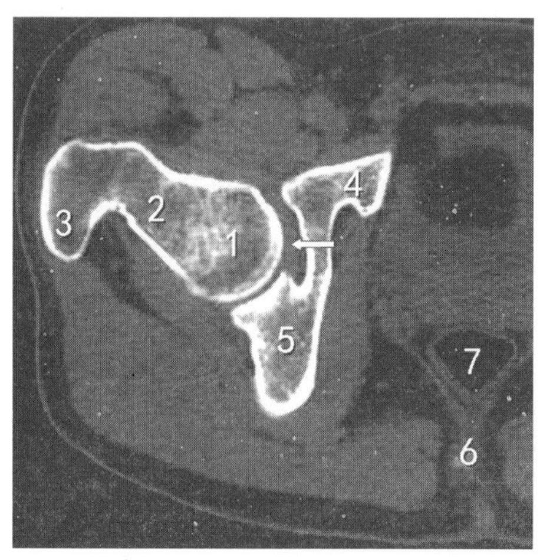

1. 股骨头;2. 股骨颈;3. 大粗隆;4. 耻骨体;5. 坐骨体;6. 尾骨;7. 直肠;粗白箭头—髋关节

图 2-3-21　髋关节 CT,底部层面

5. 膝关节

膝关节CT一般显示骨质及软组织病变较好，而对于半月板、韧带、关节囊等细微结构的显示效果不如MRI。

一般2 mm层厚横断面扫描，在髁间隆起和髁间凹平面上半月板显示最清楚（图2-3-22）。由于膝关节曲度和扫描方向的差异，往往不能在同一层面上同时显示半月板的全貌，需分别观察不同层面所显示的半月板的不同部分。正常内侧半月板表现为“C”形，外侧半月板表现为“O”形，轮廓光整，密度均匀，CT值在+70～+90 HU之间。内侧半月板的前中部稍狭窄，向后逐渐增宽，外侧半月板的前、后宽度较为一致。半月板的外侧缘比较清楚，内侧缘特别是中部的内缘可显示模糊。

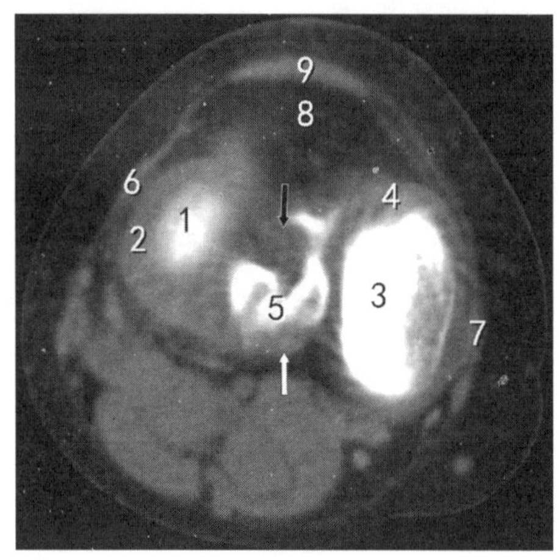

1. 股骨内侧髁；2. 内侧半月板；3. 股骨外侧髁；4. 外侧半月板；5. 胫骨髁间隆起；6. 内侧副韧带；7. 外侧副韧带；8. 髌下脂肪囊；9. 髌骨下缘；粗黑箭头—前交叉韧带；粗白箭头—后交叉韧带

图2-3-22　膝关节CT，半月板层面

图像重建更有利于显示构成膝关节的诸骨结构关系（图2-3-23）。

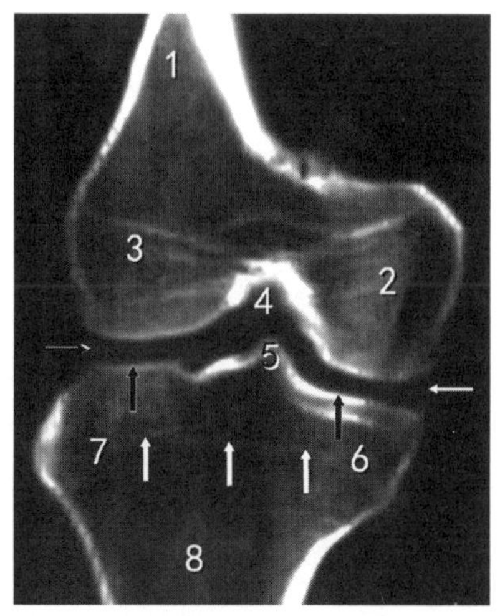

1. 股骨干;2. 股骨内侧髁;3. 股骨外侧髁;4. 股骨髁间凹;5. 胫骨髁间隆起;6. 胫骨内侧髁;7. 胫骨外侧髁;8. 胫骨干;细白箭头—内侧半月板;细黑箭头—外侧半月板;粗黑箭头—胫骨平台;粗白箭头—胫骨生长线

图 2-3-23　膝关节 CT,冠状面重建

(辛立旭　沈孝翠)

任务 4　脊柱与四肢 MRI 检查技术及正常表现

随着 MRI 检查技术的不断发展,脊柱与四肢关节 MRI 检查已广泛应用于临床。以往骨骼的影像学检查首选检查方式是 X 线平片,但 MRI 检查以其高敏感度组织分辨率,可以发现 X 线平片无法显示的骨质病变,而且无创伤、可任何断面成像及无骨伪影等优点,现已成为脊柱、四肢关节最重要的检查手段。

一、脊柱 MRI 检查技术

MRI 对脊柱和脊髓疾病的诊断准确率明显比 CT 高,病变显示和定位准确,可作为首选的检查方法。

脊柱 MRI 检查主要适应于:脊柱退行性改变,包括椎间盘变性、膨隆、突出、椎管狭窄、脊柱滑脱等;脊柱外伤,尤其是脊椎骨骨折伴脊髓损伤;椎管肿瘤,包括髓内、髓外、硬膜下和硬膜外肿瘤;脊髓血管畸形;脊柱、脊髓发育畸形,包括脊柱裂、脊膜膨出、脊髓脊膜膨出等;脊柱及脊髓感染性病变,包括脊柱结核;脊柱骨原发或转移性肿瘤;脊柱手术后随访观察。

（一）扫描定位

脊柱 MRI 检查（图 2-4-1）一般无须特殊准备，检查前患者去除体表金属物，仰卧在检查床上，人体长轴与床面长轴一致。双手置于身体两旁，双腿屈曲，放在三角形垫子上，使患者处于舒适状态。应尽量摆正患者体位，保持颈、胸、腰、骶尾椎在同一矢状平面上。头先进。

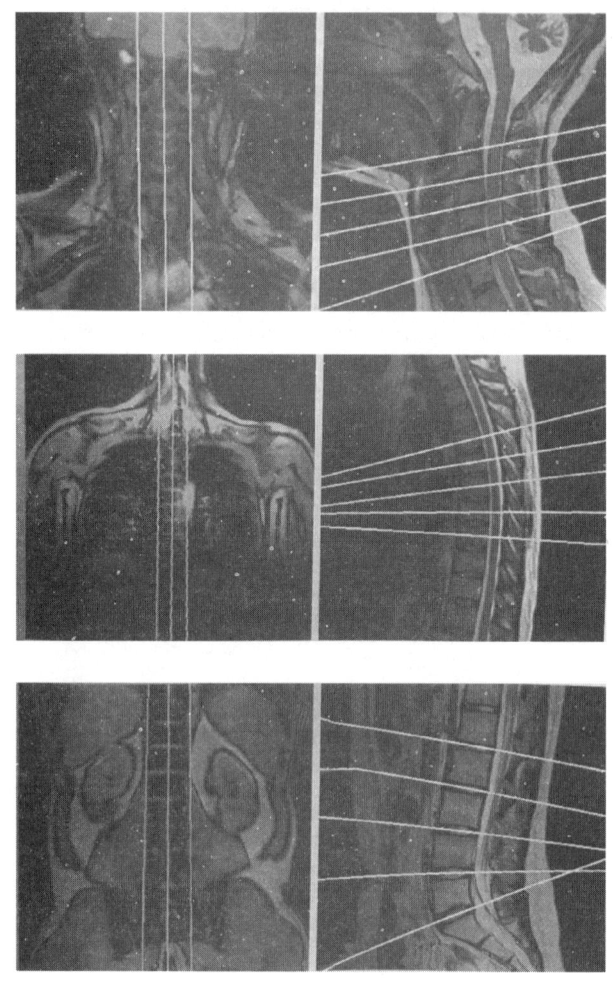

图 2-4-1　颈椎、胸椎、腰椎 MRI 定位像

1．颈椎及颈髓

定位“十”字线的纵轴线对准患者鼻尖、甲状软骨和胸骨柄切迹 3 点连线，横轴线（也即线圈中心点）对准甲状软骨。

2．胸椎及胸髓

先扫描颈段脊柱定位像以确定第 1 胸椎，或扫描腰段脊柱以确定第 12 胸椎，再行胸段脊柱定位像扫描。

3．腰椎及腰髓

定位“十”字线的纵轴线对准患者、剑突、脐部与耻骨联合连线，横轴线（也即线圈中心点）对准脐上 3 cm。

（二）常规扫描

按临床检查要求确定扫描中心。以矢状面和横断面为基本扫描方位，必要时加做冠状面扫描。成像范围视病变范围而定。常用 MRI 检查序列，T1WI 采用 SE 序列或 FSE/TSE 序列，T2WI 则多采用 FSE（TSE）序列或 FRFSE 序列。必要时可根据病情需要增加特殊扫描序列，矢状面扫描范围应包括椎体两侧缘结构，横断面范围视病灶大小决定。椎间盘横断面，切面方向与各椎间盘平行。

根据临床检查要求设定扫描范围及成像野（FOV），一般 FOV 选用 20 ~40 cm。成像层厚 2 ~5 mm，成像间距为相应层厚的 0% ~20% 。矩阵为 128 ×256 或 256 ×512 等。

（三）增强扫描

1．快速手推注射方法

注射完对比剂后即开始增强扫描，采用 SE T1WI 或扰相 GRE T1WI。常规做横断面、矢状面及冠状面 T1WI。临床上常用 T1WI 压脂像来增强，这样做使强化更为直观，另外还可以做减影，根据时间来判定动态强化程度。

2．磁共振高压注射器注射方法

注射完对比剂后即开始增强扫描。

（四）扫描技术参数

1．颈椎

颈椎的 MRI 检查，大多采用颈部正交线圈或相控线圈，常规做矢状面和横断位的扫描；矢状面通常采用 SE 序列的 T1 加权和 FSE 序列 T2 加权，压脂像 T2 加权序列能提高脊髓及骨骼软组织病变的敏感性，但常作为补充序列。矢状面扫描常采用：层厚 4 ~5 mm，层间距 10% ~15% ，视野 24 cm，矩阵 256 ×192，NEX =4；T1 加权采用 TR 500 ms，TE 30 ms；FSE 序列 T2 加权采用 TR 3000 ms，TE 100 ms；横断位扫描常用 T2 加权序列，TR 700 ms，TE 20 ms，翻转角 30°，视野 16 cm。STIR 常用的参数为 TR 3500 ms，TE 40 ms，TI 140 ms。

2．胸、腰椎

胸椎和腰椎的 MRI 检查基本相同，常采用表面线圈、正交线圈或相控线圈，如果表面线圈能覆盖整个脊柱，则可根据成像的解剖部位，选择性激励线圈，可以不用移动患者的位置而改变需要扫描的区域。与颈椎 MRI 检查一样，胸椎及腰椎也常规做矢状面和横断面的扫描；胸椎腰椎的矢状面成像包括 SE 序列 T1 加权、T2 加权或 FSE 序列 T2 加权；采用层厚 4 ~5 mm，间距 15% ~20% ，视野 30 mm，矩阵 256 ×192，NEX =2 ~4；T1 加权采用 TR 500 ms，TE 20ms；T2 加权采用 TR 2800 ms，TE 80 –100；一般可由 FSE 序列的 T2 加权替代 SE 序列 T2 加权，FSE 序列 T2 加权采用 TR 3000 ~5000 ms，TE 90 ~

110 ms；胸椎腰椎的横断面成像 SE 或 FSE 序列的 T2 加权，视野 18 cm，其他扫描参数与矢状面相同。压脂像 T2 加权序列能提高病变检出的敏感性，常作为补充序列使用。

二、脊柱 MRI 正常表现

脊柱 MRI 组织结构按信号强度递减顺序排列：脂肪、椎间盘的髓核、骨松质、脊髓、肌肉、脑脊液、纤维环、韧带、骨皮质。用自旋回波序列（Spin Echo Sequence），脊髓、骨髓、骨松质在 T1WI 显示清楚，而韧带、蛛网膜下腔、椎间盘在 T2WI 上显示清楚。

椎间盘 T1WI 呈较低信号，分不清髓核与纤维环，T2WI 髓核及内纤维环呈高信号，外纤维环呈低信号。

（一）颈椎

1．矢状面（图 2-4-2）

颈椎的生理曲度前凸，T1WI 显示松质骨内的黄骨髓呈中等偏高信号，脂肪沉积时则呈高信号，无论是 T1WI 还是 T2WI，骨皮质均为低信号。第 1 颈椎（寰椎）没有椎体，可以根据前后弓的断面来做辨认；第 2 颈椎（枢椎）有齿状突，伸入第 1 颈椎前弓内。齿状突的信号强度较椎体稍低。与胸椎腰椎相比，颈椎的椎弓较短，两侧的椎弓在后方形成分叉的棘突。第 1—3 颈椎椎管的前后径逐渐变细，第 3—7 颈椎的前后径则几乎基本一致。颈椎椎管的正常下限为 12 mm，第 2 颈椎平面为 15 mm，第 1 颈椎平面为 16 mm。椎间盘在 T1WI 信号强度低于椎体，在 T2WI 由于椎间盘髓核含有水分，所以椎间盘髓核的信号高于椎体。椎基底静脉 T1WI 呈低信号，T2WI 则呈高信号。

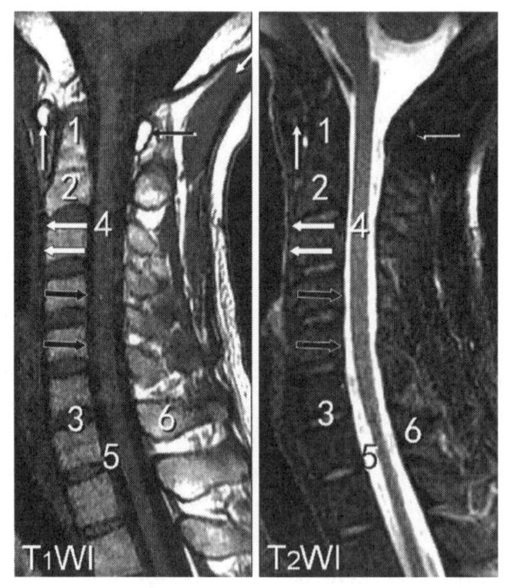

1. 齿状突；2. 枢椎椎体；3. 第 6、7 颈椎椎间盘；4. 脊髓（颈髓）；5. 蛛网膜下隙（脑脊液）；6. 棘突；细白箭头—寰椎前弓；细黑箭头—寰椎后弓；粗白箭头—前纵韧带；粗黑箭头—后纵韧带

图 2-4-2　颈椎 MRI，正中矢状面

2. 横断面(图2-4-3)

脊髓位于椎管的中央,周围有硬膜囊,在T2WI上呈高信号。椎管的两侧为椎间孔,椎间孔内有高信号脂肪的衬托,走行于其间的神经根及根鞘可以清晰显示。第2—6颈椎椎体的横突上有横突孔。

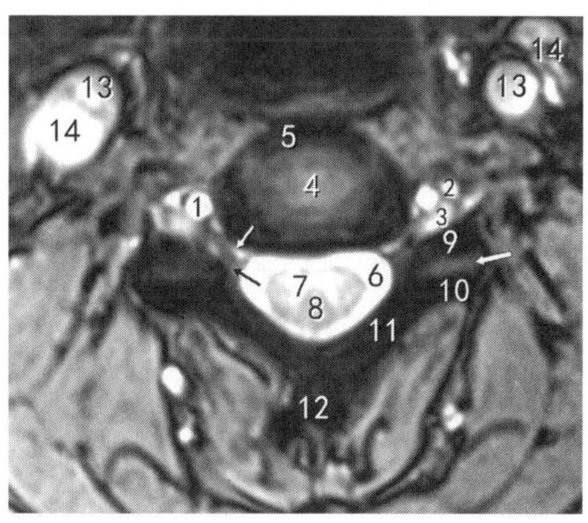

1. 椎动脉;2. 脊神经前支;3. 脊神经根;4. 椎间盘髓核;5. 椎体;6. 蛛网膜下隙(脑脊液);7. 脊髓蝶形灰质;8. 脊髓白质;9. 上关节突;10. 下关节突;11. 椎弓板;12. 棘突;13. 颈总动脉;14. 颈内静脉;细白箭头—脊神经前根;细黑箭头—脊神经后根;粗白箭头—椎间关节

图2-4-3　颈椎MRI,横断面

(二) 胸椎

1. 矢状面(图2-4-4)

胸椎椎体呈方形或长方形,椎体从上向下逐渐增大。由于椎体主要由松质骨组成,松质骨内的骨髓随年龄的增大,脂肪含量逐渐增多,所以无论是在T1WI还是在T2WI序列,椎体均呈中等及偏高信号,而其周边的骨皮质则呈低信号。

椎管是由前方的椎体和椎间盘、外侧的椎弓根、后方的棘突和椎板组成;脊髓位于椎管的中间,呈中等信号,脊髓圆锥在第11、12胸椎水平向下逐渐变细,其末端位于第1、2腰椎水平,偏于后方。

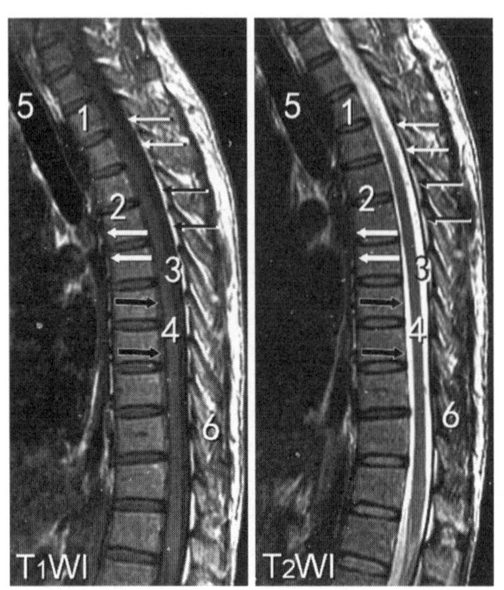

1. 椎体;2. 椎间盘;3. 蛛网膜下隙(脑脊液);4. 脊髓;5. 气管;6. 棘突;细白箭头(纵向黑线条)—硬脊膜;细黑箭头—硬膜外脂肪囊;粗白箭头(椎体前缘纵向黑线条)—前纵韧带;粗黑箭头—后纵韧带

图 2-4-4　胸椎 MRI,正中矢状面

2. 横断面(图 2-4-5)

胸椎椎体的后外侧缘有 1 对肋凹,与肋骨的肋骨头形成肋椎关节。横突与肋骨结节形成肋横关节。脊髓横断面呈圆形,位于椎孔中间。环绕在脊髓周围的硬脊膜囊内脑脊液呈液体信号。椎孔后缘处呈星月形高信号影为硬膜外脂肪囊。

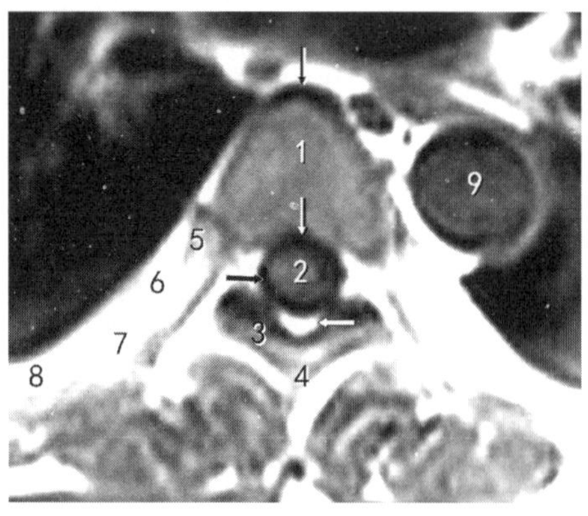

1. 胸椎椎体;2. 脊髓(胸髓);3. 椎弓板;4. 棘突;5. 肋头;6. 肋颈;7. 肋结节;8. 肋体;9. 胸主动脉;细黑箭头—前纵韧带;细白箭头—后纵韧带;粗黑箭头—硬脊膜囊内脑脊液;粗白箭头—硬膜外脂肪囊

图 2-4-5　胸椎 MRI,横断面

(三) 腰、骶椎

1. 矢状面(图 2-4-6)

脊髓圆锥下方为终丝及马尾。马尾与脊髓相比,信号稍低。脊髓与马尾的周围为蛛网膜下腔。蛛网膜下腔在脊髓的后方比前方宽。胸椎腰椎的硬膜外间隙内含有脂肪、韧带、血管及神经;黄韧带位于椎管内部的后面,主要为弹性纤维,所以无论是 T1WI 还是 T2WI 均呈略低信号。

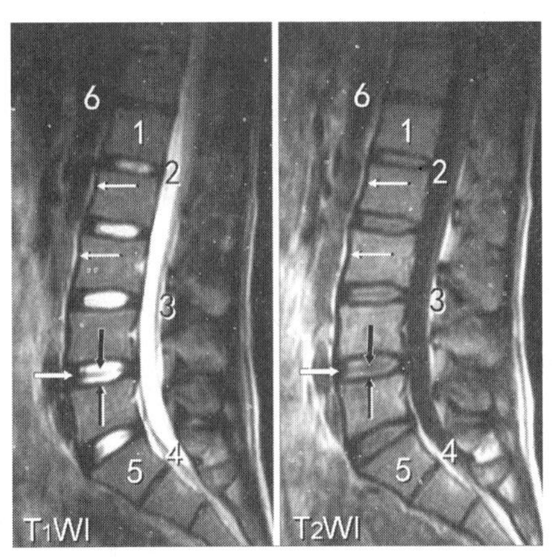

1. 第 1 腰椎椎体;2. 脊膜囊;3. 硬膜外脂肪囊;4. 骶管;5. 第 1 骶椎;6. 腹主动脉;细白箭头(黑色纵向线条)—前纵韧带;粗白箭头—椎间盘纤维环;粗黑箭头—椎间盘髓核;细黑箭头—包括近髓核处的椎间盘软骨板

图 2-4-6 腰、骶椎 MRI,正中矢状面

2. 横断面(图 2-4-7)

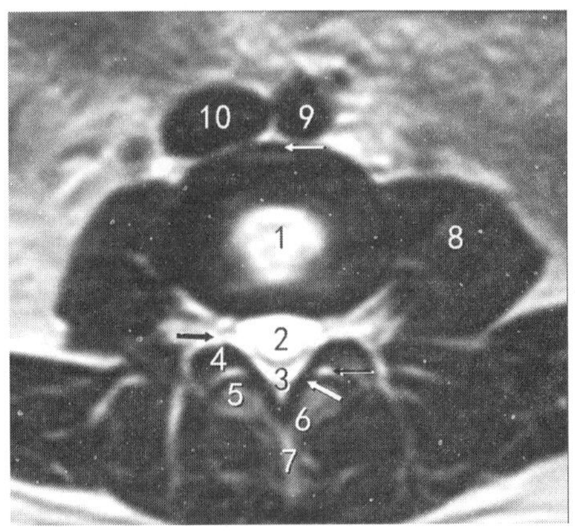

1. 椎间盘的髓核;2. 脊膜囊,内含马尾神经及其周围的蛛网膜下腔;3. 硬膜外脂肪囊;4. 下一椎体的上关节突;5. 上一椎体的下关节突;6. 椎弓板;7. 棘突;8. 腰大肌;9. 腹主动脉;10. 下腔静脉;细白箭头—前纵韧带;细黑箭头—椎间关节;粗黑白箭头—脊神经根;粗白箭头—黄韧带

图 2-4-7 腰椎 MRI,横断面

腰椎的椎体及附件呈中等信号。脊髓及马尾神经位于椎管的中央，其周围为蛛网膜下腔；黄韧带呈低信号，位于椎管后部，平行于两侧椎板内缘，并参与椎小关节囊的组成。侧隐窝前面为椎体后缘及椎间盘，后面为上关节突的前面，外面为椎弓根的内面。

三、髋关节

（一）检查技术

1. 检查体位

髋关节 MRI 检查时患者取仰卧位，让患者躺在主磁场的中心并保持两侧髋关节对称即可，用体线圈覆盖双侧髋关节以利于两侧对比，定位线中心对准线圈中心（图 2-4-8）。

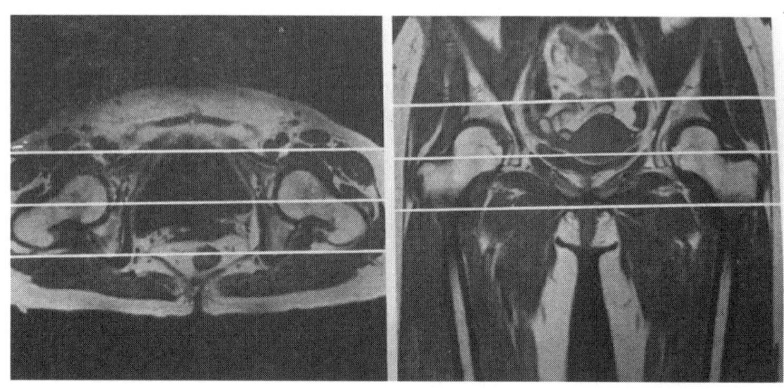

图 2-4-8　髋关节 MRI 定位像

2. 技术参数

常规行横断面和冠状面扫描，矢状面作为补充检查。冠状面做 T1WI、T2WI 或 STIR 序列，横断面和矢状面可做 T2WI 或 STIR 序列。层厚 4 ~ 5 mm，间距为 10% ~15%，矩阵 512 ×256 或 256 ×256，视野 32 ~ 40 mm，NEX = 2；T1WI、T2WI 和 STIR 的 TR、TE、TI 与脊柱检查大致相似。

（二）正常表现

1. 横断面（图 2-4-9）

显示髋关节的前后结构，股骨头和髋臼里的骨髓呈高信号，股骨头内的点状低信号为承重的骨小梁。坐骨神经呈低信号，位于坐骨后方。股动脉和股静脉为低信号或无信号，在 T1WI 及 T2WI 图像上肌肉呈等信号，髂腰肌在股骨头的正前方，浅部肌肉为缝匠肌、臀中肌、臀大肌，臀小肌位于臀中肌深部。

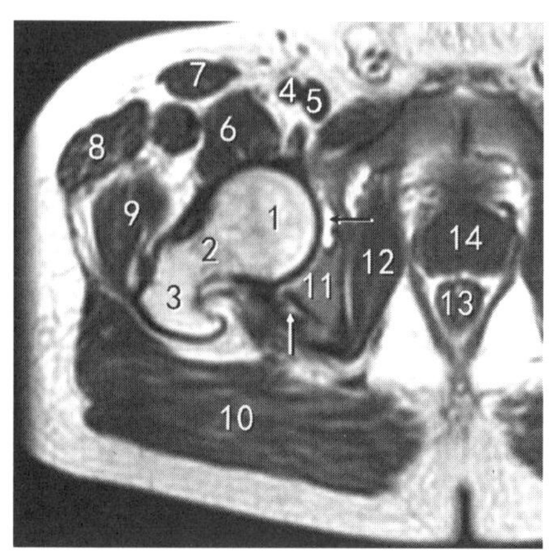

1. 股骨头；2. 股骨颈；3. 股骨大粗隆；4. 右侧股动脉；5. 右侧股静脉；6. 髂腰肌；7. 缝匠肌；8. 阔筋膜张肌；9. 股直肌；10. 臀大肌；11. 坐骨体；12. 闭孔内肌；13. 直肠；14. 前列腺；细黑箭头—髋关节；细白箭头—坐骨神经

图 2-4-9　髋关节 MRI，横断面

2. 冠状面（图 2-4-10）

显示的是髋臼、关节间隙、股骨头、髂骨和股骨的骨髓及关节囊情况。髋臼唇 T1WI 和 T2WI 呈低信号。关节囊则为围绕股骨颈的低信号，当关节囊内有较多的关节积液时，关节囊扩张，其内侧缘和外侧缘均发生弯曲，呈凸透镜形，T1WI 低信号，T2WI 高信号。

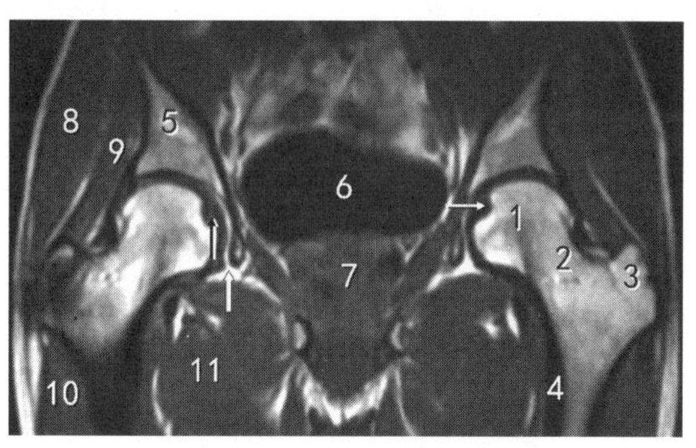

1. 股骨头；2. 股骨颈；3. 股骨大粗隆；4. 左侧股骨内侧的骨皮质；5. 髂骨；6. 膀胱；7. 前列腺；8. 臀大肌；9. 臀中肌；10. 股外直肌；11. 股内收肌群；细白箭头—股骨头中央凹；细黑箭头—股骨头圆韧带；粗白箭头—髋关节

图 2-4-10　髋关节 MRI，冠状面

冠状面扫描时，前部的冠状层面可见到股骨头凹的低信号，此处为股骨头圆韧带的附着处，髂股韧带位于股骨颈的外侧。中部的冠状层面显示股骨颈的内侧肌群，由上而下为内收肌、外收肌和髂腰肌。后部的冠状层面可见股骨颈后方走行的外收肌。

股骨头骨髓和关节软骨的信号随着年龄的不同有所改变：儿童股骨头骨骺骨髓呈

高信号,而干骺端骨髓 T1WI 和 T2WI 均呈等信号,生长板位于股骨头骨骺与干骺端之间,为带状低信号,骺软骨为中等信号。成人在骺线闭合后,股骨近端干骺端内的红骨髓逐渐被黄骨髓替代,此时股骨头骨骺区、股骨头的内下方和大小转子均为含黄骨髓的高信号。随着年龄的增长,转子间可见到红骨髓呈信号较低的斑片状影。50 岁以上,股骨近端的骨髓多为黄骨髓,呈高信号。无论是儿童还是成年人,在股骨头内上至股骨颈下外方之间,均可见低信号的承重骨小梁走行其间;而骺线则均为低信号。

3. 矢状面

显示的是股骨头和髋臼的软骨,在髋臼缘处可见低信号的环形韧带或髋臼的关节盂缘,髋关节前方可见髂股韧带和髂腰肌及肌腱,髂腰肌的肌腱附着于股骨小转子上。

四、膝关节

膝关节的 MRI 检查在四肢关节中最常用,可以无创检查半月板和前后交叉韧带等结构。

(一) MRI 检查技术

1. 检查体位

膝关节检查选择仰卧位,足先进,双臂置于身体两侧,双下肢伸直,处于自然体位,人体长轴与床面长轴一致。被检侧膝关节置于线圈内,线圈中心对准髌骨下缘,用沙袋稳定肢体,以减少检查过程中的肢体移动,定位灯横向连线对准线圈中心(图 2-4-11)。

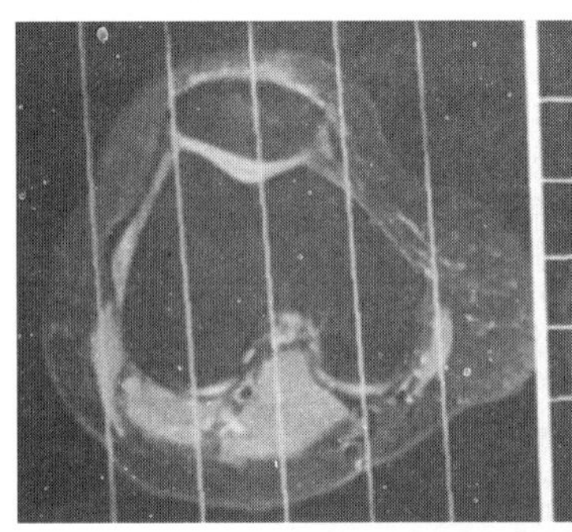
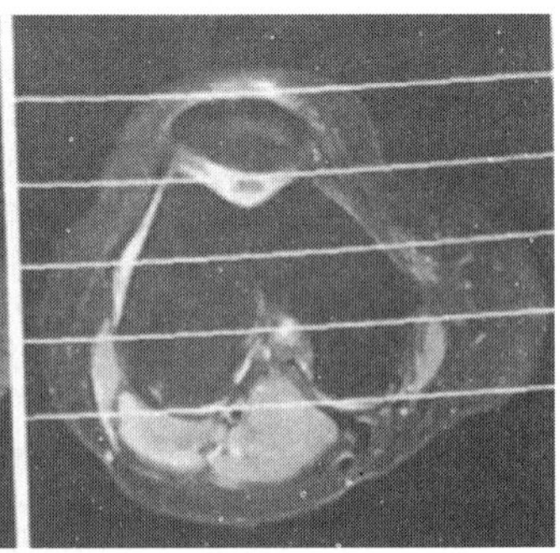
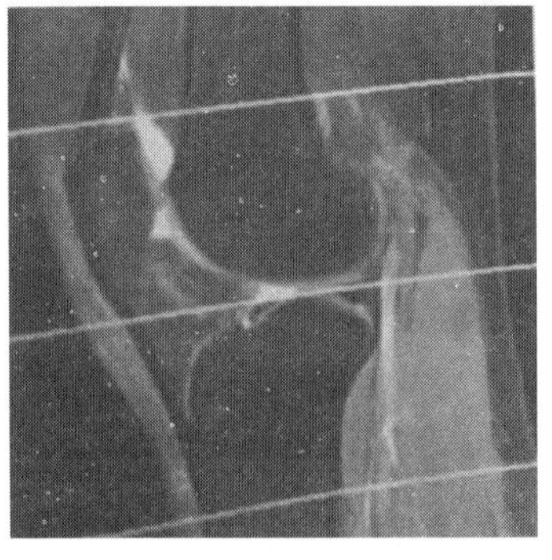

图 2-4-11　膝关节 MRI 定位像

2．序列选择

常规的膝关节 MRI 检查，应该包括横断面、冠状面和矢状面。尽管目前膝关节的检查序列的使用尚未统一，但都是选用膝关节的主要的脉冲序列。

（1）SE 序列和 FSE 序列：T1WI、T2WI 和质子密度加权。

（2）GE 序列：FGE 和三维序列。

（3）脂肪抑制序列：FSE 序列 FS 技术 T2WI 和反转恢复序列。

（4）特殊检查技术：如髌骨的特殊检查技术、半月板和关节囊的 T2WI 辐射状扫描、静脉注射造影剂及关节内注射造影剂进行的造影检查等。

膝关节 MRI 检查序列选择的基本原则是：在 3 个扫描断面应有其他形式的 T2WI，比如用 T2＊加权或 STIR 序列等，以弥补常规 T2WI 像的不足；根据临床需要及既往的扫描图像，选择对所选用的组织结构显示最好的成像序列，如软骨或半月板的病变，GE 序列对软骨的显示效果最好，因此可选用 GE 序列的 T1WI 和 T2WI，也可以用 PDFS（质子加权压脂像）来检查，对显示半月板、关节透明软骨面及关节骨端的病变显示比较好；不可以用特殊的检查序列替代常规的检查序列，如 T2WI 辐射状扫描，对半月板与关节囊的解剖关系显示较好，且对评价周边性的半月板撕裂有很好的价值，但它不能替代常规检查的矢状面扫描，其原因是辐射状扫描对其他的组织结构显示不佳。

3．层面选择

膝关节是人体最复杂的关节，检查时常根据不同的需要，选用不同的扫描层面。髌股关节以横断面和矢状面显示最佳，胫股关节则冠状面和矢状面显示较佳；如需要显示前后交叉韧带，常用 10°～15°外旋的斜矢状面，此时前后交叉韧带均可在一个或两个层面显示。如需要显示半月板的病变，则用正矢状面显示，可最大限度地显示半月板的前后角，同时需要冠状面甚至是辐射状扫描图像作为补充。而内侧副韧带及外侧副韧带在冠状面显示最好，横断面作为补充。

4．技术参数

扫描层厚 3～4 mm，不超过 5 mm，层间距：10%～15%，矩阵 256×256 或 256×192；视野 16 cm。TR、TE、TI 参数与其他检查基本相似。常规检查的序列为横轴位：T1WI 或 T2WI；矢状面：T1WI、T2WI 或质子密度加权或脂肪抑制 T2WI；冠状面：T2WI 或质子密度加权或脂肪抑制 T2WI。

（二）正常表现

1．横断面（图 2-4-12）

主要显示髌股关节，GE 序列图像除显示正常结构外，也可显示关节软骨。前交叉韧带位于髁间窝的外侧，而后交叉韧带则位于髁间窝的内侧。内侧可显示内侧副韧带，外侧可显示髂胫束、外侧副韧带和股二头肌肌腱。髁间窝的后方可见半膜肌肌腱、腓肠肌内外侧头、腘动脉和腘静脉、胫神经和腓神经。

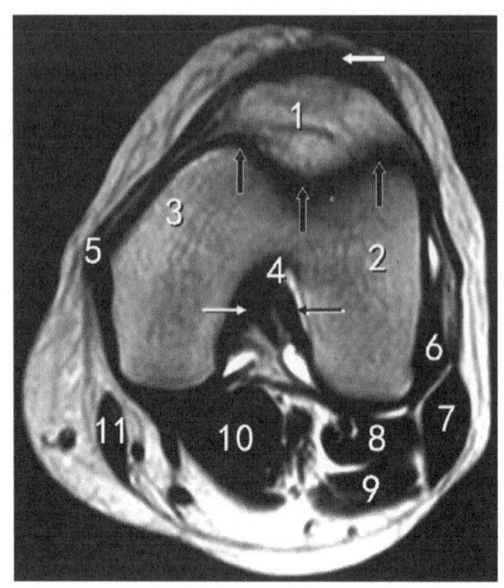

1. 髌骨;2. 股外侧髁;3. 股内侧髁;4. 髁间窝;5. 内侧副韧带;6. 外侧副韧带;7. 股二头肌;8. 半腱肌;9. 腓肠肌内侧头;10. 半膜肌;11. 缝匠肌;细黑箭头—前交叉韧带;细白箭头—后交叉韧带;粗黑箭头—髌股关节;粗白箭头—髌上韧带

图 2-4-12　膝关节 MRI,横断面

2. 矢状面(图 2-4-13)

主要显示半月板和前后交叉韧带。正常的半月板在名种脉冲序列均为低信号,在周围的矢状面图像上,内外侧半月板均为尖端相对的三角形,三角形的尖部光滑、锐利,半月板后角的三角形的宽度和高度均大于前角。股骨远端及胫骨近端的关节软骨,SE 序列为低信号,GE 序列图像显示较好为中高信号。髁间窝层面由内向外可分别显示低信号的后交叉韧带和前交叉韧带;后交叉韧带为弓背向后上方的低信号, 起自股骨内侧

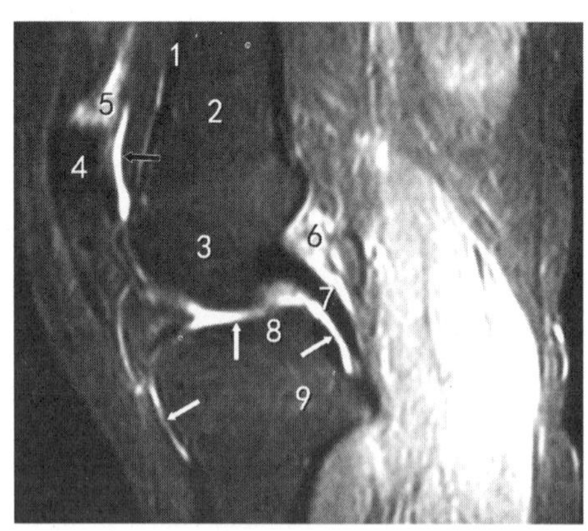

1. 股骨前缘骨皮质;2. 股骨干;3. 股骨内侧髁;4. 髌骨;5. 髌上脂肪囊;6. 腘窝脂肪;7. 后交叉韧带;8. 胫骨平台;9. 胫骨内侧髁;粗黑箭头—髌股关节;粗白箭头—膝关节

图 2-4-13　膝关节 MRI,矢状面

髁前外侧面，止于胫骨髁间隆突的后外侧；前交叉韧带为单束或多束状的低信号或等信号，起自股骨外侧髁的内侧面，斜向前下方，止于胫骨平台的前外侧。膝横韧带在外侧半月板前角层面上显示较好，呈点状低信号。矢状面还可见股四头肌肌腱附着于髌骨的上缘，髌韧带起自髌骨下缘，止于胫骨前结节，髌韧带的后方为边缘光滑的髌下脂肪垫。

3. 冠状面（图 2-4-14）

主要显示内外侧副韧带。内侧副韧带在中部层面显示较好，走行在股骨内侧髁和胫骨近端的干骺端内侧，下至关节面下方 9 cm 左右；外侧副韧带在后方层面显示较好，起自股骨外侧髁上方，止于腓骨头下方，呈圆索状，长 5～7 cm，因外侧副韧带为斜向走行，故在一个层面难以显示其完整结构。外侧副韧带的内侧为腓侧关节囊和腘肌腱，外侧半月板后角与外侧副韧带间有疏松的结缔组织，腘肌腱走行于其间。后方层面尚可见腘动、静脉位于腘窝中部。髁间窝处在股骨内侧髁的内侧可见到前交叉韧带，前中部层面可显示附着于股骨外侧髁内侧的后交叉韧带。

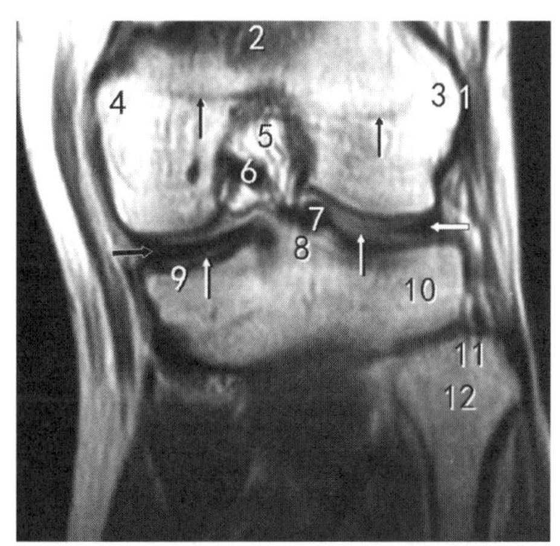

1. 外侧副韧带；2. 股骨干；3. 左股骨外侧髁；4. 左股骨内侧髁；5. 腘窝脂肪；6. 前交叉韧带；7. 后交叉韧带；8. 胫骨髁间隆突；9. 胫骨平台；10. 左胫骨外侧髁；11. 腓骨尖；12. 腓骨头；细黑箭头—股骨生长线；细白箭头—胫骨平台关节软骨；粗黑箭头—内侧半月板；粗白箭头—外侧半月板

图 2-4-14　膝关节 MRI，冠状面

五、踝关节

（一）检查技术

踝关节的 MRI 检查需使用肢端表面线圈或相控线圈，可单侧扫描也可双侧同时扫描，互做对比，单侧扫描采用小视野。踝关节检查选择仰卧位，足先进，双臂置于身体两侧，双下肢伸直，处于自然体位，人体长轴与床面长轴一致。被检测踝关节置于线圈内，线圈中心对准内外踝连线的中点，固定肢体，定位灯横向连线对准线圈中心（图 2-4-15）。常规扫描参数为：矩阵 256×256 或 512×256，视野 12～14 cm，层厚 3～4 mm，间距 0%～10%，TR 500～600 ms，TE 15～20 ms。

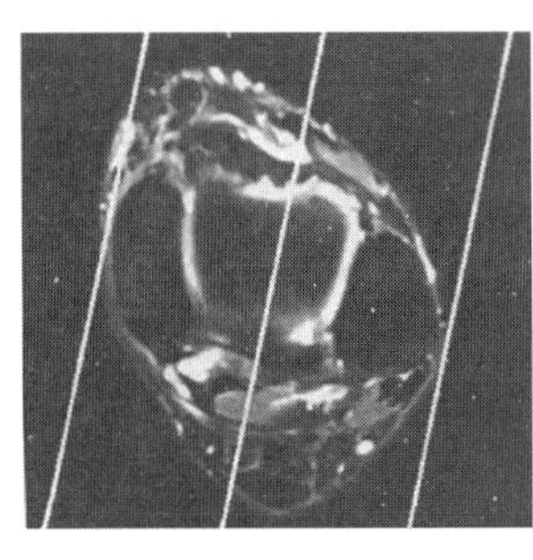
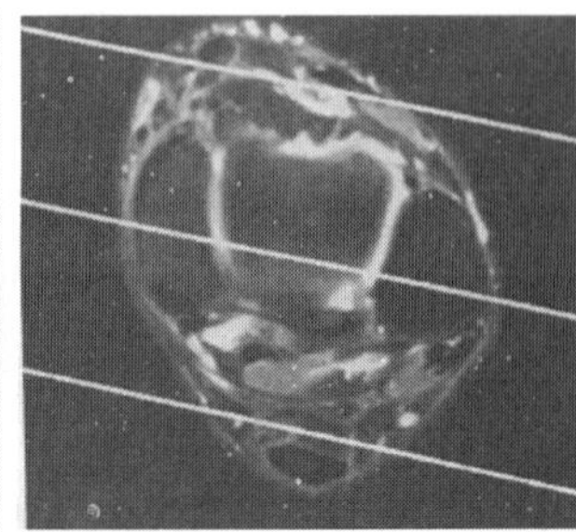
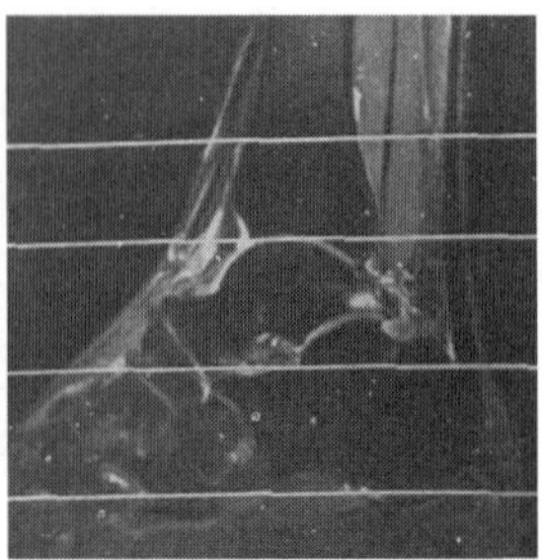

图 2-4-15　踝关节 MRI 定位像

扫描位置有横断面、矢状面和冠状面等。

常用的序列为：SE 或 FSE 序列 T1WI、T2WI、质子密度加权，而 STIR 序列在诊断骨软骨损伤、骨挫伤和肌腱炎中，能提供更好的对比。

（二）正常表现

足踝部支撑着整个人体，是人体负重最大的部位，结构较复杂。

1．横断面（图 2-4-16）

胫、腓骨远端、足部诸骨和足踝部的脂肪组织呈中高信号，低信号的肌腱、韧带、血管等穿行其间。

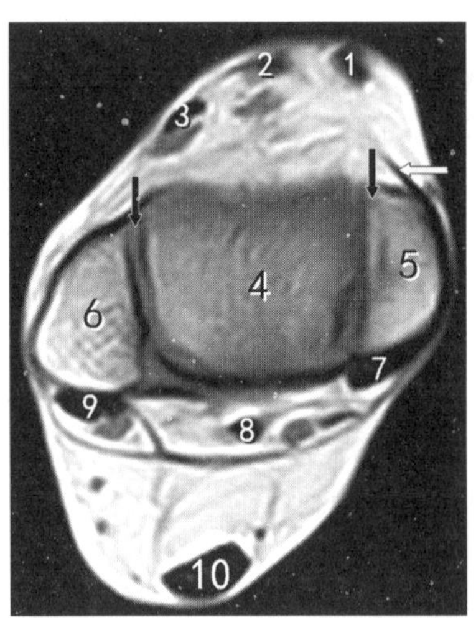

1. 胫前肌腱；2. 拇长伸肌及肌腱；3. 趾长伸肌腱；4. 距骨；5. 右足内踝；6. 右足外踝；7. 趾长屈肌腱；8. 拇展肌腱；9. 腓长肌腱；10. 跟腱；粗黑箭头—踝关节；粗白箭头—踝关节的关节囊

图 2-4-16　踝关节 MRI，横断面

上方层面，胫、腓骨远端踝关节的肌腱分为前后两部分。前方由内到外分别是胫前肌腱、拇长伸肌及肌腱、趾长伸肌腱、第3腓骨肌及肌腱，腓深神经和胫前动脉位于拇长伸肌和肌腱的后方。胫骨远端的后方为胫后肌腱、拇长屈肌腱和趾长屈肌腱，腓骨远端的后方为腓长、短肌腱，腓肠神经位于腓短肌的后方，胫后动脉位于拇长屈肌腱和趾长屈肌腱的后方。跟腱呈卵圆形，位于最后方。中部层面胫跟韧带和胫距韧带位于内踝和距骨间为低信号，距跟骨间韧带位于跟骨上方和距骨下方。跟骨的内侧有前后走行的足底方肌和拇展肌，屈肌腱在跟骨的前内侧走行，而腓肌腱沿跟骨的前外侧走行。跟腓韧带位于腓肌腱和跟骨之间呈低信号。

下方层面大多可见跟舟韧带。

2. 矢状面（图2-4-17）

内侧层面可见胫骨后肌腱、拇长屈肌腱、趾长屈肌腱和足底方肌，胫跟韧带、胫舟韧带、胫距前韧带和胫距后韧带组成的内侧韧带呈条状低信号，由胫骨内踝延伸至舟状骨。中间层面可显示胫距关节、跟距下关节、跗骨窦和舟距下关节。腓骨长肌位于腓骨结节的下方，沿跟骨外下向前延伸；拇长伸肌腱沿足背走行。距跟骨间韧带为低信号，前与距骨外突相邻，后与跟骨前突相邻。跟腱为低信号，其前方为高信号的脂肪垫。外侧层面可见腓骨短肌腱和腓骨长肌腱，腓骨短肌腱附着于第5蹠骨基底部，腓骨长肌腱位于腓骨短肌腱下内侧。

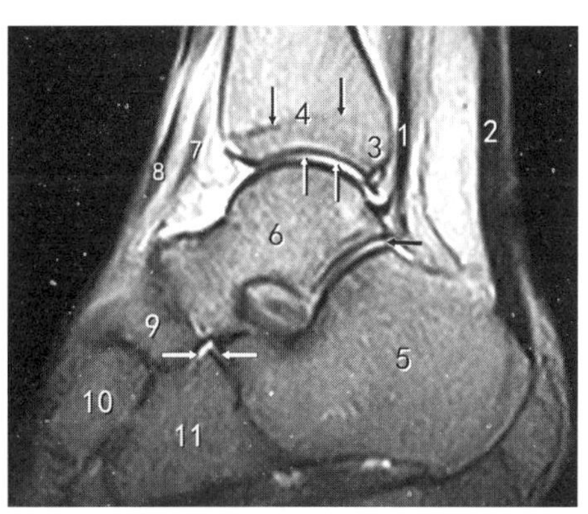

1. 胫骨后肌腱；2. 跟腱；3. 胫骨后踝；4. 胫骨干；5. 跟骨；6. 距骨；7. 胫前肌腱；8. 指长伸肌腱；9. 舟骨；10. 楔骨；11. 骰骨；细黑箭头—胫骨生长线；细白箭头—踝关节；粗黑箭头—跟距关节；粗白箭头—跗骨间关节

图2-4-17　踝关节MRI，矢状面

3. 冠状面（图2-4-18）

前部层面可见胫骨后肌腱、拇长屈肌腱及趾长屈肌腱。

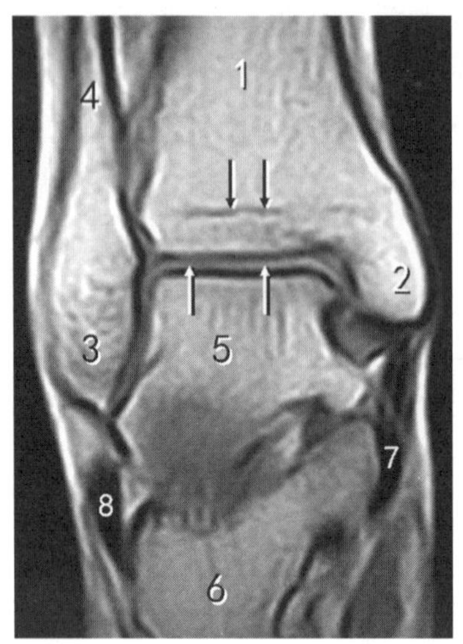

1. 右侧胫骨干;2. 内踝;3. 外踝;4. 右侧腓骨干;5. 距骨;6. 跟骨;7. 胫骨前肌肌腱;8. 腓骨短肌肌腱;细黑箭头—胫骨生长线;细白箭头—踝关节

图 2-4-18　踝关节 MRI,冠状面

中部层面可见跟腓韧带。中距下关节由跟骨的载距突和距骨的下内关节面构成,是检查距跟关节联合的最佳平面。腓骨短肌腱和长肌腱在外侧,位于跟骨、腓骨沟的上部和下部。后部层面可见低信号的跟腱附着于跟骨粗隆,比目鱼肌呈倒“V”形,腓骨短肌和拇长屈肌位于其外侧。胫骨后肌腱位于内踝后方。

六、肩关节

(一) 检查技术

肩关节的 MRI 检查需使用肩关节专用线圈或肢端表面线圈,将线圈包绕,覆盖在被检侧的肩部,上缘超出肩关节 3 cm,肩带固定于健侧腋下。被检者仰卧于扫描床上,头先进。患侧掌心向上,健侧身体垫高,使患侧肩关节贴近扫描床,双臂放于身体两侧,减少移动。线圈中心对准检查者肱骨头内侧,定位灯横向连线对准线圈中心(图 2-4-19)。常规扫描参数为:矩阵 256×256 或 512×256,视野 12～14 cm,层厚 3～4 mm,间距 0%～10%,TR 500～600 ms,TE 15～20 ms。

扫描位置有横断面、矢状面和冠状面等。

常用的序列为:SE 或 FSE 序列 T1WI、T2WI、质子密度加权,而 STIR 序列用于脂肪抑制。为防止呼吸运动对图像的影响,可采用预饱和技术。

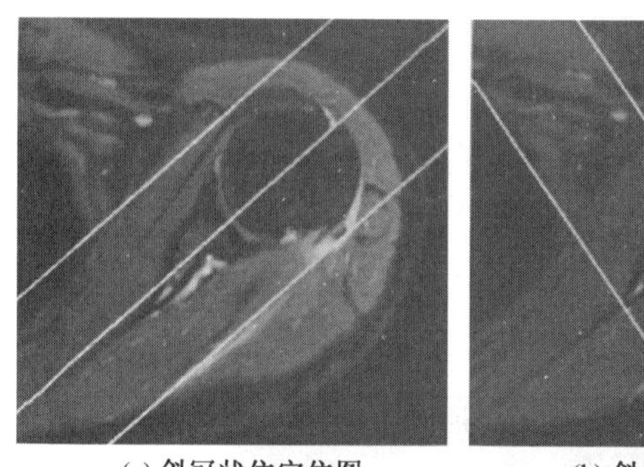

(a) 斜冠状位定位图

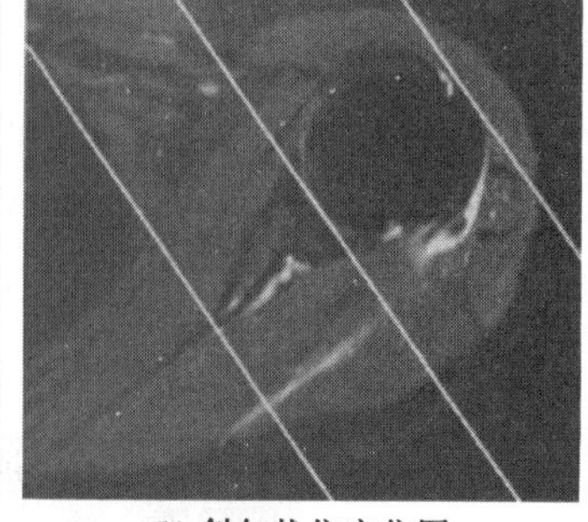

(b) 斜矢状位定位图

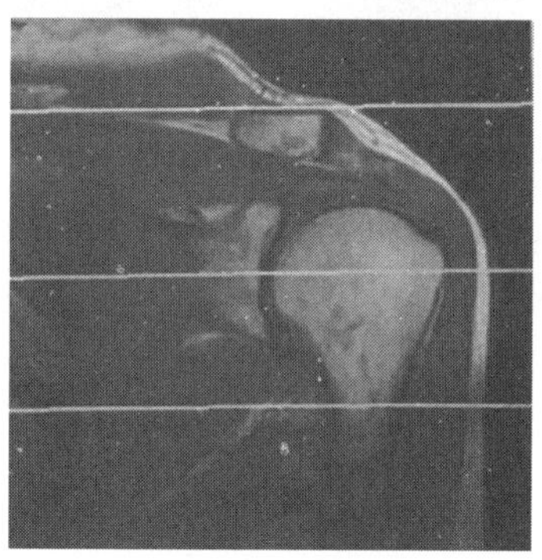

(c) 横轴位定位图

图 2-4-19　肩关节 MRI 定位像

（二）正常表现

1．横断面（图 2-4-20）

通过第 2 胸椎、肱骨头和关节盂的肩关节间隙。喙突在内侧，喙突和肱骨头间有肱二头肌长头腱。肱骨头的前外方有宽大的三角肌。肱骨头和肩胛骨的后方有冈上肌和冈下肌，肩胛骨的前方有肩胛下肌。肩胛下肌、冈上肌、冈下肌及其下方的小圆肌，分别经过肩关节的前、上、后方，紧贴肩关节囊形成“旋转肌袖”，也称肩袖。

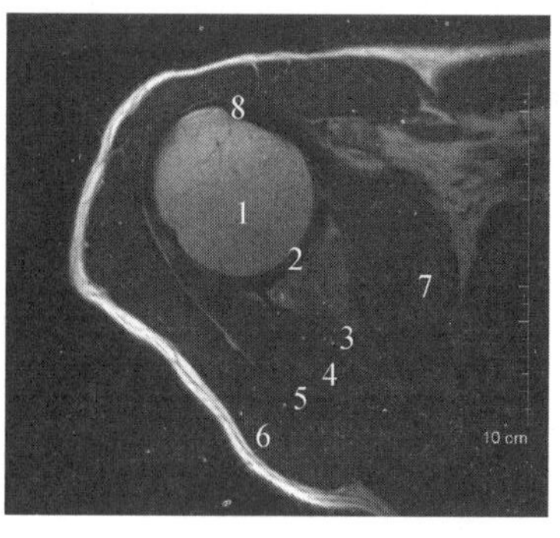

1. 肱骨头；2. 肩关节；3. 肩胛骨；4. 冈下肌；5. 小圆肌；6. 三角肌；7. 肩胛下肌；8. 肱二头肌腱

图 2-4-20　肩关节 MRI，横断面

2. 冠状面(图 2-4-21)

冈上肌腱的上内方分别为肩峰、肩锁关节和远侧锁骨。冈上肌和肩峰间可见潜在的肩峰下三角肌滑液囊,肱二头肌长头腱通过关节囊面附着于盂上结节,关节囊滑液层随肌腱延伸,在肱骨上端的结节间沟内形成双侧的滑液鞘。冈上肌的外下方为冈下肌,其下面为小圆肌。肩关节外侧有三角肌附着,三角肌包绕肱骨头的上方和外侧。肩胛下肌在肩胛盂下方的肩胛窝内。

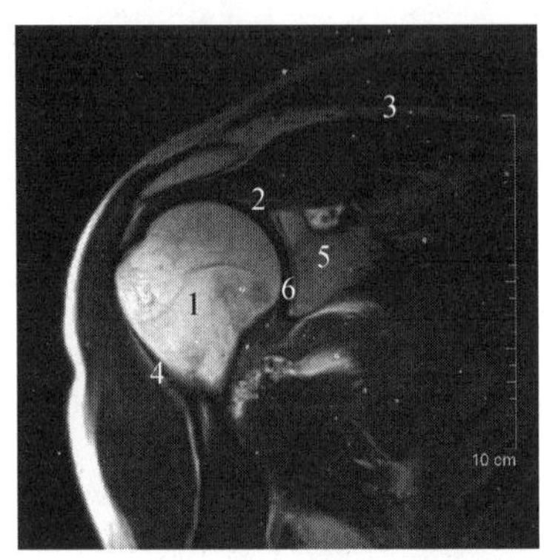

1. 肱骨头;2. 冈上肌及肌腱;3. 斜方肌;4. 肱二头肌长头腱;5. 关节盂;6. 肩关节

图 2-4-21 肩关节 MRI,冠状面

(庞古胜 肖勇)

项目三

脊柱与四肢疾病的影像诊断

学习目标

1. 学会脊柱与四肢病变的基本影像表现；
2. 具有识别骨与关节创伤影像学表现的能力；
3. 学会脊柱与四肢感染、肿瘤等病变的影像学表现和鉴别诊断。

任务1　脊柱与四肢病变的基本影像表现

脊柱与四肢病变的病理改变及其影像表现多种多样，了解这些病变的基本影像表现对诊断脊柱与四肢疾病非常重要。在实际工作中就是通过观察这些基本影像表现，结合临床加以综合分析而做出诊断。

一、骨骼的改变

骨骼发生病变时可以引起骨密度的减低或(和)增高，也可以引起骨骼大小和形态的改变。其中骨密度减低的有骨质疏松、骨质软化、骨质破坏；骨密度增加的有骨质增生硬化、骨质坏死、骨内或软骨内钙化、骨质矿物质沉积、骨膜增生等。

(一) 骨质疏松

骨质疏松是指单位体积内正常钙化的骨组织量的减少。骨骼只是在量上的减少，而质不变，即骨骼有机质和无机质同时减少，两者的比例不变。在组织切片上可见骨皮质变薄，哈氏管扩大，骨小梁数目减少、变细。

1. X线表现

骨质疏松的X线主要表现为骨密度的减低。长管状骨骨质疏松(图3-1-1)表现为骨松质的骨小梁数目明显减少，骨小梁间隙加宽，骨密度减低，重者骨密度接近软组织的密度。骨皮质变薄甚至成层状，典型的如用铅笔素描的线条。

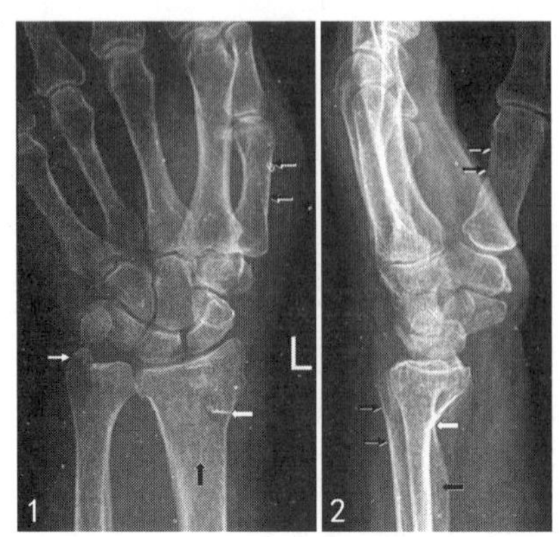

1. 左腕正位；2. 左腕侧位；细黑箭头—骨皮质变薄；细白箭头—尺骨茎突骨折；粗白箭头—桡骨颈部骨折；粗黑箭头—骨小梁变细

图 3-1-1　骨折后骨质疏松，左腕平片

脊椎骨质疏松（图 3-1-2）表现为骨皮质变薄，松质骨内的骨小梁呈不规则的纵行骨纹。重者骨纹模糊或消失，椎体呈不同程度的变扁，上、下缘内凹，形如鱼脊。椎间隙呈双凸（梭状）形，椎体出现双凹征。疏松的骨骼易发生骨折，椎体压缩呈楔形变。

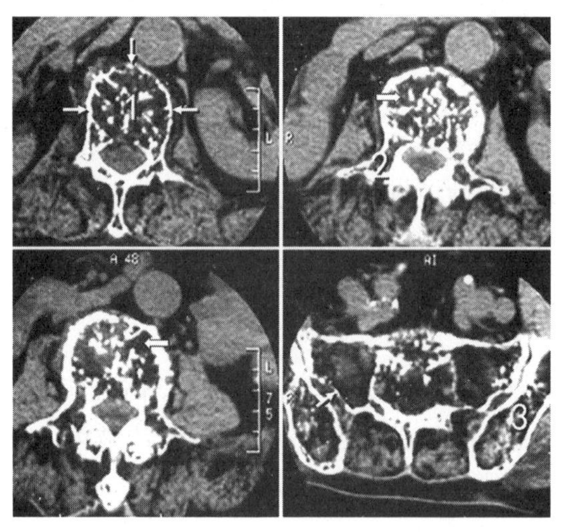

1. 椎体；2. 右侧横突；3. 左侧髂骨；细白箭头—骨皮质变薄；粗白箭头—骨小梁稀疏

图 3-1-2　老年性骨质疏松，腰椎 CT 软组织窗

2. 形成原因

骨质疏松可见于多种疾病。广泛性骨质疏松多见于老年或绝经后的妇女，代谢障碍性病变（坏血病、佝偻病等），内分泌障碍性病变（柯兴氏综合征、肢端肥大症、甲状腺机能亢进等），废用性的骨质疏松等。局限性的骨质疏松多见于肢体失用、炎症、肿瘤等。

只根据骨质疏松这样的 X 线表现,难以做出疾病的正确诊断。

(二) 骨质软化

骨质软化是指在单位体积内骨组织的有机成分正常,而矿物质含量减少。在成骨过程中,骨样组织的钙盐沉积发生障碍,即可引起骨质软化。在组织切片上可见未钙化的骨样组织相对增多,常见骨小梁中央部分钙化,周围可见一层未钙化的骨样组织。

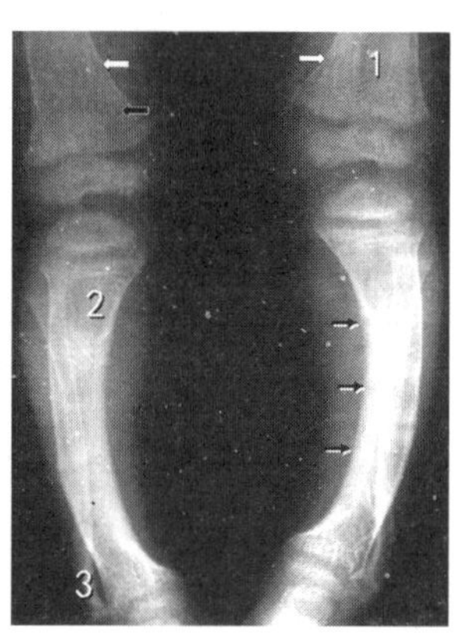

1. 左侧股骨;2. 右侧胫骨;3. 右侧腓骨;粗白箭头—骨皮质变薄;粗黑箭头—骨密度减低;细黑箭头—胫骨扭曲变形,膝内翻,"O"形腿

图 3-1-3　佝偻病,胫腓骨正位片

1. X 线表现

骨质软化的 X 线表现为骨密度减低,骨结构高度稀疏,骨小梁模糊而粗糙(骨质疏松骨小梁细而清晰)。持重的长骨常扭曲变形(图 3-1-3),脊椎也可前弯后突。耻骨支、肱骨、股骨上段和胫骨等还可出现假骨折线,为宽 1 ~ 2 mm 垂直于骨皮质的光滑透光线,边缘稍致密。骨盆变扁可呈三叶草样变形(图 3-1-4)。

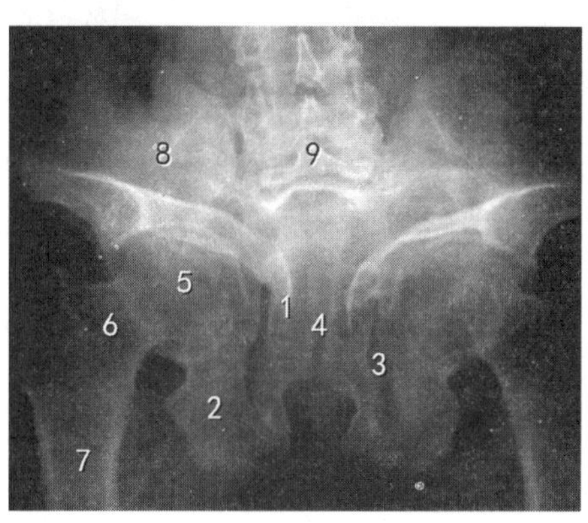

1. 耻骨;2. 坐骨;3. 闭孔;4. 耻骨联合;5. 股骨头;6. 股骨颈;7. 股骨干;8. 髂骨;9. 骶椎

图 3-1-4　骨软化症,骨盆正位片

2. 形成原因

可以是维生素 D 缺乏,肠道吸收功能减退,肾排泄钙、磷过多,碱性磷酸酶活性减低。发生于生长发育期者为佝偻病,而发生于成年者为骨软化症。也可见于其他代谢性骨病和氟骨症等。

(三) 骨质破坏

骨质破坏是指局部骨组织为病理组织所代替而造成的正常骨组织的消失。骨组织包括有机质和无机质被吸收或溶解,由炎症、肉芽肿或肿瘤等病理组织替代。骨松质或骨皮质均可发生破坏。

1. X 线表现

骨质破坏的 X 线表现为局限性骨质密度减低,正常骨结构消失。感染和恶性肿瘤引起的骨质破坏,形态不规则,边界不清。恶性肿瘤的骨质破坏进行性加重,骨质可被完全破坏。周围肿瘤压迫,引起局部骨质萎缩、吸收,缺损的骨质边缘光滑锐利,可有硬化缘,与正常骨分界清楚。当骨组织被纤维、软骨、肉芽肿、盐类沉着等组织所代替,如良性肿瘤或痛风等其骨缺损之边缘清晰锐利。骨质破坏的 X 线表现形式可归纳为以下 7 种(图 3-1-5):

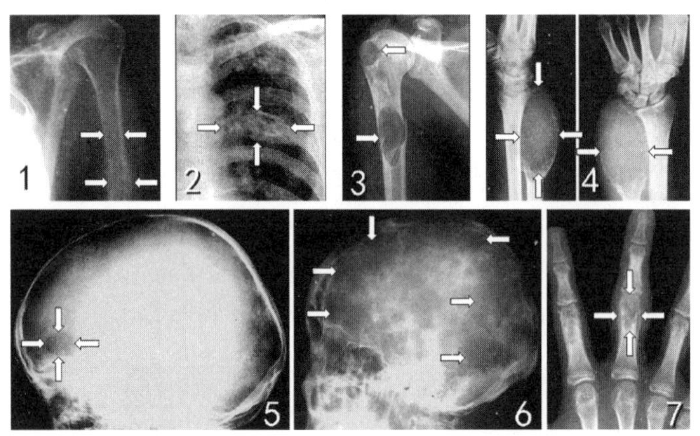

1. 左肱骨转移瘤,筛孔样骨质破坏;2. 左侧第 5 后肋结核,虫蚀样骨质破坏;3. 右肱骨骨囊肿,囊状骨质破坏;4. 右桡骨远端骨巨细胞瘤,膨胀性骨质破坏;5. 额骨黄色瘤,穿凿样骨质破坏;6. 颅骨转移瘤,地图样骨质破坏;7. 右手中指近节指骨内生软骨瘤,侵蚀样骨质破坏

图 3-1-5　骨质破坏形式

(1) 筛孔样骨质破坏:病变区内出现多个大小不等的针尖样小低密度区。常见于骨质破坏的早期。

(2) 虫蚀样骨质破坏:又称为虫噬样或虫蚀样骨质破坏,病变区内出现多数较小的密度减低影,边缘模糊,形态不规则似虫蚀状,可以互相融合。常见于骨感染病变和恶性骨肿瘤等。

(3) 囊状骨质破坏:大小不等的圆形、卵圆形或肥皂泡样的骨密度减低区,边缘清楚,如关节软骨下骨质的小囊样破坏。

(4) 膨胀性骨质破坏:骨质破坏区呈对称性或偏心性向骨骼轮廓外膨胀,膨胀区外只围以一层较薄的骨质,边界较清楚。有时这一薄层骨质可破坏,如边缘骨质膨胀不明显,而皮质被侵蚀,提示病变恶性的可能性较大;如膨胀显著,而皮质仅为变薄以至破裂,则病变良性的可能性较大;如骨质破坏近外膜,向骨外膨胀,可能有骨良性肿瘤、肿瘤样病变和指骨结核等。

(5) 穿凿样骨质破坏:骨质破坏区呈圆形或卵圆形大小不等的多孔样密度减低影,边界清楚。小范围穿凿样破坏常有硬化边缘,多位于骨和关节面边缘,如痛风的痛风石所致的骨破坏。大面积多发性穿凿样破坏可无硬化边缘,如颅骨骨髓瘤、转移瘤等。

(6) 地图样骨质破坏:骨质破坏区的密度减低影范围较大,边缘清楚,形态弯曲不整,如黄色瘤病(韩 - 薛 - 柯氏病)等。

(7) 侵蚀样骨质破坏:病区内有无数不规则密度减低影互相融合在一起,边缘模糊不清,病变区和周围正常组织不易分辨,如溶骨性恶性骨肿瘤等。

不同疾病造成的骨质破坏 X 线表现无特征性,但因病变的性质、发展和邻近骨质的反应等,又形成各自的一些特点。炎症的急性期或恶性骨肿瘤,骨质破坏常较迅速,轮廓多不规则,边界模糊;炎症的慢性期或良性骨肿瘤,骨质破坏进展缓慢,边界清楚,有时还可见一致密带状影围绕,而且可使局部骨骼轮廓膨胀等。

2. 形成原因

骨质破坏可见于骨骼的炎症、肉芽肿、肿瘤或肿瘤瘤样病变等。

骨质破坏是骨骼疾病的重要 X 线征象,观察破坏发生的部位、范围、数目、形状、边界和邻近骨质、骨膜、软组织的反应等,综合分析,对定性诊断有很高价值。

(四) 骨质增生硬化

骨质增生硬化是指单位体积骨骼组织内骨量的增多。组织学上可见骨皮质增厚、骨小梁增粗增多,是成骨增多或破骨减少或两者同时存在所致。多因病变刺激成骨细胞活动亢进所致,属机体代偿性反应。少数因病变本身成骨所致,如肿瘤细胞成骨。

1. X 线表现

骨质增生硬化的 X 线表现为骨质密度增高,可伴有骨骼的形态异常。骨小梁增粗、增多、密集,骨皮质增厚。骨质增生明显者难于分清骨皮质与骨松质。发生于长骨者(图 3-1-6)可见骨干粗大,骨髓腔变窄甚至消失。

2. 形成原因

骨质增生硬化可见于多种疾病。局限性骨质增生可见于慢性炎症、外伤和一些骨肿瘤。普遍性骨质增生,骨皮质与骨松质同时受累,可见于某些代谢性骨病、内分泌障碍性病变(如甲状旁腺功能低下)或中毒性疾病如氟骨症。

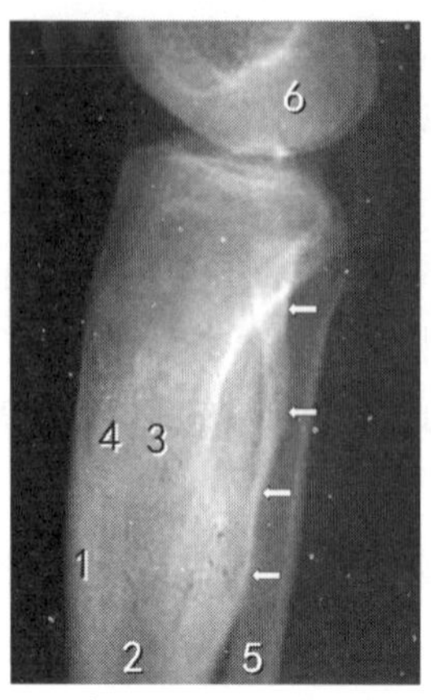

1. 胫骨骨皮质增厚;2. 胫骨骨髓腔;3. 骨髓腔消失;4. 骨松质密度增高;5. 腓骨骨干;6. 左右股骨髁重叠影;粗白箭头—骨干增粗,边缘呈波浪状

图 3-1-6　左侧胫骨硬化性骨髓炎,左小腿侧位片

(五) 骨质坏死

当部分骨组织的血液供应发生障碍时就会发生骨质的坏死,形成死骨。组织学上是骨细胞死亡、消失和骨髓液化、萎缩。在早期骨小梁和钙质含量无变化,X 线上无异常表现。当血管丰富的肉芽组织长向死骨,则出现破骨细胞对死骨的吸收和成骨细胞的新骨生成,这一过程时间很长。

1. X 线表现

骨质坏死的 X 线表现为骨质局限性密度增高,原因有二:一是死骨骨小梁表面有新骨形成,骨小梁增粗,骨髓内亦有新骨形成即绝对密度增高;二是死骨周围骨质被吸收,或在肉芽、脓液包绕衬托下,死骨显示为相对高密度(图 3-1-7)。死骨的形态因病理过程而不同,随病程延长可逐渐被吸收。化脓性骨髓炎死骨通常为长条状,骨结核死骨常为沙砾样,股骨头缺血坏死常表现为节裂样骨质坏死。

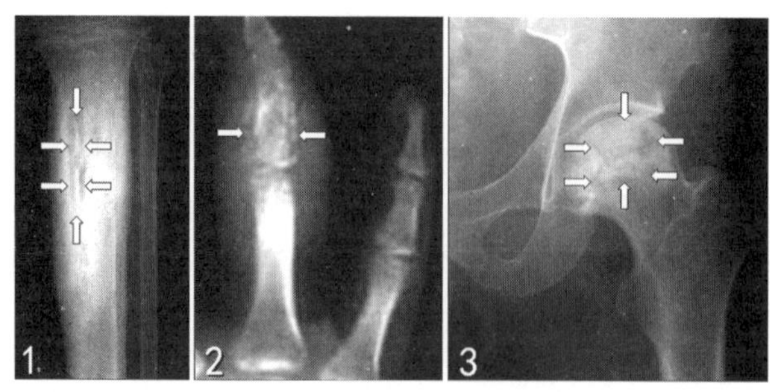

1. 左胫骨慢性化脓性骨髓炎,长条状死骨;2. 右手食指近节指骨结核,沙砾样死骨;3. 左侧股骨头缺血坏死,节裂样骨质坏死

图 3-1-7　骨质坏死的形式

2. 形成原因

骨质坏死常见于骨髓炎、骨软骨炎、潜水病、骨创伤骨折后，如股骨颈和腕舟状骨骨折等。

（六）骨内或软骨内钙化

原发于骨的软骨类肿瘤可出现肿瘤软骨内钙化；骨栓塞所致骨质坏死可出现骨髓内钙化；少数关节软骨或椎间盘软骨退行性变也可出现软骨内钙化。

1. X 线表现

骨内或软骨内钙化的 X 线表现为颗粒状（图 3-1-8）或小环状无结构的致密影，分布较局限。钙化密度比死骨更高，边缘也更清晰。

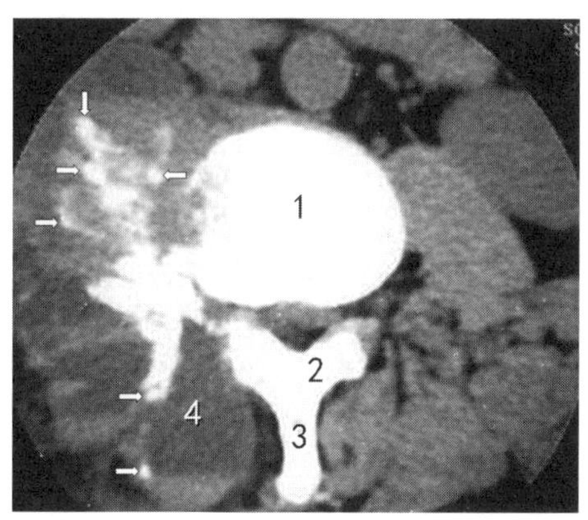

1. 椎体；2. 椎弓板；3. 棘突；4. 软骨密度；粗白箭头—钙化灶

图 3-1-8　腰椎骨软骨瘤，CT 软组织窗

2. 形成原因

多见于松质骨内的肿瘤、出血和坏死，也可见于髓腔内的软组织中。

（七）骨内矿物质沉积

某些矿物质如铅、磷、铋、氟等，进入人体后，大部分沉积于骨骼中，在生长期多集中在生长较快的长骨干骺端。

X 线表现：氟进入人体过多，与骨基质中钙质结合称为氟骨症。氟与人体内的钙结合，沉积于全身骨骼中，以躯干骨为主，向四肢骨逐渐减少。长骨可表现为多条横的带状致密影，厚薄不等，互相平行。骨小梁粗糙、紊乱，而骨密度增高。骨外膜慢性增生，骨皮质松化（图 3-1-9）。也可引起破骨活动增加，骨样组织增多，发生骨质疏松或骨质软化。

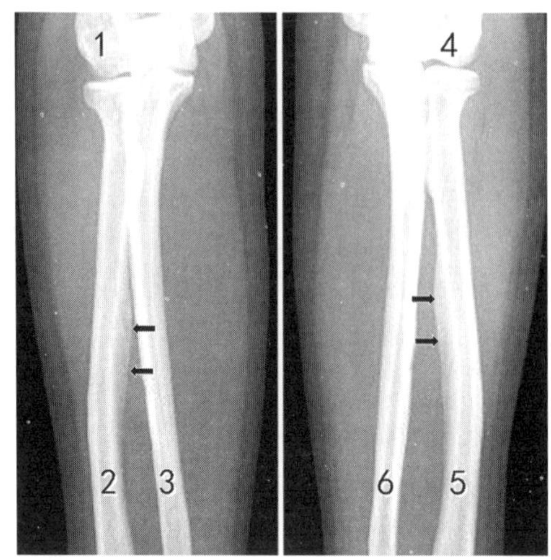

1. 右侧肱骨小头;2. 右侧桡骨;3. 右侧尺骨;4. 左侧肱骨小头;5. 左侧桡骨;6. 左侧尺骨;粗黑箭头—骨外膜慢性增生,骨皮质松化

图 3-1-9　氟骨症,双侧尺桡骨正位片

(八) 骨膜增生

骨膜增生又称为骨膜反应,是因骨膜受到刺激,骨膜内层的成骨细胞活动增加所产生的骨膜新生骨。

1. X 线表现

骨膜正常不显影,只有当骨膜增生、钙化、骨化时才可显影。早期是一段长短不定、与骨皮质平行的细线状致密影,与骨皮质之间有一条 1 ~ 2 mm 宽的透光间隙。继则骨膜新生骨增厚,由于新生骨小梁排列形式不同而表现各异,常见的骨膜反应(图 3-1-10)有线状、层状、花边状、放射针状、刷缘状等。

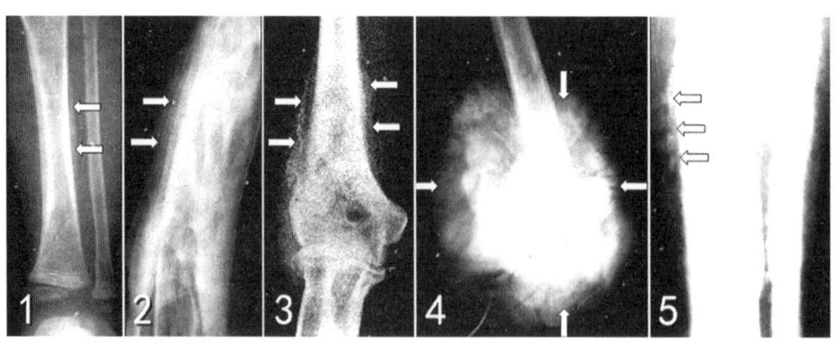

1. 左胫骨急性化脓性骨髓炎,线状骨膜反应;2. 右肱骨慢性化脓性骨髓炎,层状骨膜反应;3. 右肱骨尤文氏肉瘤,花边状骨膜反应;4. 右股骨下端成骨型骨肉瘤,放射针状骨膜反应;5. 左胫骨慢性化脓性骨髓炎,刷缘状骨膜反应

图 3-1-10　常见的骨膜反应形式

骨膜增生的厚度与范围同发生的部位、病变性质和发展阶段有关。一般长骨的骨干明显，炎症者较广泛，肿瘤则较局限。随着病变的好转与痊愈，骨膜增生可变得致密，逐渐与骨皮质融合，表现为皮质增厚。痊愈后骨膜新生骨还可逐渐被吸收。恶性骨肿瘤，骨膜增生可受肿瘤侵蚀而被破坏。

2. 形成原因

引起骨膜增生的原因很多，如创伤、感染、肿瘤、骨膜下出血、骨发育异常等。

只根据骨膜增生的形态，不能确定病变的性质，需结合其他表现综合判断。

（九）骨骼大小的改变

骨骼病变可引起骨骼的增粗、变细、增长或缩短，可见于一骨或多骨，单肢或一侧肢体，有的也可以累及全身。

1. 骨骼增大

全身骨骼的增大（图 3-1-11），一般仅在垂体功能亢进中见到，如巨人症和肢端肥大症。局部骨骼增大可见于血液供应增多，长时期肌肉功能增强或发育畸形等病态，如巨肢、巨指（趾）、骨纤维异常增殖症、软组织和骨的血管瘤等。

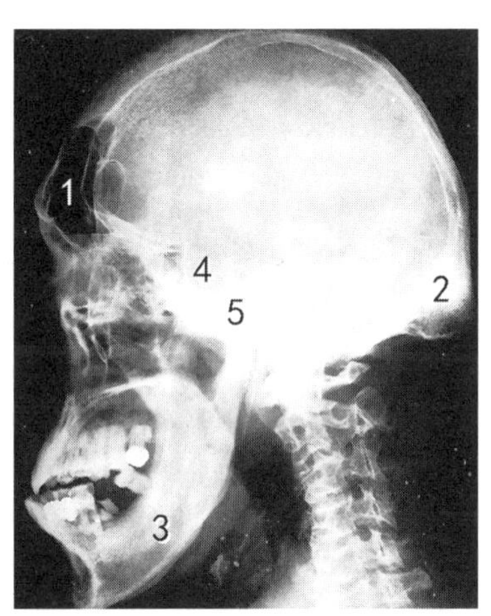

1. 额窦增大；2. 枕骨增厚；3. 下颌骨增大；4. 垂体窝增大；5. 颅底密度增高

图 3-1-11　肢端肥大症，头颅左侧位片

2. 骨骼短小

全身性骨骼短小，见于内分泌障碍或垂体功能减退等病，如垂体性侏儒等。发育期间骨骺或骺软骨板的损害、肢体长期固定及血液供应减少均可使肢体缩短或发生骨萎缩。多发性内生软骨瘤常使全身骨骼受累，肢体可缩短，长管状骨增粗隆突畸形。

（十）骨骼形态的改变

骨肿瘤大都表现为局部突出膨大。脊椎的先天性畸形如半椎体、椎裂、蝴蝶椎等，可引起脊柱侧弯、后突或扭曲变形。肢体的弯曲变形可见于骨质软化症、成骨不全（图

3-1-12)、畸形性骨炎和纤维异常增殖症等病变。

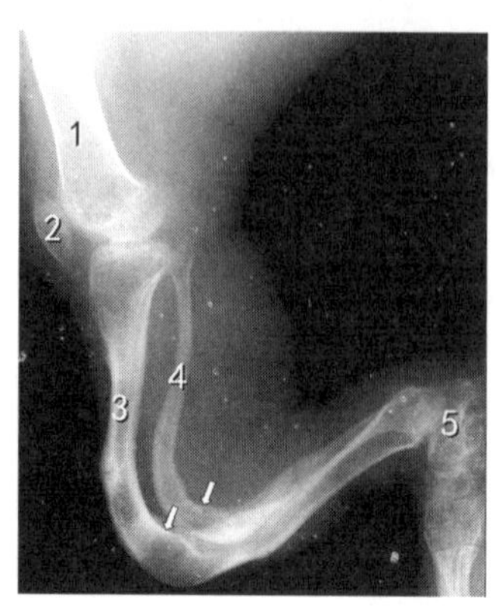

1. 股骨骨皮质变薄,骨密度减低;2. 髌骨小,密度减低;3. 胫骨弯曲,骨质软化;4. 腓骨弯曲,骨质软化;5. 足跗骨骨质软化;粗白箭头—骨骼弯曲处

图 3-1-12 成骨不全,左下肢左侧位片

二、关节的改变

关节病变可引起关节肿胀、关节破坏、关节强直、关节脱位和关节退行性变等。

(一) 关节肿胀

关节肿胀是由于关节积液或关节囊及其周围软组织充血、水肿、出血和炎症所致,包括关节腔内积液和关节周围软组织的肿胀。

1. X 线表现

关节肿胀的 X 线检查可表现为关节间隙增宽,关节周围软组织影增大膨隆,周围脂肪垫和肌肉脂肪层影移位、变形或模糊消失,整个关节的密度增高(图 3-1-13)。

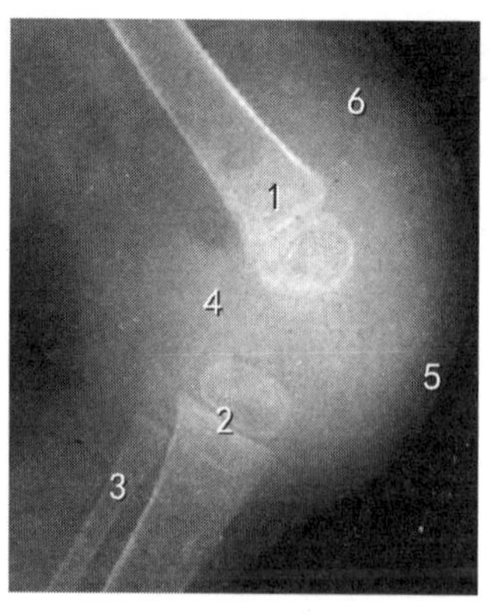

1. 儿童股骨;2. 胫骨;3. 腓骨;4. 关节囊肿大,密度增高;5. 周围脂肪垫模糊;6. 髌上囊肿大,密度增高

图 3-1-13 右侧膝关节滑膜型关节结核,侧位片

2．形成原因

关节肿胀可见于炎症、外伤和出血性疾病。多见于关节炎的早期，急性关节炎更为明显。

（二）关节破坏

关节破坏是由于关节软骨及其下方的骨性关节面骨质为病理组织所侵犯、代替所致。

1．X 线表现

关节破坏早期一般仅累及关节软骨，X 线检查表现为关节间隙的狭窄。病变继续进展而侵及软骨下骨质时，在骨端的局部或一侧出现骨质破坏（图 3-1-14）。重者骨质破坏常累及全关节，可以产生关节半脱位和（或）畸形。

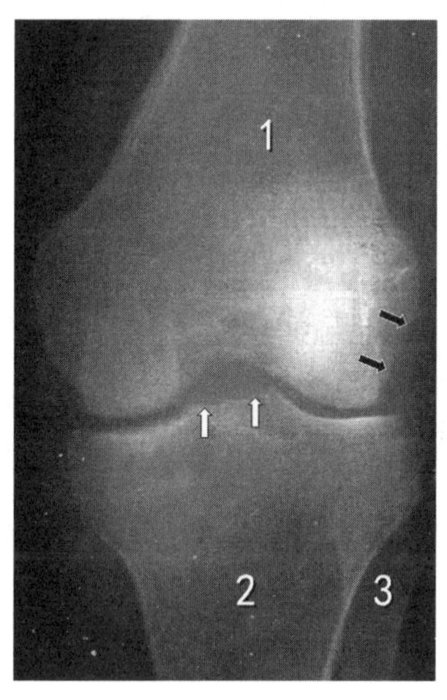

1. 股骨骨质疏松；2. 胫骨骨质疏松；3. 腓骨骨质疏松；粗白箭头—胫骨髁间隆起（非承重部位）骨质破坏；粗黑箭头—股骨外侧髁边缘（滑骨附着部位，非承重部位）骨质破坏

图 3-1-14　左侧膝关节滑膜型关节结核，正位片

关节破坏是诊断关节疾病的重要依据，破坏的部位与进程因疾病而异。急性化脓性关节炎，软骨破坏开始于关节持重面或从关节边缘侵及软骨下骨质，软骨与骨破坏范围有时十分广泛；关节滑膜结核，软骨破坏开始于边缘，逐渐累及骨质，表现为边缘部分的虫蚀状破坏；类风湿性关节炎到晚期才引起关节破坏，也从边缘开始，多呈小囊状。

2．形成原因

引起关节破坏的原因包括关节内骨折、脱位、韧带扭挫伤、劳损及类风湿性关节炎、痛风、强直性脊柱炎、骨质疏松、骨关节炎等。

(三) 关节强直

关节强直是人体关节在病理状态下关节功能受限所导致的屈伸不利、僵硬的一种状态,可分为骨性关节强直和纤维性关节强直两型。

1. 骨性关节强直

骨性关节强直是由于关节软骨和骨质大量破坏后粗糙的关节面互相融合而形成的结果。X 线检查可表现为:关节间隙显著变窄或完全消失,骨小梁贯穿于关节间隙之间,使两骨紧密融合犹如一骨(图 3-1-15)。骨质疏松不明显。

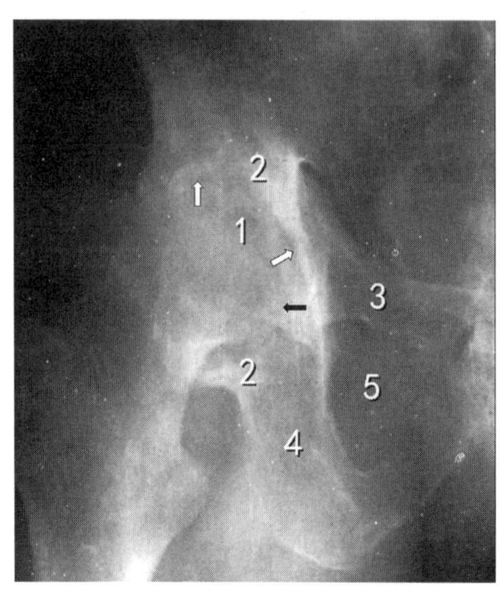

1. 股骨头骨质破坏;2. 髋臼盂缘下部骨质增生;3. 耻骨;4. 坐骨;5. 闭孔;粗白箭头—关节间隙狭窄,模糊;粗黑箭头—关节间隙消失,有骨小梁通过

图 3-1-15　右侧髋关节骨性关节强直,正位片

2. 纤维性关节强直

纤维性关节强直是指在临床上虽然关节活动已消失,但 X 线片上仍可见到狭窄的关节间隙,且无骨小梁贯穿其间,骨密度一般较低,有骨质疏松现象。诊断需结合临床,不能单凭 X 线征象。

纤维性关节强直的形成原因包括:细菌性如化脓性关节炎、骨结核等所致的关节强直;无菌性如长期的石膏固定,不正确的钢针内固定、钢板内固定;手术的创伤、碰伤后得不到及时的治疗、肿胀不消、骨折愈合后不及时锻炼等。

(四) 关节脱位

关节脱位是指构成关节的两个骨端失去正常位置对应关系,造成关节功能障碍。依程度可分为半脱位或全脱位(图 3-1-16)。半脱位相对于全脱位而言,是指关节的骨端一定程度上偏离了正常位置,但又未完全从窠臼中脱落出来,其关节囊完好,功能活动有障碍但不缺失,可有伴随症状,但比全脱位轻。很多半脱位在 X 片上并无明显异常。

关节脱位形成原因包括:创伤、外伤性脱位常伴有骨折;先天性者常见于婴幼儿,如桡骨小头半脱位和髋关节半脱位。化脓性关节炎、结核性关节炎和类风湿性关节炎等可引起病理性关节脱位。

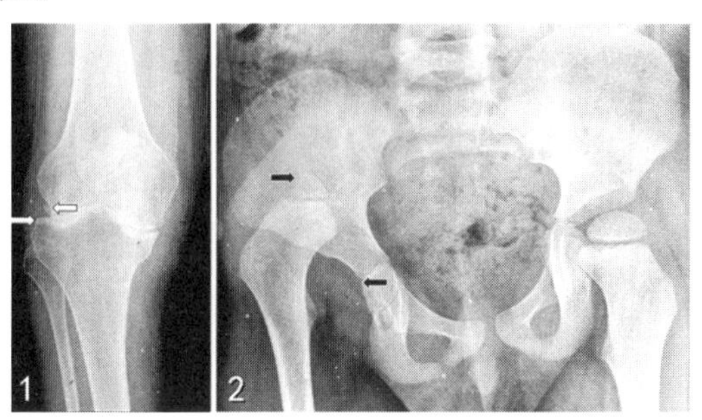

1. 右侧膝关节半脱位;2. 右侧髋关节全脱位

图 3-1-16　关节脱位依程度分类,正位片

(五) 关节退行性变

关节退行性变早期改变开始于软骨,为缓慢发生的软骨变性、坏死和溶解,骨板被吸收并逐渐为纤维组织或纤维软骨所代替。广泛的软骨坏死可引起关节狭窄,继而造成骨性关节面骨质增生硬化,并于骨缘形成骨赘,关节囊肥厚,韧带骨化。

1. X 线表现

关节退行性变早期 X 线检查主要表现为骨性关节面模糊、中断、消失。中晚期表现为:关节间隙狭窄,软骨下骨质囊变和骨性关节面边缘骨赘形成(图 3-1-17)。不发生明显骨质破坏。一般无骨质疏松。

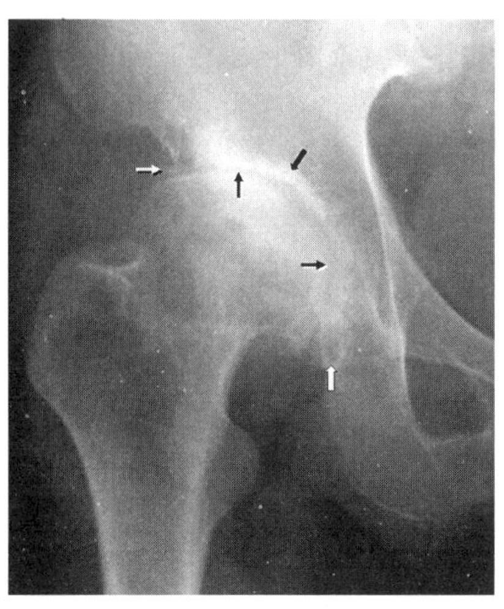

细白箭头—关节盂缘骨赘形成;细黑箭头—关节间隙狭窄;粗黑箭头—骨性关节面骨质增生;粗白箭头—增生的骨性关节面下方骨质囊性变

图 3-1-17　右侧髋关节退行性变,正位片

2．形成原因

关节退行性见于老年人，以承受体重的脊柱、髋、膝关节为明显，是组织衰退的表现；也常见于运动员和搬运工人，由慢性创伤和长期承重所致。不少职业病和地方病可引起继发性关节退行性变。

三、软组织的改变

骨与关节疾病常引起或伴有周围软组织的改变，而软组织的病变也可以导致骨骼的改变。观察骨与关节周围软组织的改变，有助于对骨与关节疾病做出正确的诊断。软组织的病理改变包括密度的改变和层次的改变，而层次的改变常伴有一定的密度改变。

（一）软组织肿胀

软组织肿胀常见于感染和创伤等，病变区域因充血、水肿、出血、脓肿等致软组织肿胀加厚。

放射检查显示：局部软组织密度增高，以脂肪组织密度增高明显；正常软组织层次结构模糊不清，如肌间隙模糊、消失，皮下组织与肌肉之间境界不清等（图 3-1-18）。病变区的边界较模糊，但脓肿或血肿的边缘可较清楚。

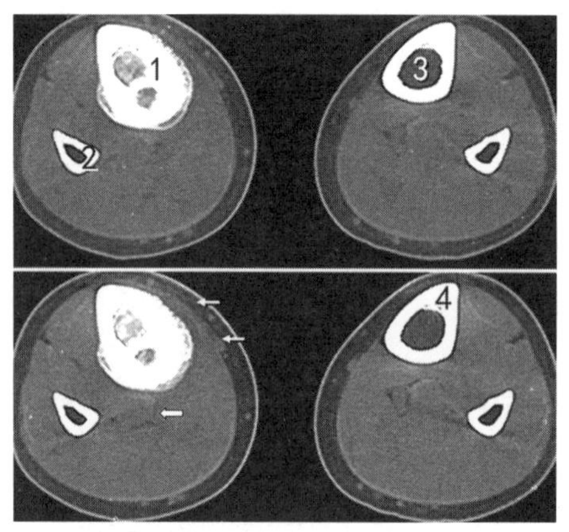

1. 右侧胫骨骨质增生；2. 右侧腓骨骨皮质；3. 左侧胫骨骨松质和骨髓腔；4. 左侧胫骨骨皮质；细白箭头—邻近的皮下脂肪层密度增高模糊；粗白箭头—肌间隙密度增高模糊

图 3-1-18　右侧胫骨急性化脓性骨髓炎，CT 软组织窗片

（二）软组织肿块

软组织肿块多见于恶性骨肿瘤及软组织内的肿瘤等，因软组织的良、恶性肿瘤和瘤样病变引起，也可因为恶性骨肿瘤等侵犯邻近软组织引起软组织明显突起肿大形成肿块。

放射检查显示：良性者，局部软组织密度增高，并见轮廓清楚的肿块影；恶性者，肿块境界较模糊，肿块靠近骨组织的部分可引起骨组织的压迫吸收和侵蚀，也可挤压周围软组织致其移位。

（三）软组织钙化和骨化

软组织内的出血、退变、坏死、肿瘤、感染及一些血管性病变均可导致软组织中发生钙化。

1. X线表现

软组织钙化和骨化的X线检查可表现为软组织内出现形态不规则、大小不等、数目不一、边界锐利的高密度致密影。其部位、范围、大小等均随钙化组织及疾病的不同而异（图3-1-19）。

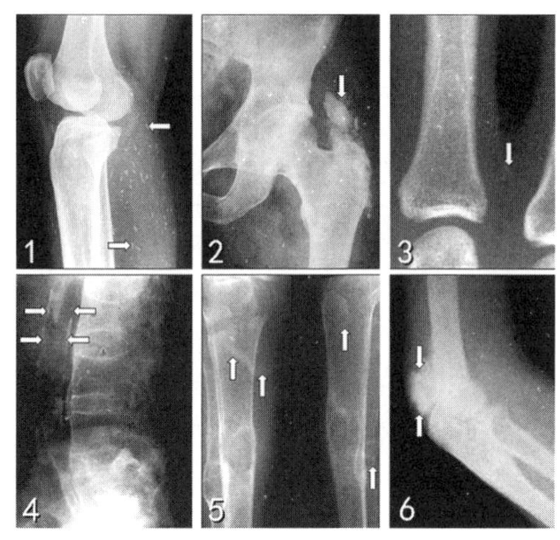

1. 左小腿正位，囊虫钙化；2. 左髋关节正位，股骨结核，大粗隆钙化；3. 手正位，丝虫钙化；4. 腰椎左侧位，主动脉壁钙化；5. 甲状旁腺机能亢进，软组织钙化；6. 右侧肘关节侧位，骨化性肌炎，关节周围软组织钙化

图3-1-19　软组织钙化，平片

2. 形成原因

软组织钙化和骨化形成原因有以下几种：

（1）营养不良性钙化：见于变性坏死组织的钙化，如发炎坏死组织、结核淋巴结、寄生虫囊肿壁钙化、动脉壁及肿瘤组织钙化等。

（2）钙盐自骨组织移入软组织内钙化：如甲状旁腺机能亢进、慢性肾功能衰竭、维生素D增多症等。

（3）其他原因钙化或骨化：如骨化性肌炎、硬皮病变等。

（四）软组织内积气

气体进入软组织内称为软组织内积气。

1. X线表现

软组织内积气X线检查可表现为软组织内有单发或多发的泡沫状或条状气体密度影，边界锐利，常沿皮下、筋膜和肌肉间隙分布，甚至可充分显示所衬托的软组织外形

(图 3-1-20)。

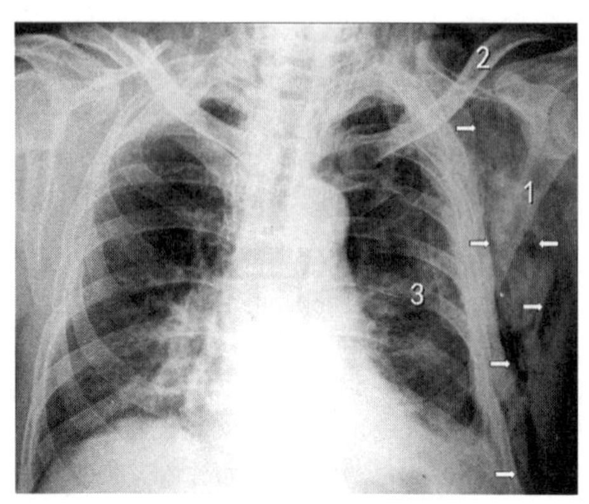

1. 左肩胛骨;2. 左锁骨;3. 第 7 后肋;粗白箭头—泡沫状和条状气体密度影

图 3-1-20　皮下气肿,正位胸片

2. 形成原因

软组织内积气形成原因有以下几种:

(1) 自皮肤破裂口进入气体,如创伤、手术和为了某种目的向体内注入气体。

(2) 人体内含气器官的破裂气体进入软组织内,如肋骨骨折后皮下气肿。

(3) 侵入体内的细菌自身产气,如气性坏疽、大肠杆菌感染等。

(五) 肌肉萎缩

神经系统方面的疾病和肢体长期运动受限可以引起肌肉萎缩,一些先天性骨疾病可引起全身肌肉发育不良。

X 线表现为:肢体变细,肌肉较正常变小、变薄。

(董天祥)

任务 2　骨与关节创伤

X 线平片检查是观察骨创伤、指导治疗最简单而有效的方法。软组织损伤 MRI 检查效果较好,对某些隐匿性骨折也非常有效。CT 结合横断面图像及三维重建图像可以多角度显示骨骼及其相邻结构的解剖关系,从而提供更全面和直观的诊断信息。

一、骨折概论

由于外力的作用,骨或骨小梁的完整性和连续性部分或完全的断裂,称为骨折。儿童的骨骺分离亦属骨折。

(一) 骨折的分类

骨折常见的原因有直接暴力、间接暴力、肌肉牵拉、持续性劳损等。

1. 按骨折的原因分类

按骨质的原因,可将骨折分为创伤性骨折、疲劳性骨折和病理性骨折。

(1) 创伤性骨折:直接或间接暴力引起正常骨质的断裂,最为多见。

(2) 疲劳性骨折:因长期反复的作用力集中于骨的某一部位,逐渐发生慢性骨折,到临床诊断时骨痂已形成,称为疲劳性骨折或应力性骨折。好发于跖骨和胫、腓骨,也见于肋骨、股骨干等。MRI 可显示隐蔽的骨折线和骨髓水肿,一般根据病史和 X 线表现容易诊断,但有时需与恶性肿瘤鉴别。

(3) 病理性骨折:是由于先已存在的骨的病变使其强度下降,即使轻微外力作用也可引起的骨折。骨的病变可以是局限性病变,也可以是全身性病变,前者有肿瘤、肿瘤样变等,后者有骨质疏松、骨质软化和骨骼发育障碍等。X 线片上除有骨折的征象外还可以显示原有骨骼病变的特点,根据全身广泛性的骨质病变和轻微的外伤史,可以诊断为病理性骨折。CT 发现骨质破坏比 X 线敏感。MRI 显示骨髓病理改变及骨质破坏最佳,有助于病理性骨折的诊断。

2. 按创面情况分类

按创面情况,可将骨折分为开放性骨折和闭合性骨折。

(1) 开放性骨折:骨折附近的皮肤和黏膜破裂,骨折处与外界相通,如耻骨骨折引起的膀胱或尿道破裂,尾骨骨折引起的直肠破裂,均为开放性骨折。此类骨折因与外界相通,骨折处易受到污染。

(2) 闭合性骨折:骨折处皮肤或黏膜完整,不与外界相通,骨折处不易感染。

3. 按骨折程度分类

按骨折程度,可分为完全性骨折和不完全性骨折(图 3-2-1)。

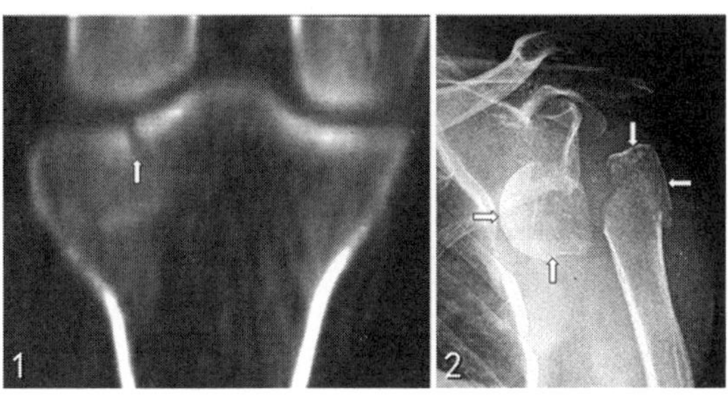

1. CT 冠状面三维重建,右胫骨外侧平台纵向裂纹骨折,不完全性骨折;2. 左肩正位,肱骨胫部粉碎性骨折,完全性骨折

图 3-2-1　骨折按程度分类

（1）完全性骨折：指骨的完整性或连续性全部中断，管状骨骨折后形成远、近两个或两个以上的骨折段。横形、斜形、螺旋形及粉碎性骨折均属完全性骨折。

（2）不完全性骨折：指骨的完整性或连续性仅有部分中断，如颅骨、肩胛骨、长骨的裂缝骨折，以及儿童的青枝骨折等均属不完全性骨折。

4. 按骨折形态分类

按骨折线的走向，可将骨折分为横形骨折、斜形骨折及螺旋形骨折；按骨折线的形态，又可将骨折分为"T"形骨折、"Y"形骨折。骨折根据形态又可分为以下6种（图3-2-2）：

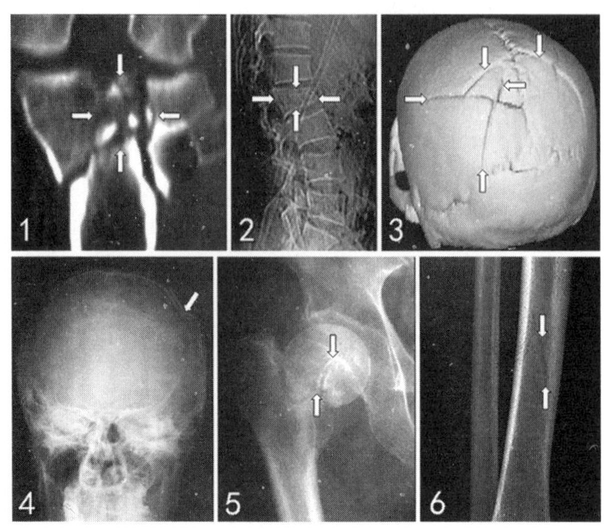

1. CT冠状面三维重建，左胫骨平台粉碎性骨折；2. CT侧位定位像，第2腰椎压缩性骨折；3. CT三维重建上面观，顶骨星状骨折；4. 头颅正位，左顶骨凹陷性骨折；5. 右髋正位，股骨颈嵌入骨折；6. 右胫腓骨正位，胫骨裂纹骨折

图3-2-2　骨折根据形态分类

（1）粉碎性骨折：骨骼碎裂成两块以上。

（2）压缩性骨折：松质骨因压缩而变形，常见于椎体和跟骨。

（3）星状骨折：多因暴力直接作用于骨质表面所致，颅骨及髌骨可发生星状骨折。

（4）凹陷性骨折：颅骨因外力直接作用而部分凹陷。

（5）嵌入骨折：长管骨干骺端骨皮质和骨松质交界处骨折，骨皮质嵌插到骨松质内，可发生在股骨颈和肱骨外科颈等处。

（6）裂纹骨折：长骨骨干或颅骨外伤后可有骨折线，但未通过全部骨质。

5. 按解剖部位分类

按解剖部位，可分为脊柱的椎体骨折（图3-2-3）、附件骨折；长骨的骨干骨折、骨骺分离、干骺端骨折、关节内骨折等。

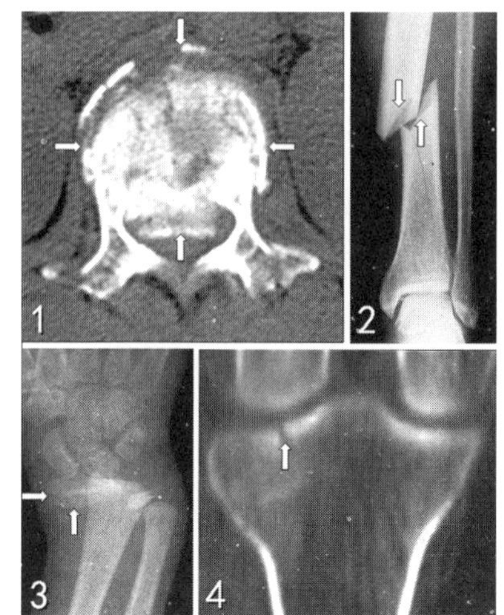

1. 腰椎 CT,椎体粉碎性骨折;2. 左踝正位,颈骨干完全性骨折;3. 左腕正位,尺骨、桡骨远端双骨折;4. CT 冠状面三维重建,右胫骨外侧平台纵向裂纹骨折

图 3-2-3　骨折按解剖部位分类

6. 按骨折稳定程度分类

按骨折稳定程度,分为稳定性骨折和不稳定性骨折。

(1) 稳定性骨折:骨折经临床医生复位固定后不易发生再移位者,如裂缝骨折、青枝骨折、嵌插骨折、长骨横形骨折、椎体压缩骨折等。

(2) 不稳定性骨折:骨折复位后易发生再移位者,如斜形骨折、螺旋形骨折、粉碎性骨折等。

7. 按骨折时间分类

按骨折时间,可分为新鲜骨折和陈旧性骨折。

(1) 新鲜骨折:2 ~3 周以内新发生的骨折,两断端之间尚未充分的纤维连接,还可以进行复位者。

(2) 陈旧性骨折:外伤后 3 周以上的骨折,有骨痂形成。3 周的时限并非恒定。

(二) 骨折的临床表现

创伤性骨折多是由直接暴力和间接暴力引起的骨质部分或完全断裂的一种疾病,主要临床表现分为局部症状和全身症状。

1. 局部症状和体征

(1) 异常活动:正常情况下肢体不能活动的部位,骨折后出现不正常的活动。

(2) 畸形:骨折端移位可使患肢外形发生改变,主要表现为缩短。

(3) 骨擦音或骨擦感:骨折后两骨折端相互摩擦时可产生骨擦音和骨擦感。

(4) 疼痛:骨折处有局限性疼痛和明显压痛。

(5) 其他:骨折处局部肿胀,出现瘀斑,肢体功能位部分或完全丧失。

2. 全身症状和体征

(1) 发热:骨折处有大量内出血,血肿吸收时,体温略有升高。开放性骨折体温升高时,应考虑感染的可能。

(2) 休克:多发性骨折、骨盆骨折、股骨骨折、脊柱骨折及严重的开放性骨折等常因广泛性软组织损伤、大量出血、剧烈疼痛或并发内脏损伤等引起休克。

(三) 骨折的基本 X 线表现

1. 骨折线

骨折的断裂多为不整齐的断面,X 线片上呈不规则的低密度透亮线,称为骨折线,于骨皮质内显示清楚整齐,在骨松质内则表现为骨小梁中断、扭曲、错位。当球管中心线通过骨折断端时骨折线显示清楚,否则可能显示不清,易漏诊。

严重骨折常致骨骼变形。嵌入性或压缩性骨折骨小梁紊乱,甚至局部骨密度增高,骨折线显示不清。

骨折线要与儿童的骨骺线相鉴别(表 3-2-1),骨折线有外伤病史,可伴有临床症状或体征,骨折线边缘淡而模糊,走向僵直;骨骺线位置固定,走向柔和,有临时钙化带,边界尚清(图 3-2-4)。必要时拍摄双侧片对照。

表 3-2-1 骨折线和骨骺线的区别

区别	骨折线	骨骺线
病史和体征	有外伤病史、临床症状和体征	无
与患者年龄	无关	密切相关
位置	与外伤部位有关	位置固定
线的边缘	淡而模糊	临时钙化带
线的走向	僵直	柔和

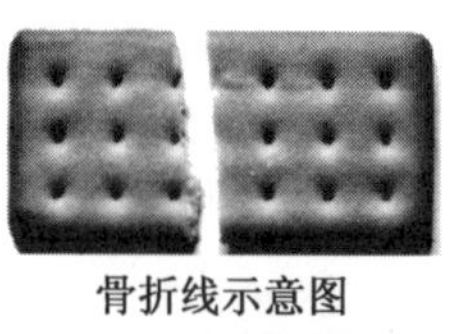
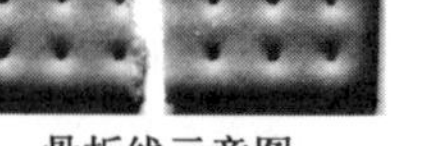

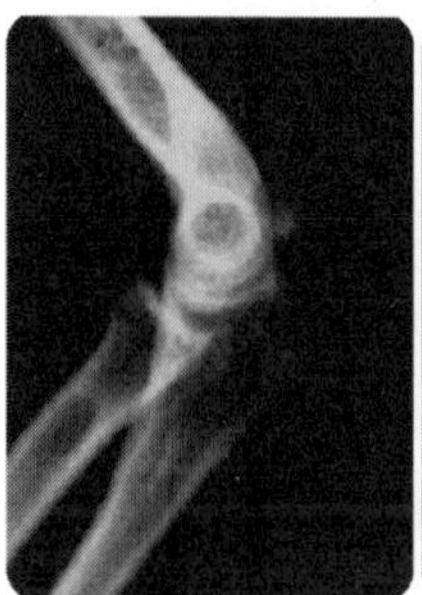
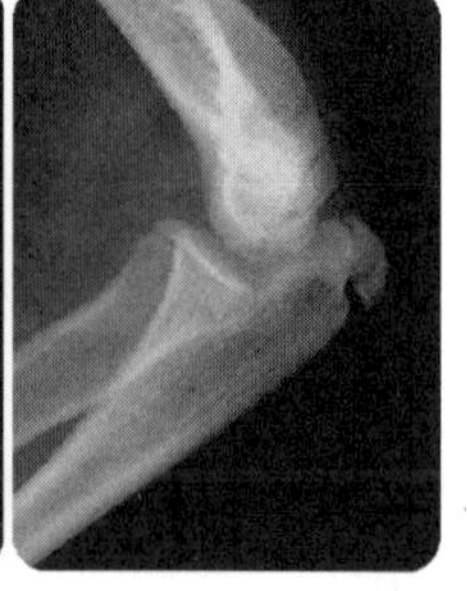

图 3-2-4 骨折线和骨骺线示意图和 X 线图

2. 骨折的移位与对位

大多数骨折断端间有不同程度的移位，骨折移位的程度和方向取决于外力的性质、大小和作用方向，也受骨折后肌肉韧带收缩牵拉和肢体重力的影响。临床上常见的骨折移位有以下 5 种（图 3-2-5），常合并存在。

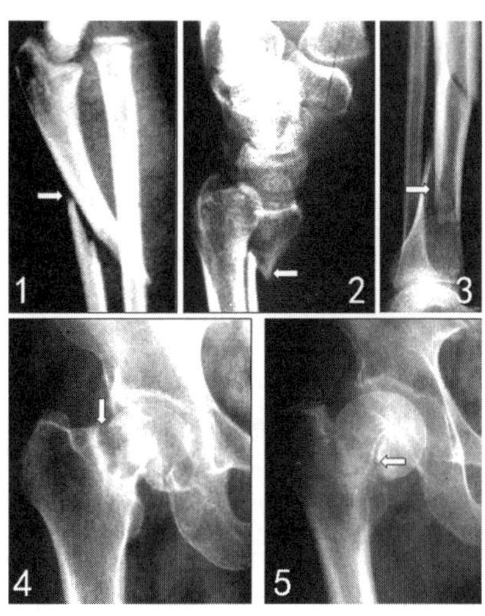

1. 右上肢前臂侧位，尺骨完全性骨折，断端向后成角移位；2. 右腕侧位，桡骨完全性骨折，断端向前侧方移位；3. 右侧胫腓骨正位，胫骨完全性骨折，断端旋转移位；4. 右髋正位，股骨颈骨折，断端分离移位；5. 右髋正位，股骨颈骨折，断端嵌入缩短移位

图 3-2-5　骨折 5 种移位，平片

（1）成角移位，是指两断端骨干的轴线交叉成角，又称为对线不良。以角顶所指的方向来描述成角移位情况，如向前成角、向后成角、向内成角、向外成角。

（2）侧方移位，是以近侧断端为基准，远侧断端移向侧方，又称为横向移位。可描述为向前侧方移位、向后侧方移位、向内侧方移位或向外侧方移位等。

（3）缩短移位，又叫重叠移位，是指两骨折端相互重叠或嵌插，使骨的长度缩短。

（4）分离移位，是指两骨折端互相分离，使骨折断端间隙增大，骨的长度增加。

（5）旋转移位，是指骨折段围绕骨的纵轴而旋转移位。

两块骨折断端接触面积大于 1/2 者为对位良好，小于 1/2 者为对位不良（侧方移位）。骨折复位后初次复查，应着重分析骨折对位对线情况是否符合要求。一般只要不影响功能和外观，允许移位在一定程度上存在，一般对线正常、对位达 2/3 以上者，即已符合要求。

（四）骨折的愈合

骨折愈合是一个连续的发展过程，一般分为血肿机化期、原始骨痂期和塑形期 3 个阶段（图 3-2-6）。

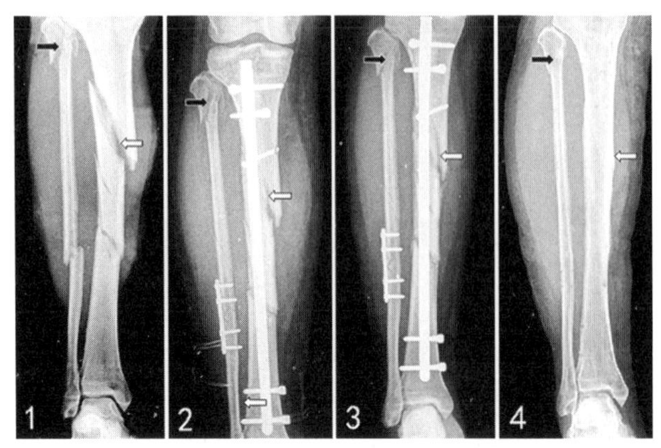

1. 骨折 1 小时;2. 骨折 5 天,内固定,血肿机化期;3. 骨折 1 个月,原始骨痂期;4. 骨折 1 年,骨痂改造期;粗黑箭头—腓骨骨折;粗白箭头—胫骨骨折

图 3-2-6　右胫腓骨骨折的愈合过程,正位片

1. 血肿机化期

伤后 6 ~ 8 小时内受伤的血管破裂在骨折处形成血肿,内、外凝血系统激活使血肿变成血凝块。接着局部无菌性炎症反应,炎性细胞浸润,血凝块机化形成肉芽组织。肉芽组织再逐渐演变成纤维结缔组织,使骨折断端初步连接在一起,称为纤维性骨痂。此过程一般在骨折后 2 周内完成。

2. 原始骨痂期

(1) 膜内成骨:骨内、外膜增生,成骨细胞大量增生,合成并分泌骨基质,逐渐骨化,形成新骨(外骨痂和内骨痂)。

(2) 软骨内成骨:骨折断端间和髓腔内的纤维结缔组织转变为软骨组织,软骨细胞变性凋亡,软骨基质经钙化而成骨。环状骨痂和髓腔内骨痂形成。与内、外骨痂相连,形成桥梁骨痂,原始骨痂形成并不断钙化加强。原始骨痂达到对抗肌肉的收缩、成角、剪力和旋转力时,则已临床愈合,一般约需 4 ~ 8 周。

原始骨痂进一步改造,新生骨小梁逐渐排列规则和致密。而骨折端无菌坏死骨组织经过破骨细胞和成骨细胞的侵入,进行坏死骨的清除和形成新骨的爬行替代过程,原始骨痂被板层骨替代,骨折部位形成了坚强骨性连接,一般需要 8 ~ 12 周才能完成。

3. 骨痂改造期

随着肢体的活动和负重的加强,在应力轴线上的骨痂不断得到加强和改造。在应力轴线以外的骨痂,逐渐被清除,使原始骨痂逐渐被改造成永久骨痂,具有正常骨结构。骨髓腔再通,恢复骨原形。

骨折愈合的速度与患者年龄、骨折类型、骨折部位、患者的营养状况和治疗方法等有关。一般儿童、肌肉丰富区骨折、嵌入性骨折愈合快,而老年、关节内骨折、骨折断端移位严重、营养状态差、并发感染者愈合慢。

骨折整复后 2 ~ 3 周需要拍一次平片,复查骨折固定的位置和骨痂的形成情况。摄片时最好能暂时去除固定物,以免影响对骨折的观察。

(五) 骨折的并发症

骨折可伴有局部或全身的并发症,影响骨折的处理和愈合,甚至对人体的危害超过骨折本身。骨折常见的并发症有以下几种。

1. 延迟愈合或不愈合

骨折复位不良、固定不佳、局部血供不足、全身营养代谢障碍、软组织嵌入断端间、并发感染等都可导致延迟愈合或不愈合。常见于股骨颈、胫骨下 1/3、舟状骨、距骨和肱骨干骨折。

骨折延迟愈合 X 线检查可表现为骨痂出现延迟、稀少或不出现,骨折线消失迟缓或长期存在。

骨折不愈合 X 线检查可表现为断端被密质骨封闭,致密光整,或骨折断端吸收变尖,断端间有明显裂隙(图 3-2-7)。有时可形成假关节。

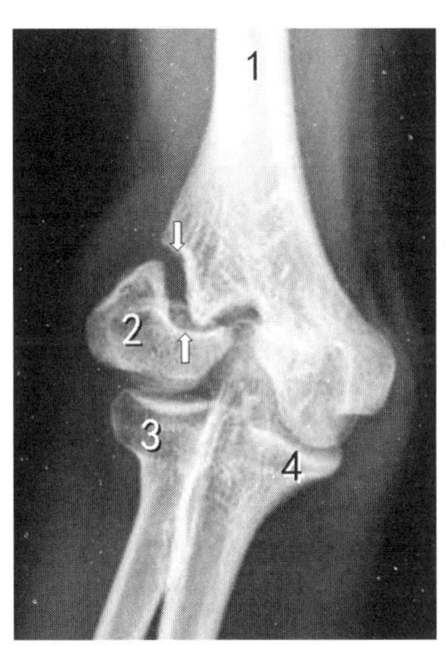

1. 肱骨;2. 肱骨外侧髁;3. 桡骨小头;4. 尺骨冠突;粗白箭头—断端骨质致密光整,形成假关节

图 3-2-7　骨折不愈合,右肘正位片

2. 畸形愈合

由于骨折复位时对位、对线差,在骨折断端有骨痂形成,可有成角、旋转、缩短或分离移位(图 3-2-8)。轻者可不影响外观与功能。

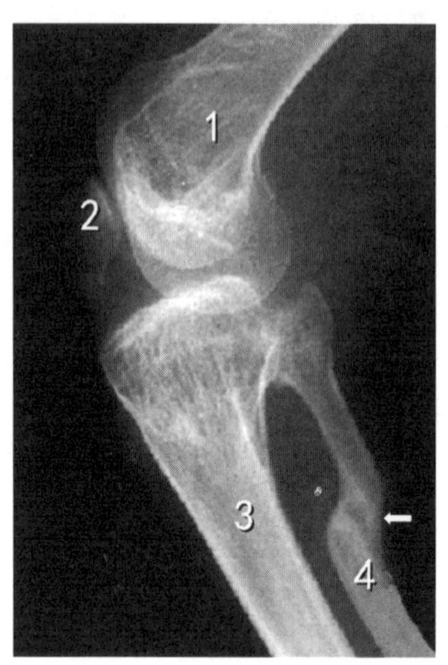

1. 股骨;2. 髌骨;3. 胫骨;4. 腓骨;粗白箭头—腓骨骨折后畸形愈合

图 3-2-8　腓骨畸形愈合,左小腿侧位片

3. 外伤后骨质疏松

外伤后骨质疏松是骨折固定后引起的废用性骨质疏松。轻者,可恢复;重者,则持续较久,可延缓骨折的愈合,且影响功能。

4. 骨关节感染

骨关节感染见于开放性骨折或闭合性骨折手术复位后。如转为慢性,则较难治愈。

5. 骨缺血性坏死

骨缺血性坏死是由于动脉供血中断或因反复手术复位所致,如股骨颈骨折后的股骨头缺血坏死、舟状骨骨折后的缺血性坏死等。

6. 关节强直

创伤后的关节强直多因关节周围及关节内粘连所致的纤维性强直,X 线片上关节间隙依然存在,但可见骨质疏松和软组织萎缩。

7. 关节退行性变

关节内骨折或骨折畸形愈合,可引起关节退行性变。

8. 骨化性肌炎

骨折后发生于肌纤维之间的软组织广泛性骨化(图 3-2-9),又称为异位性骨化。可引起局部疼痛和关节功能障碍,也可逐渐吸收缩小。

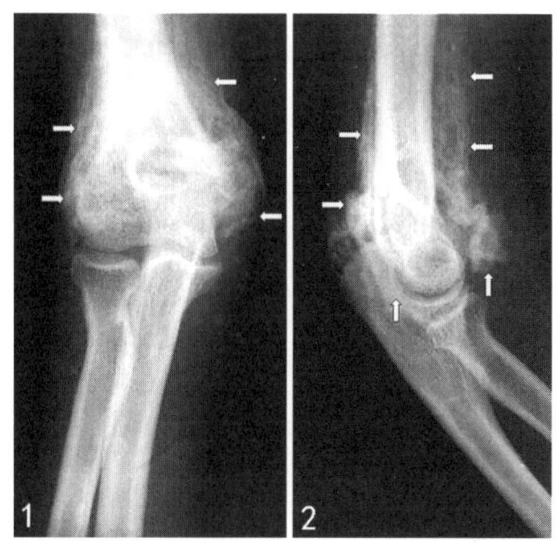

1. 正位；2. 侧位；粗白箭头—软组织广泛性骨化

图 3-2-9　骨化性肌炎，右肘平片

二、脊柱骨折

患者多有自高处跌下，足或臀部着地；或由重物落下冲击头、肩部的外伤史。脊柱受到突然的纵轴性暴力冲击，骤然过度前屈，使受力的脊椎发生骨折。常见于活动范围较大的脊椎，如第 5、6 颈椎，第 11、12 胸椎，第 1、2 腰椎等部位，以单个椎体多见。

患者可出现局部肿胀、疼痛、活动功能障碍，甚至神经根或脊髓受压等症状。可有脊柱局部轻度后突成角畸形。

1. X 线表现

脊柱不同部位的骨折表现不尽相同。

（1）寰椎及枢椎齿状突骨折：单纯寰椎骨折甚为少见，多数并有齿状突骨折。寰椎骨折多发生在前弓及后弓，两个侧块向两侧移位。齿状突与两个侧块的距离增宽是寰椎骨折的可靠征象。

齿状突骨折（图 3-2-10）多为基底部横行骨折，骨折后多产生移位，如屈曲型损伤，齿状突伴随寰椎向前移位，伸直型损伤移位恰好相反。

（2）椎体骨折：椎体压缩性骨折（图 3-2-11）最为常见，占脊椎损伤的 90% 以上。可为单纯椎体压缩骨折，或合并附件骨折及脱位。椎体压缩性骨折主要为前方压缩，呈楔形变，亦可为椎体一侧压缩。前后位上显示椎体两侧不对称，或为压缩粉碎性骨折。可单纯发生于一个椎体，亦可同时累及多个椎体。

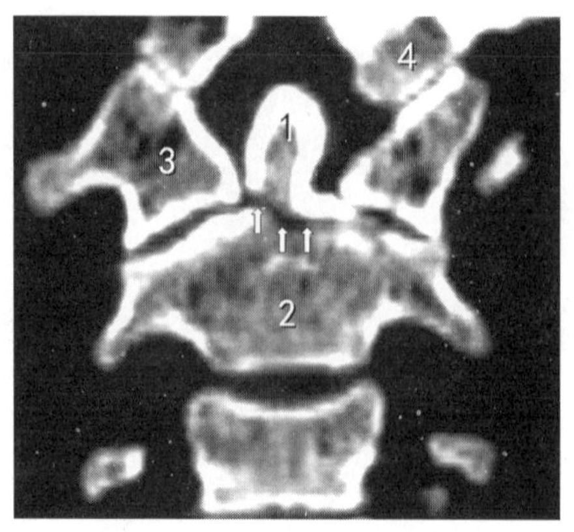

1. 齿状突;2. 枢椎椎体;3. 寰椎右侧侧块;4. 左侧的枕骨髁;粗白箭头—齿状突基底部横行骨折

图 3-2-10　齿状突骨折,上段颈椎 CT 冠状面重建

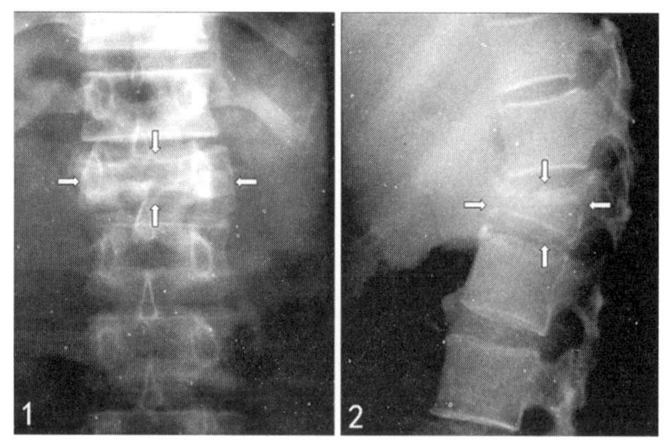

1. 正位;2. 侧位;粗白箭头—第 1 腰椎椎体压缩性骨折,椎体楔形变

图 3-2-11　椎体压缩性骨折,腰椎平片

(3) 关节突骨折:好发于下颈椎及胸、腰椎交界处。可发生于一侧或两侧。如两侧发生时椎体向前移位,称为骨折脱位。X 线表现为关节突形态不完整,骨折片可随椎体向前下或侧方移位。

(4) 横突骨折:最常见于腰椎。腰方肌和髂腰肌突然猛烈收缩时,引起横突的撕脱性骨折。骨折线多与横突垂直,位于脊椎的横突中段或基底部,其远端多向外下方移位。

(5) 棘突骨折:为脊椎骤然背伸时发生的撕脱性骨折。骨折线多与棘突方向垂直,位于棘突根部或中部。亦可将棘突沿水平方向劈裂为上、下两半。

(6) 骶尾椎骨折:多因骶尾椎着地直接撞击所致。因女性骶尾骨较直,易损伤。骨折线多为横行(图 3-2-12),少有移位,常发生在骶髂关节平面以下,亦可发生骶尾关节脱位。因骶尾角变异很大,能从伸直的位置至前屈 90°,所以诊断脱位时必须慎重,应密切结合临床。

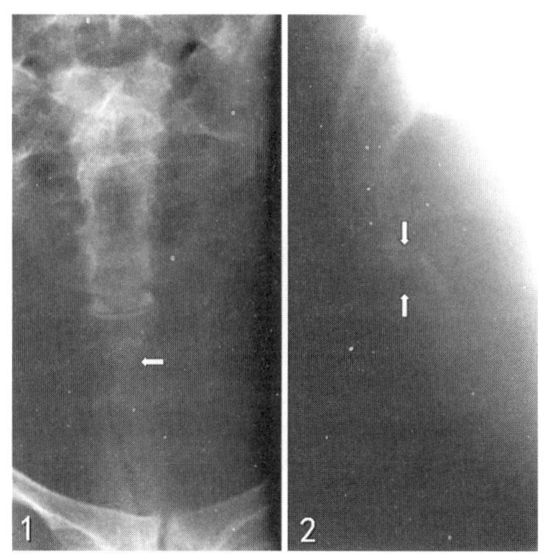

1. 正位;2. 侧位;粗白箭头—骨折线

图 3-2-12　尾椎骨折,骶尾椎平片

2. CT 表现

CT 可以充分显示脊椎骨折、骨折类型、骨折片移位程度、椎管变形和狭窄及椎管内骨碎片或椎管内血肿等,还可以对某些脊髓外伤情况做出判断。

(1) 椎体骨折:可分为爆裂骨折和单纯压缩性骨折。

爆裂骨折表现为椎体垂直方向的粉碎性骨折(图 3-2-13),正常的外形与结构丧失,骨折片向左、右、前、后各个方向移位,椎体楔形变。

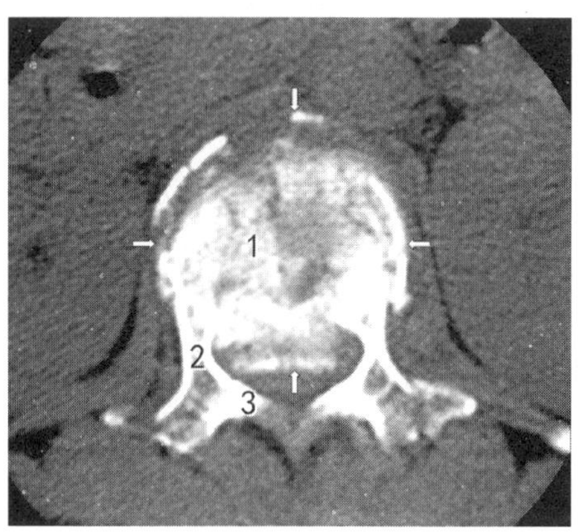

1. 椎体;2. 椎弓根;3. 椎弓板;粗白箭头—骨折片向四周移位

图 3-2-13　椎体爆裂骨折,CT 椎体层面软组织窗

单纯压缩性骨折仅表现为椎体密度增高而见不到骨折线,在矢状重建像上见椎体变扁呈楔形。

(2) 附件骨折:CT 较易发现各种附件骨折和椎间小关节脱位,如椎弓骨折、椎板骨折和横突骨折等。

CT 检查的重点是显示骨折对脊髓和神经根的影响,了解有无骨折片突入椎管及骨折移位对脊髓的压迫情况。

3. MRI 表现

MRI 可显示椎体骨折、椎间盘突出、韧带撕裂、脊髓挫裂伤、脊髓受压等。

(1) 爆裂骨折:除能显示 CT 所见的骨折情况外,在矢状面和冠状面上可见椎体上、下骨板的骨皮质低信号带失去完整性,变得凹凸不平或部分突入椎体中。椎体内的渗出和水肿 T1WI 呈低信号,T2WI 呈高信号。骨折线也呈相对的长 T1WI 信号和长 T2WI 信号。

(2) 单纯压缩骨折:在矢状面上可见典型的楔形改变,受伤脊椎的信号改变与爆裂骨折相同。

(3) 骨折脱位:错位的椎体或突入椎管的游离骨折片都可以压迫和损伤脊髓。附件骨折和椎间关节脱位在 MRI 上也易于发现。

(4) 椎间盘损伤:常见于伤后晚期,损伤的椎间盘呈退行性改变,信号变低,在矢状面 T2WI 上显示最好。

(5) 韧带断裂:脊柱的韧带断裂,在其正常的连续性低信号影中,因水肿/出血而表现为不同程度的高信号影(图 3-2-14)。

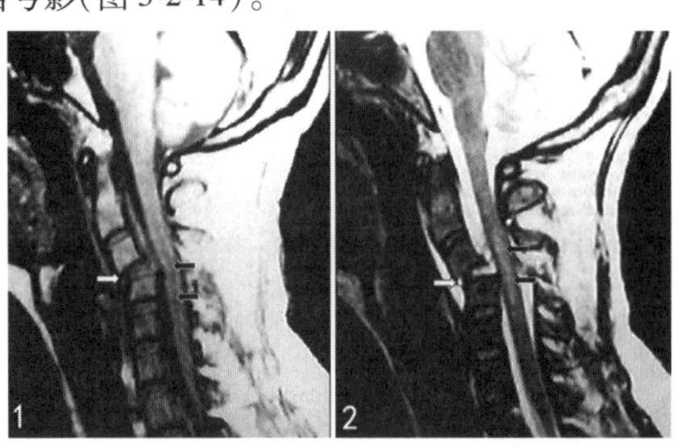

1. T1WI;2. T2WI;粗白箭头—前纵韧带断裂处;粗黑箭头—脊髓水肿

图 3-2-14　前纵韧带断裂、脊髓水肿,颈部 MRI 正中矢状面

(6) 脊髓损伤:脊柱骨折后脊膜囊和脊髓可受压、移位,严重时脊髓内可见出血、水肿(图 3-2-14),甚至脊髓横断。MRI 还能观察到神经根撕脱和硬膜囊撕裂等情况。

脊柱外伤性骨折应注意与脊椎病变所致的椎体压缩变形鉴别。脊椎病变所致的椎体压缩变形常见椎体或附件骨质破坏,波及椎间盘时可见椎间隙变窄,椎间盘破坏或消失,椎旁可见脓肿或软组织肿块等。须结合临床资料和病史进行鉴别诊断。

三、四肢骨骨折

多有明确的外伤史,常合并局部软组织撕裂,有时可以出现相邻脏器或神经损伤。

（一）锁骨骨折

锁骨位于皮下，位置表浅，受外力作用时容易发生骨折，发生率占全身骨折的5%～10%。在肩部损伤中锁骨骨折的发生率最高，多发生在儿童及青壮年。

锁骨骨折大多由间接暴力造成，如跌倒时手或肘部着地，外力自前臂或肘部沿上肢向近心端冲击。肩部着地更多见，撞击锁骨外端造成骨折（图3-2-15）。间接暴力造成的骨折多为斜形或横行，其部位多见于中外1/3处。直接暴力造成骨折因着力点不同而异，多为粉碎性骨折或横行骨折。

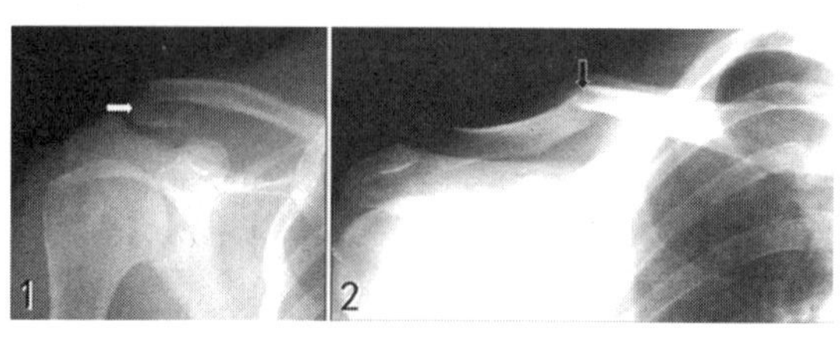

1. 锁骨肩峰端横行骨折；2. 锁骨中外1/3处斜形骨折；粗白箭头—肩峰断端；粗黑箭头—成角畸形

图3-2-15　右侧锁骨骨折，正位片

（二）肩胛骨骨折

肩胛骨骨折多由直接暴力引起，常发生于肩胛体和肩胛颈。喙突、肩峰和肩胛冈很少发生骨折。

1. 肩胛体骨折

肩胛体骨折多为粉碎性骨折（图3-2-16）。

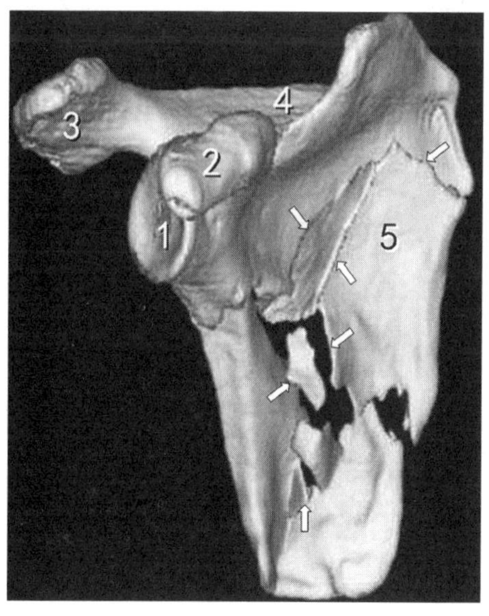

1. 肩胛盂；2. 喙突；3. 肩峰；4. 肩胛冈；5. 肩胛体；粗白箭头—骨折线

图3-2-16　右侧肩胛体粉碎性骨折，CT三维重建

2. 肩胛颈骨折

骨折线自关节盂下达喙突基底部，盂端碎片可向下向前移位，并可嵌入体部。

（三）肱骨骨折

肱骨骨折常发生于肱骨外科颈、肱骨干、肱骨髁上、肱骨髁间、肱骨外侧髁、肱骨内侧髁。前三者较常见，多由直接暴力和间接暴力所致，如重物撞击、挤压、打击及扑倒时，手或肘部着地，暴力经前臂或肘部传至肱骨而发生不同部位骨折。

1. 肱骨外科颈骨折

骨折部位在解剖颈下 2～3 cm 处，相当于大、小结节下缘。各种年龄均可发生，但老年人较多见。

肱骨外科颈骨折的骨折线通常是横行的，可有断端嵌顿及成角。可分为：① 内收型，断端远侧内收，向外成角移位，外侧骨皮质分离，而内侧的皮质相互嵌入。肱骨头可被骨干挤成极度外展位，以致肩关节半脱位。② 外展型（图 3-2-17），较多见。断端远侧外展，向内成角移位，内侧皮质分离而外侧皮质嵌入。

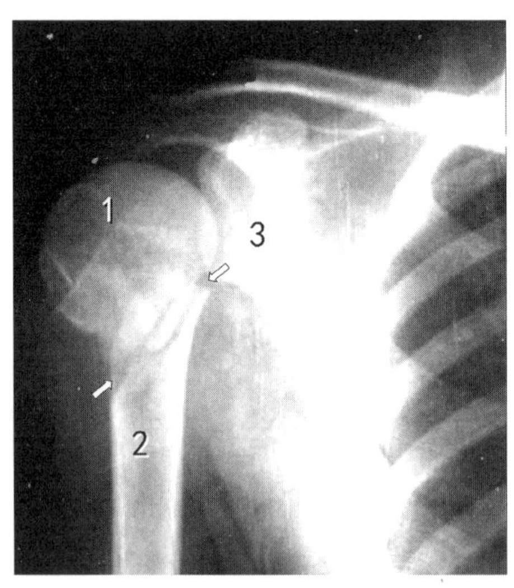

1. 肱骨头；2. 肱骨干；3. 肩胛盂；粗白箭头—骨折线

图 3-2-17　肱骨外科颈外展型骨折，右侧肩关节正位片

2. 肱骨干骨折

肱骨干骨折多见于成年人。肱骨干上起肱骨外科颈下 1 cm 处，下达肱骨髁上 2 cm 处。直接暴力多引起粉碎型或横断型骨折（图 3-2-18），间接暴力多为斜形或螺旋形骨折。肱骨干中下 1/3 骨折并发桡神经损伤者约占 2%。因投掷活动，肌肉牵拉所致的肱骨干骨折称为投掷骨折，断端多呈旋转移位。

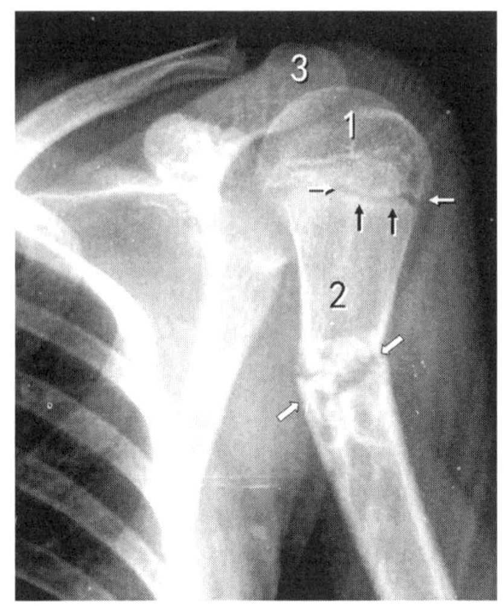

1. 肱骨头；2. 肱骨干；3. 肩峰；细白箭头—骨骺线（低密度线）；细黑箭头—临时钙化带（高密度线）；粗白箭头—骨折线

图 3-2-18　肱骨干横断骨折，左侧肩关节正位片

3. 肱骨髁上骨折

肱骨髁上骨折最常见于儿童。肱骨髁上部在解剖结构上为薄弱区，易发生骨折。

（1）伸直型骨折（图 3-2-19）：较多见，肘关节半屈或伸直状态外伤，骨折线斜形，远端的骨折片和肘关节向背侧移位，近端的骨干断端向掌侧移位。

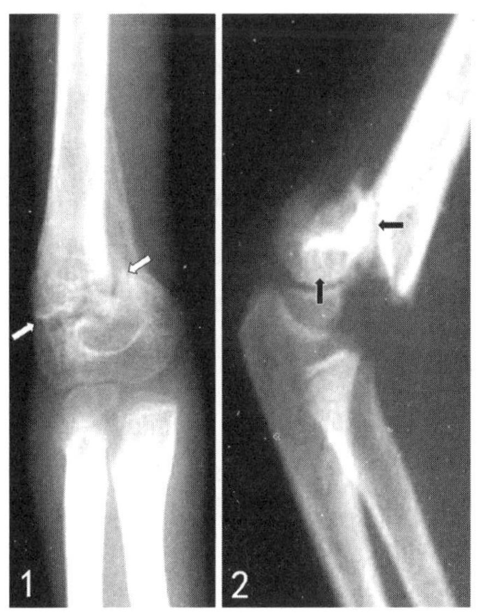

1. 正位；2. 右侧位；粗白箭头—骨折线；粗黑箭头—断端向后侧方移位

图 3-2-19　肱骨髁上骨折伸直型，右侧肘关节平片

（2）屈曲型骨折：肘关节屈曲位着地，骨折线斜形，由后下向前上，远端向前上移位。

（3）粉碎型骨折：多见于成人。骨折线呈"T"形或"Y"形，在肱骨两髁上发生横断骨折，纵行骨折线在两髁之间伸至关节，骨折块可向前或向后移位。

（四）前臂骨骨折

前臂骨骨折（图 3-2-20）是指尺骨骨折和桡骨骨折。

1. 尺骨鹰嘴骨折

尺骨鹰嘴骨折常为小块撕脱性骨折，因肱三头肌的牵拉，可有向上不同程度移位。

2. 孟氏骨折（Monteggia fracture）

孟氏骨折指尺骨上 1/3 骨折，合并桡骨小头脱位，多发生于青壮年及儿童。过伸型：尺骨骨折远侧断端向背侧倾斜，形成后开角，桡骨小头向前外方脱位；屈曲型：尺骨骨折远侧断端向掌侧倾斜成角，桡骨小头向后脱位。

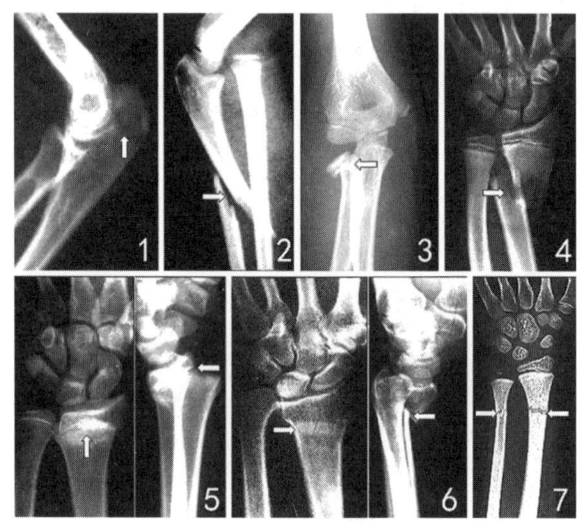

1. 左肘关节侧位，尺骨鹰嘴骨折；2. 右肘关节侧位，孟氏骨折；3. 右肘关节正位，桡骨小头骨折；4. 右腕关节正位，盖氏骨折；5. 右腕关节正侧位，柯雷氏骨折；6. 右腕关节正侧位，史密斯氏骨折；7. 右腕关节正位，尺桡骨骨干双骨折

图 3-2-20　前臂骨骨折，平片

3. 桡骨小头骨折

桡骨小头骨折多为传导暴力使桡骨小头撞击肱骨小头所致。骨折可为裂纹、塌陷、粉碎及颈部横断。

4. 盖氏骨折（Galeazzi fracture）

盖氏骨折为桡骨远端 8 cm 以内的骨折，合并远侧尺桡关节脱位。比孟氏骨折更多见。

5. 柯雷氏骨折(Colles fracture)

柯雷氏骨折为桡骨远端2～3 cm以内的骨折,常因向前扑倒手掌着地间接外力作用在桡骨远端所致。多为横断骨折,骨折远端向背侧、桡侧移位,常与近端相嵌顿,手腕呈“匙”样畸形。常合并尺骨茎突骨折及远侧尺桡关节脱位。若在骨骺与骨干闭合以前,常发生桡骨下端骨骺分离,又称幼年型柯雷氏骨折。

6. 史密斯氏骨折(Smith fracture)

史密斯氏骨折又称为反柯雷氏骨折,较少见。患者手背着地,桡骨远端背面受暴力作用骨折,远端骨块向掌侧移位。

7. 尺桡骨骨干双骨折

尺桡骨骨干双骨折多见于青少年。直接暴力时,骨折在同一平面上,通常桡骨骨折部位高于尺骨。骨折端可发生侧方移位、重叠移位、成角移位及旋转移位。

(五) 掌骨骨折

掌骨骨折发生率高,占手部损伤的68%,单发或多发,可见各种骨折类型,也可向各方移位或成角。

第1掌骨骨折与其他掌骨不同,常为基底部骨折合并掌腕关节脱位(图3-2-21),称为本纳特氏骨折(Bennett fracture)。

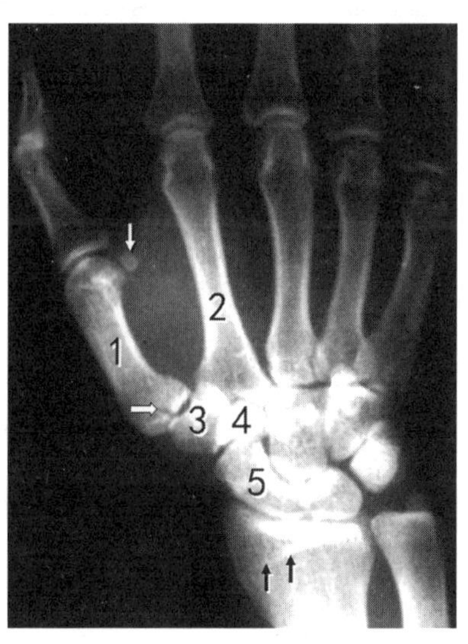

1. 第1掌骨;2. 第2掌骨;3. 大多角骨;4. 小多角骨;5. 舟状骨;细白箭头—籽骨;粗白箭头—第1掌骨基底部纵向裂纹骨折;粗黑箭头—生长线(高密度线)

图3-2-21 本纳特氏骨折,右手正位片

(六) 腕骨骨折

腕骨骨折中最多见的是舟状骨骨折,多为间接暴力所致横断或斜行骨折,多无移位。

腕部正侧位摄片常难以显示骨折线，常摄桡侧45°斜位片。必要时应在2～3周后复查，此时骨折附近有骨质吸收，可使骨折间隙扩大。舟状骨腰部骨折（图3-2-22）可使近侧骨块血供不足，易引起迟缓愈合或缺血坏死。

部分腕骨损伤患者X线检查无任何骨质异常，但愈合后仍有疼痛或功能障碍。通过腕关节照影可证明其中有些患者为三角软骨损伤。

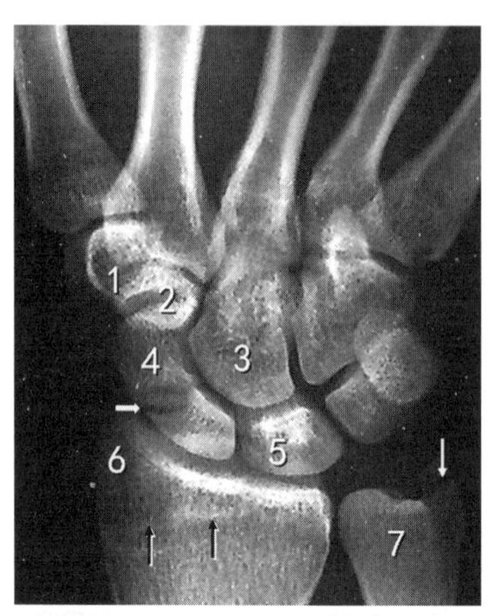

1. 大多角骨；2. 小多角骨；3. 头状骨；4. 舟状骨；5. 月骨；6. 桡骨茎突；7. 尺骨头；粗白箭头—舟状骨腰部横行骨折线；细白箭头—尺骨茎突骨折；细黑箭头—生长线

图3-2-22 舟状骨腰部骨折，右腕正位片

（七）骨盆骨折

骨盆骨折通常是由于猛烈的撞击伤和挤压伤所致。骨折往往为多发，且常并有耻骨联合或骶髂关节脱位，在痊愈时很少见到有骨痂形成。

1. 骨盆边缘骨折

骨折面倾斜不平者，常表现为模糊的较宽的低密度带。骨折片分离时为低密度骨折线；骨折片重叠时为较高密度骨折线；骨折片旋转时显示为两层平行的致密骨皮质；骨折面倾斜而无分离者，常不显示骨折线，只见到髂骨嵴上缘断裂、错位，出现阶梯征象。

2. 骨盆环骨折脱位

骨盆环是一个硬性骨环，即使X线显示一处骨折也必然有另一处韧带损伤，或某一处骨折未显示出来。因为骨盆环损伤必须是两处损伤。

（八）股骨骨折

股骨骨折可发生于股骨颈、粗隆间、股骨干和股骨髁等部位（图3-2-23）。

1. 股骨颈骨折

很常见，尤其多见于老年人，常为间接外力所致。按骨折发生的部位可分为头下部骨折、颈部骨折和基底部骨折 3 型。前两种为关节囊内骨折，常因血供不足而影响骨折愈合，并易发生股骨头缺血坏死。基底部骨折为关节囊外骨折，血供影响很小，故骨折较易愈合。根据骨折线的走行方向和股骨移位情况可分为外展型和内收型。外展型骨折是远端骨折线与股骨干纵轴的垂直线所形成的外侧角（Linton's 角）小于 30°，股骨干处于外展，移位较小，断端容易嵌顿，故较易愈合。内收型骨折是 Linton's 角大于 50°，股骨干处于内收并常易向外上方移位，断端不易嵌顿而产生剪式活动，故而影响愈合。

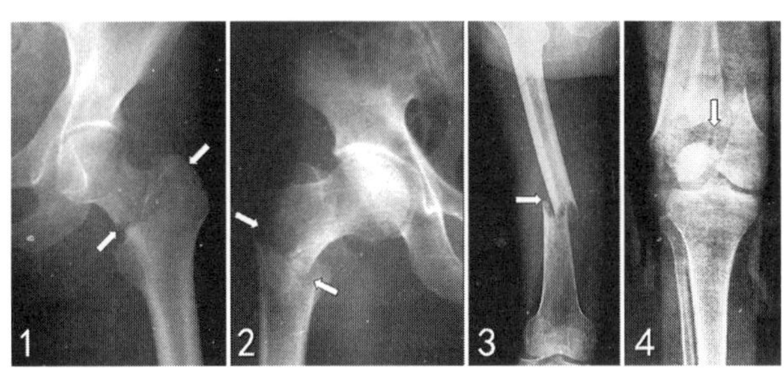

1. 左髋正位，股骨颈骨折；2. 右髋正位，粗隆间骨折；3. 右股骨正位，股骨干骨折；4. 右膝正位，股骨髁骨折

图 3-2-23　股骨骨折，平片

2．粗隆间骨折

粗隆间骨折常见于老人，骨折线从大粗隆向下斜行至小粗隆或其下方，常合并小粗隆骨折。骨折的小粗隆常向上移位。股骨颈干角常缩小，形成髋内翻。

3．股骨干骨折

股骨干骨折包括股骨小粗隆以下和髁以上的骨折。多见于 10 岁以下的儿童。骨折多由强大暴力引起，故骨折端的移位明显，软组织损伤也严重。骨折可为横断、斜面、螺旋或粉碎型。

4．股骨髁骨折

股骨髁骨折可为髁间骨折或单纯髁部骨折，髁间骨折常见。髁间骨折可呈“T”形或“Y”形，近侧断端可插入两髁之间。单髁骨折，分离的骨髁常向上移位，形成膝外翻（外髁骨折）或膝内翻（内髁骨折）畸形。

（九）小腿骨骨折

小腿骨骨折包括胫骨的骨折或（和）腓骨的骨折（图 3-2-24）。

1．胫腓骨骨干骨折

胫腓骨骨干骨折以儿童为多见。其中以胫骨骨折最多。直接暴力所致者，以横断或短、斜断为多，亦可为粉碎型。间接暴力所致之骨折多为螺旋或斜型。断端可有重叠、成角或旋转畸形。单独胫骨或腓骨骨折较少移位或轻度移位。胫骨下 1/3 骨折，因局部血运不良，易发生迟缓愈合或不愈合。双骨折时，腓骨骨折部位多高于胫骨，需拍摄腓骨上下端的 X 线片,否则容易漏诊。

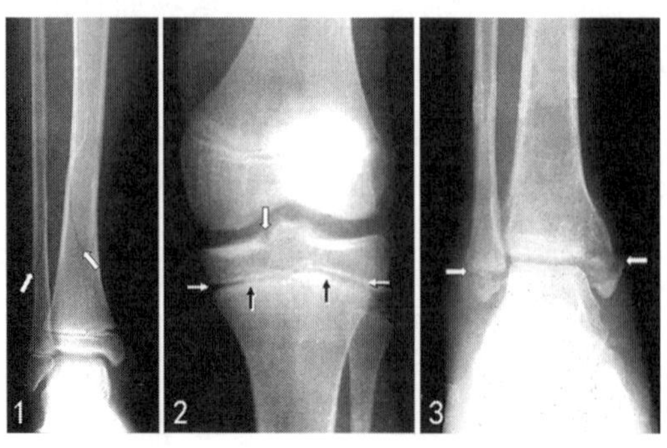

1. 右胫腓骨正位,胫腓骨骨干骨折;2. 左膝正位,胫骨内侧髁平台纵向裂纹骨折;3. 双踝骨折;粗白箭头—骨折线;细白箭头—骨骺线(低密度线);细黑箭头—临时钙化带(高密度线)

图 3-2-24 小腿骨骨折,平片

2. 胫骨髁骨折

胫骨外侧髁骨折较内侧髁骨折常见。胫骨外侧髁骨折常伴有外髁塌陷、髁间隆起骨折或腓骨小头骨折。髁间隆起骨折以内侧髁间隆起较常见,由前叉状韧带牵拉所致。

3. 踝部骨折

踝部骨折可累及一踝、双踝或三踝。骨折线为横形、斜形或螺旋形。按骨折发生的方式可分为外旋骨折、外展骨折、内收骨折和压缩骨折。

(1) 外旋骨折:腓骨远端的骨折线为斜形或螺旋形,由内上方斜向外下方,在前后位照片上不易发现,应注意在侧位上观察。内踝骨折线发生在内踝基底或为内踝尖端的撕脱骨折,可合并胫骨后缘骨折(三踝骨折)和距骨脱位。

(2) 外展骨折:内踝骨折线位于基底部,为横形骨折线。外踝骨折为斜形骨折线,位于内踝骨折线的同一水平位置,或位于腓骨尖端上方数厘米处。

(3) 内收骨折:内踝骨折线为垂直形或斜形,外踝骨折线为位于踝关节面水平的横形骨折线,或为外踝尖端的撕脱骨折。

(4) 压缩骨折:严重的由上向下的重力可导致踝部骨折,包括距骨前方半脱位、胫骨前方半脱位、胫骨前缘纵行骨折,甚至双踝骨折。

(十) 足部骨折

足部骨折(图 3-2-25)可发生于距骨、跟骨、跖骨等。

1. 距骨骨折

距骨骨折较少见,骨折最常发生在距骨的颈部,由高处坠落所致,骨折线为横形。严重者合并错位及距跟关节脱位,极易发生骨缺血坏死或者骨性关节炎。

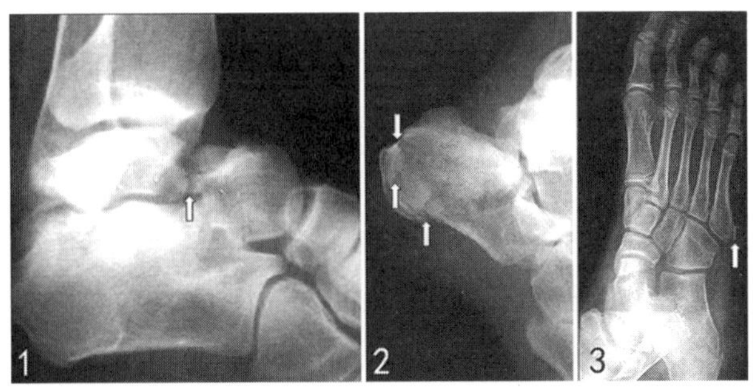

1. 右踝侧位，距骨横行骨折；2. 跟骨右侧位，跟骨粉碎性骨折；3. 右足斜位，第 5 跖骨基底部骨折；粗白箭头—骨折线

图 3-2-25　足部骨折，平片

2. 跟骨骨折

跟骨骨折成年人较多，常由高处坠下，足跟着地，垂直暴力从距骨传导至跟骨，使跟骨压缩或者劈开，多是粉碎性骨折。骨折解剖非常有规律，不论骨折线的位置、错位的方向和压缩的特点如何，都具有下列 3 个特点：跟骨的载距突劈裂骨折；跟骨体压缩骨折；跟骨外缘骨皮质壳状骨折。平片显示不理想，CT 可显示骨折碎片的大小、数量及移位情况，冠状面 CT 扫描显示后侧关节突最佳。

3. 跖骨骨折

跖骨骨折多由扭伤、车轧和重物打击足背部所造成，是常见的足部骨折。基底部骨折最多，体部次之，头部最少。以横断骨折最多见，斜形或粉碎性骨折较少。第 5 跖骨基底最易发生骨折，骨折线为横形，此种骨折若发生在青少年，则应与正常骨骺区别。其他跖骨骨折则多见于骨干或颈部，移位一般较轻。其骺软骨板为纵形，骨骺呈鳞片状。

四、儿童骨折

儿童骨骼在不断地生长发育，其生理功能和生物力学性能都在不断变化。儿童骨骼有机质和水分含量相对较多、骨膜比较肥厚，骨折时不易完全断裂。因此，儿童骨折的特点是骨骺损伤和青枝骨折。儿童发生任何类型的骨折都可能严重影响其骨骼生长发育，并可能导致骨骼畸形。

（一）骨骺损伤

骨骺损伤是涉及骨骼纵向生长机制损伤的总称，包括骨骺、骺板、骺板周围环（Ranvier 区）、与生长相关的关节软骨及干骺端损伤等。常用 salter-Harris 分型，如下。

1. Ⅰ型（骨骺分离）

骨折线仅穿过骺板软骨，骨骺分离无骨折。由剪力或拉力造成。因干骺端骨片很小X线常常与骨质重叠而不显示。如肘关节内、外髁骨骺分离,肱骨头骨骺分离,股骨头骨骺分离,长跑可造成坐骨结节骺撕脱骨折。此型骨折占骺板骨折的5%,常见于5岁以下幼儿或新生儿产伤引起。此型骨折易漏诊。

2. Ⅱ型(骨骺分离伴干骺端骨折)

骨折线穿过骺板再向干骺端延伸,即骨骺分离加干骺端骨折,此型最常见(图3-2-26)。由剪力和拉力造成。如腕关节的桡骨远端骨骺分离,干骺端骨折片大小不等,称角征,预后良好。下踝关节胫骨远端也是好发部位,X线表现为骨折线通过部分骺板软骨进入干骺端。由于软骨X线不显影,故X线检查见干骺端三角形骨片。

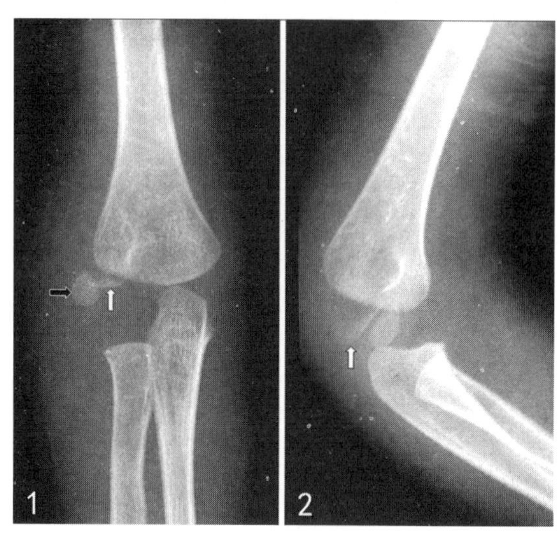

1. 右肘正位;2. 右肘侧位;粗黑箭头—肱骨小头的二次化骨中心向外移位;粗白箭头—干骺端骨折片

图3-2-26　骨骺损伤Ⅱ型,右侧肘关节平片

3. Ⅲ型(骨骺骨折)

骨折线由关节面穿过骨骺达骺板软骨肥大细胞层,然后沿骺板软骨到周围。不累及干骺端,但累及部分骺板,即骨骺部分骨折、分离,分离的骨骺软骨常有移位。骨折可累及关节面,但较少见,多由剪力造成。因其累及的软骨X线不显影,故诊断困难,尤其无移位者更难诊断。多方向投照有助于诊断。骨骺内骨化中心出现者,骨折线显而易见,部分骨骺可见移位。MRI有助于单纯软骨骨折的诊断。骺移位但整复良好者,愈后好,否则关节面不整,关节病必须发生,但生长停止和畸形罕见。

4. Ⅳ型(骨骺干骺端骨折)

骨折线自干骺端穿过骺板软骨进入骨骺,即骨骺干骺端骨折,累及关节面,将骨骺干骺端一分为二。肘关节肱骨外髁骨折及胫骨远端骨折最为常见。X线可见干骺端和骨骺骨片,骨片分离并向外移位。因其损伤生发细胞,常引起生长停止和成角畸形。

5. Ⅴ型(骺板的压缩骨折)

骺板压缩骨折,非常罕见,仅占1%,常为垂直压迫损伤。膝关节和踝关节常见。垂直重力造成骺板的全部或部分软骨损伤。此种损伤愈后极差,常于肢体短缩后方能发现,双侧对比照相有助于诊断。骺早闭后,常发生肢体短缩,骨骺锥状变形及成角畸形。X线检查即可。CT冠状位扫描有意义,可确定骺早闭的部位及范围,但必须冠状位扫描或矢状位扫描,轴位扫描无意义。

对于X线阴性而临床高度怀疑骺板损伤者,MRI检查不失为一种好方法。上述各类型的损伤并非都是单独存在,可交叉并存。

(二)青枝骨折

儿童骨骼的柔韧性较大,外力不易使骨骼完全断裂,仅表现为局部皮质小梁有扭曲,看不到明显骨折线,或只引起骨皮质的皱褶,凹陷或隆突,形似青嫩的柳枝被折时的情况,称为青枝骨折(图3-2-27)。X线表现无骨折线,反而显示为密度增高的条状或带状影。仔细观察可发现骨皮质和骨小梁的连贯性中断或错位。

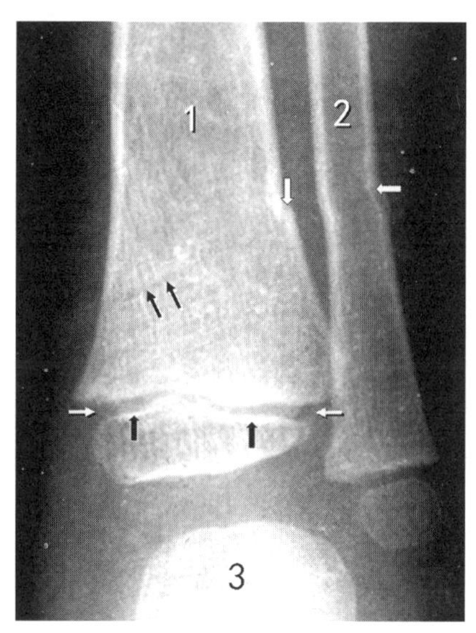

1.胫骨;2.腓骨;3.距骨;粗白箭头—骨皮质扭曲;细黑箭头—骨小梁扭曲;细白箭头—骨骺板;粗黑箭头—临时钙化带

图3-2-27　胫腓骨青枝骨折,左侧踝关节正位片

五、关节脱位和关节内骨折

关节脱位和关节内骨折都有关节软组织的损伤,而后者亦可单独出现。

(一)关节脱位

关节脱位根据发病原因可分为先天性关节脱位、习惯性关节脱位、创伤性关节脱位和病理性关节脱位。创伤性关节脱位有明确的外伤史,关节疼痛、肿胀变形和功能丧失。损伤性关节脱位治疗不当,经复位后屡次复发者,则称为习惯性脱位。

1. 肘关节脱位

肘关节脱位最常见,多由间接外力致伤,外伤后关节韧带损伤,严重者常合并骨折或伴有血管神经损伤。X 线侧位片分 3 型:

(1) 后脱位(图 3-2-28):最常见,桡骨小头、尺骨喙突同时向后移位。

(2) 侧方脱位:少见,大都为半脱位,跌倒时肘关节猛烈外翻,尺侧副韧带撕裂,关节囊破裂,尺桡骨向外脱位。

(3) 前脱位:很少见,多为直接暴力,造成尺骨鹰嘴粉碎骨折,随后骨折远端连同桡骨小头一起前移。

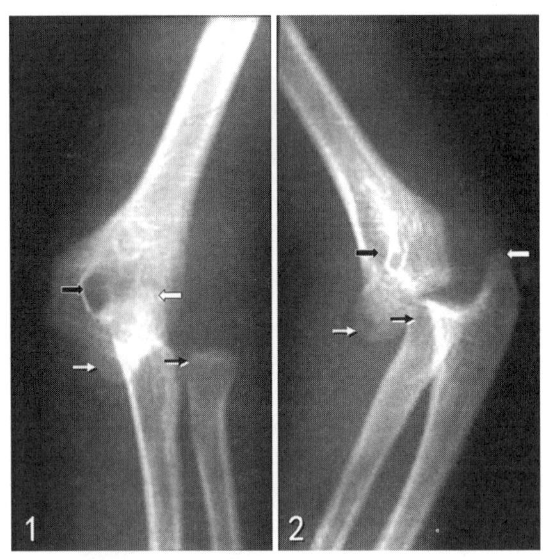

1. 左肘正位;2. 左肘侧位;粗黑箭头—鹰嘴窝和冠状窝重叠影;粗白箭头—鹰嘴向后移位;细白箭头—肱骨小头;细黑箭头—桡骨小头向外后方移位

图 3-2-28　左侧肘关节后脱位,平片

2. 肩关节脱位

依据肱骨头位置可将肩关节脱位分为前脱位和后脱位。肩关节前脱位最常见,外伤致肩关节囊前方撕裂,肱骨头脱出于关节盂前方;肩关节后脱位较少见。

肩关节前脱位(图 3-2-29)按脱位程度又分为盂下脱位、喙突下脱位、锁骨下脱位 3 种。

(1) 盂下脱位:肱骨头明显下移达到关节盂下方,易合并肱骨大结节撕脱性骨折。

(2) 喙突下脱位:指肱骨头移位到喙突下 0.5 ~ 1.0 cm 处,最多见。

(3) 锁骨下脱位:指肱骨头更向内移位,越过喙突,达到锁骨下方。

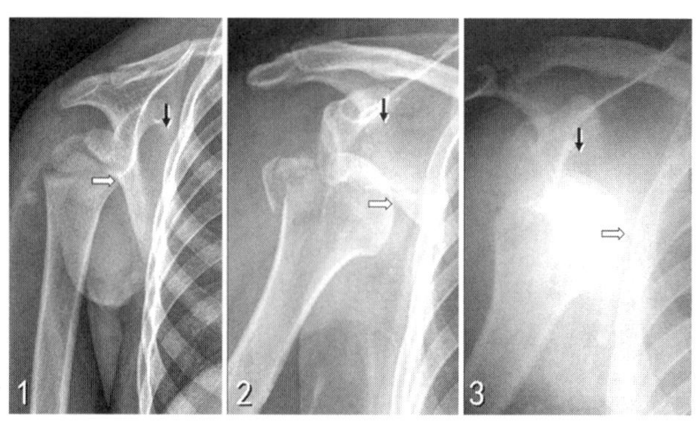

1. 盂下脱位;2. 喙突下脱位;3. 锁骨下脱位;细黑箭头—肩胛骨喙突;粗白箭头—肱骨头

图 3-2-29　右侧肩关节前脱位,正位片

3. 腕骨脱位

在 8 块腕骨中月骨最容易脱位。

月骨常向掌侧脱位,在月骨掌背侧韧带完全断裂时发生。X 线表现为(图 3-2-30):正位,月骨旋转与头状骨重叠,头、月关节间隙消失;侧位,月骨向掌侧脱位,月骨关节面向前,特别是舟状骨、头状骨与桡骨的关系保持不变。

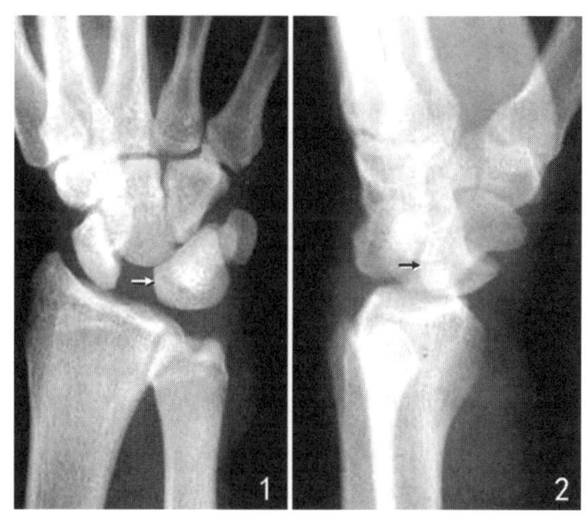

1. 正位;2. 侧位;细白箭头—月骨向内侧移位;细黑箭头—月骨向前(掌侧)移位

图 3-2-30　右侧月骨脱位,平片

月骨周围脱位,指头状骨与月骨发生脱位,月骨原位不动,与桡骨远端保持正常关系,而其他腕骨伴随头状骨同时脱位。X 线表现为:正位,头月关节间隙重叠或消失;侧位,突出表现月骨不动,与桡骨远端关系正常。月骨上关节面空虚,头状骨在月骨背后上方,头状骨向背侧脱位。

经舟状骨月骨周围脱位,实际上是月骨周围脱位合并舟状骨骨折。

4. 髋关节脱位

按脱位后股骨头的位置分为后脱位、中心脱位和前脱位 3 种。

(1) 后脱位:为较常见的脱位。大腿屈曲内收,外力从膝部向髋部冲击,致股骨头后脱位。股骨头脱出髋臼之外,与髋臼上部重叠,大粗隆突出。髋臼后缘的骨片常被脱位的股骨头推向上方。

(2) 中心脱位:强烈的暴力作用于大粗隆或沿股骨头向髋臼冲击,造成髋臼底部粉碎性骨折,随后股骨头向盆腔内突出,形成中心脱位。严重者可发生对侧耻骨支骨折。

(3) 前脱位:少见,股骨头脱出髋臼前下方,有时合并髋臼前缘骨折。

CT 可以显示各个方向的关节脱位和关节囊内骨折(图 3-2-31),但对韧带损伤和关节软骨损伤不敏感。

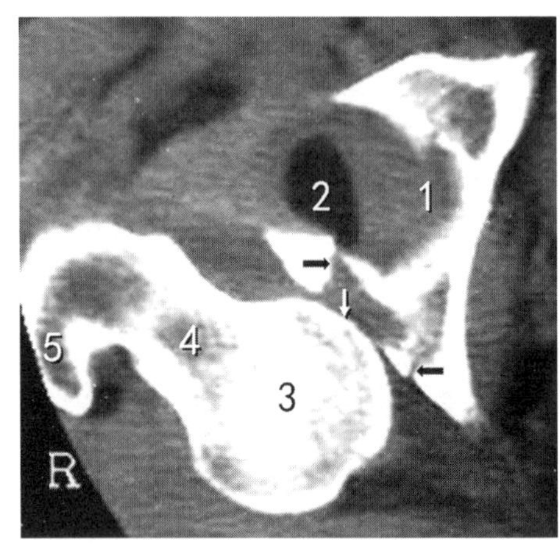

1. 关节腔积液;2. 关节腔积气;3. 股骨头;4. 股骨颈;5. 大粗隆;粗黑箭头—骨折线;细白箭头—股骨头移到髋臼后方

图 3-2-31 右侧髋关节后脱位,CT 骨窗

MRI 可以直接显示关节软骨、韧带、肌腱的损伤。正常韧带、肌腱在所有 MRI 序列上都表现为低信号,不完全撕裂表现为 T2WI 上韧带低信号影中散在高信号,其外形可以增粗,边缘不规则。

(二) 关节内骨折

关节内骨折是指发生在关节囊内的骨折,波及关节面和关节软骨。

1. 肘关节的关节内骨折

肘关节的关节内骨折最多见,包括肱骨内、外侧髁骨折,髁间骨折,肱骨小头骨折、桡骨颈骨折和尺骨鹰嘴骨折等,约占全身骨折的 7%。

2. 膝关节的关节内骨折

膝关节的关节内骨折包括股骨髁骨折、胫骨髁骨折、胫骨髁间隆起骨折和髌骨骨折等。

3. 踝关节的关节内骨折

踝关节的关节内骨折包括三踝骨折和距骨骨折等。

六、关节软组织损伤

关节软组织损伤包括关节内纤维软骨损伤、韧带损伤等，MRI 检查最适合。

（一）纤维软骨损伤

每种正常的纤维软骨都有其相对特征的形态，损伤后其形态和 MRI 信号都会发生改变。

1. 膝关节的半月板损伤

半月板的 MRI 检查常用 SE 序列，主要采用矢状面和冠状面。矢状面有利于显示前后角，冠状面适于观察体部。正常半月板 T1WI、PdWI 和 T2WI 上均表现为均匀的低信号影，而半月板损伤则表现为相对的高信号影。一般说来，半月板的前角不应该大于后角，体部的宽度一般为 11 ~ 12 mm，两侧半月板的高度相差不应该超过 2 mm。根据高信号影形态可将半月板损伤分为 3 级：

（1）Ⅰ级。半月板内的点状或小结节状高信号，不伸延至半月板的上下关节面，此征象代表早期变性，也可能是正常所见，临床上多无症状；

（2）Ⅱ级。半月板内水平走行的线状高信号，常伸延到半月板与关节囊的交界处，但不延伸到半月板的关节面，代表半月板的退行性改变；

（3）Ⅲ级。伸延到半月板关节面的线样或形态复杂的高信号影，表示半月板撕裂（图 3-2-32）。

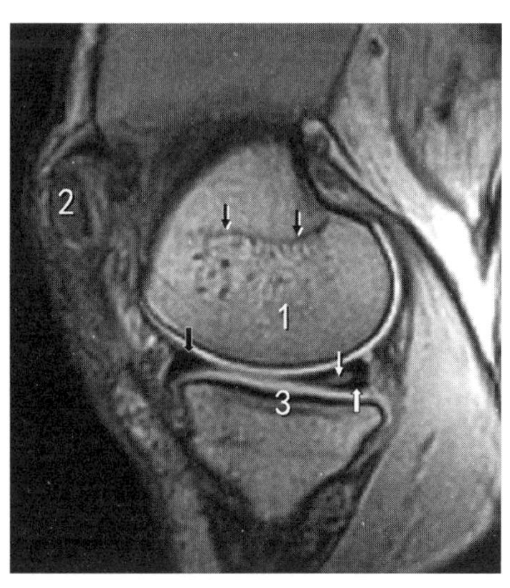

1. 股骨髁；2. 髌骨；3. 胫骨平台；细黑箭头—生长线；细白箭头—半月板后角内水平走行的线状高信号，伸延到半月板与关节囊的交界处；粗黑箭头—半月板前角

图 3-2-32　半月板损伤Ⅱ级，膝关节 MRI 矢状面

2. 盘状半月板

盘状半月板为一种先天性异常，主要见于膝关节的外侧半月板，可分为完全型和部分型两种。MRI 表现为半月板体部的宽度大于 15 mm，高度较对侧增加 2 mm 以上，三角形的断面形态发生改变。盘状半月板更易发生撕裂，同样表现为形态异常和达到关节表面的信号异常。

3. 肩关节的盂唇损伤

对于肩关节的盂唇损伤，MRI 横断面主要评价前后盂唇，而斜冠状断层主要评价上下盂唇。一般都表现为较为圆钝、光滑的三角形，与关节盂紧密相连，但前下盂唇可有较多的形态变异，而前上盂唇则可缺如或与关节盂分离。

4. 髋臼的盂唇损伤

对于髋臼的盂唇损伤，MRI 多表现为锐利的三角形，一般与髋臼缘紧密连接，但也有学者认为后上唇可与髋臼缘分隔。

5. 腕关节的纤维三角软骨盘损伤

对于腕关节的纤维三角软骨盘损伤，MRI 冠状断层是最主要的评价方法。腕关节的纤维三角软骨盘损伤呈不对称的双凹形，完全分隔下尺桡关节和桡腕关节，其桡侧固定于桡骨远端乙状切迹的关节软骨上，尺侧则通过一条或数条纤维束附着于尺骨茎突。

（二）韧带损伤

韧带损伤主要发生在膝关节，包括完全撕裂和不完全撕裂。临床上表现为局部肿胀、疼痛和压痛，韧带受到牵拉的活动则加重疼痛，关节活动受限。MRI 检查可清楚显示损伤处高信号影。

1. 膝内侧副韧带撕裂

当膝关节受到外翻损伤时可造成膝内侧副韧带撕裂。X 线检查一般无骨折，膝内侧关节间隙增宽，如作膝外翻位投照更明显。内侧软组织肿胀，层次模糊，皮下脂肪增厚呈网状结构。股骨内上髁韧带附着点处撕裂骨折，胫骨内髁韧带附着点撕裂骨折，可见小条片状游离骨片。

2. 膝外侧副韧带撕裂

膝关节受到强力的内翻力作用所致。X 线表现表现为膝外侧关节间隙增宽。可有股骨外髁撕脱性骨折，骨折片下移。腓骨小头有撕裂骨片则上移。

3. 膝交叉韧带损伤

前交叉韧带撕裂，可表现为胫骨髁间隆起撕脱骨折，有时胫骨前脱位。后交叉韧带撕裂，可表现为胫骨平台后缘撕脱骨折，可伴有胫骨后脱位。

4. 膝伸肌腱损伤

股四头肌强烈收缩，可产生膝伸肌腱断裂。X 线表现为髌骨上方股四头肌腱断裂，髌骨可因髌韧带松弛而稍下移,膝关节骨结构完整。髌骨上缘附着处断裂,可见髌骨上缘撕脱骨片上移。肌腱中部断裂髌骨中部横行骨折,两块相互分离。髌骨下缘韧带断裂,髌骨下缘撕裂骨折。髌下四头肌腱断裂(髌韧带断裂)髌骨上脱位。胫骨结节附着处断裂,胫骨结节撕裂骨折,骨片上移,儿童可发生胫骨结节骨骺分离。

CT 对侧副韧带撕脱骨折比较敏感,MRI 对侧副韧带水肿、撕裂及断裂敏感性较高(图 3-2-33),特异性强。二者都能从任意角度和方向以最佳视角观察韧带的损伤表现,软组织分辨率高,初步判断韧带损伤情况,为临床治疗提供重要信息。

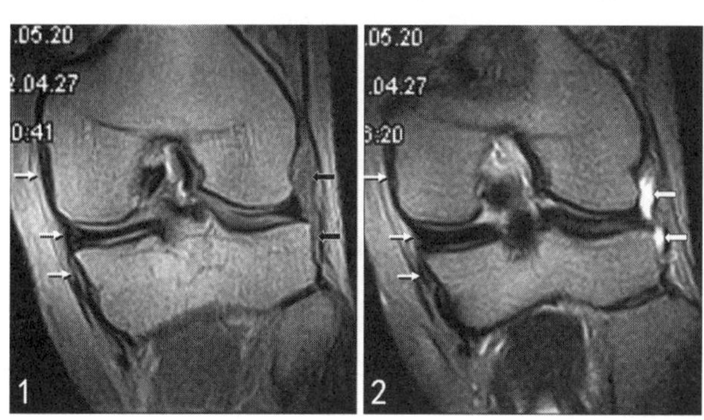

1. T1WI;2. T2WI;细白箭头—内侧附韧带;粗黑箭头—外侧附韧带增粗,呈中等信号;粗白箭头—外侧附韧带增粗,呈高信号

图 3-2-33　左膝外侧副韧带损伤,MRI 冠状面

七、椎间盘突出症

椎间盘突出症多发生于青壮年,男性多见,常有外伤或反复慢性损伤史。多发生在第 4、5 颈椎之间,第 5、6 颈椎之间,第 3、4 腰椎之间,第 4、5 腰椎之间,第 5 腰椎和骶骨之间。发病时患部脊椎运动受限,局部疼痛,并产生神经根受压症状,如下肢放射性疼痛等。

(一) X 线表现

椎间盘突出症在 X 光正位片上显示腰椎的生理性弯曲变直(图 3-2-34)。正、侧位片上皆可显示出椎间隙均匀或不对称性狭窄,椎体边缘尤其是后缘出现骨赘。椎间盘的髓核可向上、下椎体内脱出形成许茂氏(Schmorl's)结节,于椎体上缘或下缘显示一圆形或半圆形骨质凹陷区,有硬化缘,可累及几个椎体,常见于胸椎,临床上多无症状。

椎间盘结构为软组织密度,X 线不能直接观察,临床拟诊椎间盘突出的患者,一般都应行 CT 或 MRI 检查以明确诊断。

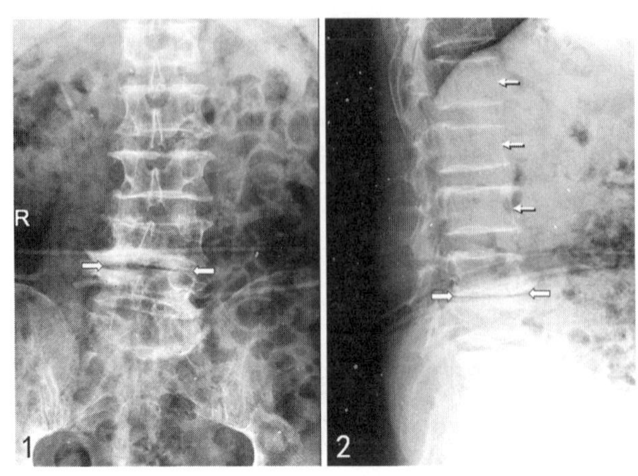

1. 正位；2. 侧位；细白箭头—腰椎的生理性弯曲变直；粗白箭头—第4、5腰椎椎间隙狭窄

图3-2-34 第4、5腰椎椎间盘突出，腰椎平片

（二）CT表现

椎间盘突出症在CT片上依据椎间盘变形的程度由轻到重可分为椎间盘膨出、椎间盘突出、椎间盘脱出、椎间盘游离。

1. 椎间盘膨出

椎间盘膨出CT表现为椎间盘的边缘均匀地超出相邻椎体终板的边缘，椎间盘后缘与相邻椎体终板后缘形态一致，即向前微凹，也可呈平直或对称性均匀一致的轻度弧形。

2. 椎间盘突出

直接征象（图3-2-35）是突出于椎体后缘的局限性弧形软组织密度影，可有钙化。间接征象是硬膜外脂肪囊受压、变形甚至消失，硬膜囊受压和一侧神经根鞘受压。CT显示颈椎间盘突出要比腰椎困难，因为颈段椎间盘较薄，硬脊膜外脂肪少，对比度差。

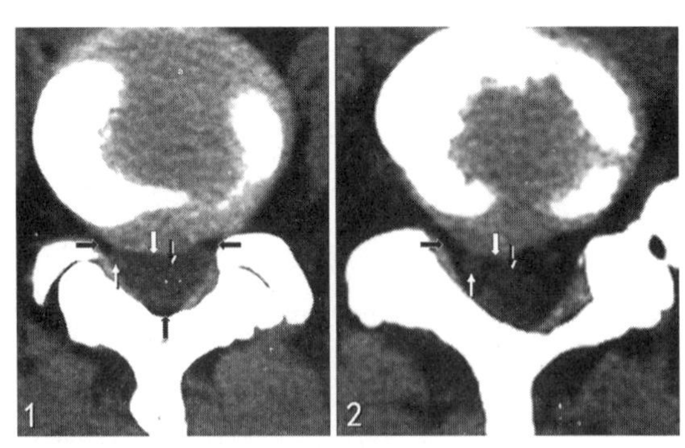

1. 椎间盘层面；2. 近椎体层面；粗白箭头—向后突出的椎间盘；粗黑箭头—硬膜外脂肪囊受压变形；细白箭头—右侧脊神经根受压向后移位；细黑箭头—脊膜囊受压向后移位

图3-2-35 腰椎椎间盘突出，CT椎间盘层面软组织窗

3. 椎间盘脱出

髓核突破纤维环和后纵韧带此时脱出缘模糊不规则，椎间盘脱出缘与纤维环后缘呈锐角相交。

4. 椎间盘游离

髓核突破纤维环和后纵韧带，位于相应椎间盘上或下几个层面的椎管内，游离碎片密度较高，压迫该部位的硬膜囊和神经根。

（三）MRI 表现

椎间盘变性其水分丢失，T2WI 信号减低，矢状面上还可见椎间盘变扁（图 3-2-36）。椎间盘膨出时除有椎间盘变性改变外，矢状面上可见椎间盘向前后隆突，在横断面上膨出的椎间盘均匀地超出椎体边缘，也可表现为椎体后缘光滑的弧形影，突向椎管。此时与轻度椎间盘突出很难区分，但脊膜囊和神经根鞘受压不明显。在矢状面图像上，突出的椎间盘呈半球状、舌状向后方或侧后方突出，其信号强度与其主体部分一致。横断面图像上，突出的椎间盘呈三角形或半圆形局限突出于椎体后缘，边缘规则或略不规则。MRI 可清晰显示硬膜外脂肪层受压、变形、消失以及硬膜囊受压和神经根鞘受压等，MRI 还能直接显示脊髓受压。

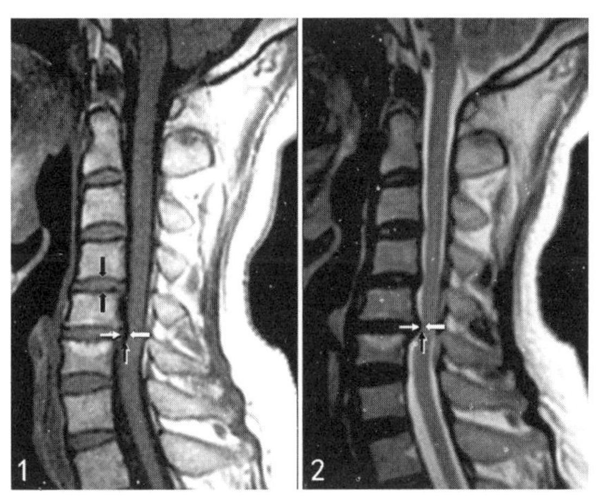

1. T1WI；2. T2WI；粗黑箭头—正常的颈 4、5 椎间盘；细白箭头—向后突出的椎间盘；细黑箭头—脊膜囊前缘受压；粗白箭头—脊髓前缘受压

图 3-2-36　颈椎椎间盘突出，MRI 正中矢状面

（沈孝翠）

任务3 骨与关节感染

一、化脓性骨髓炎

化脓性骨髓炎常由于金黄色葡萄球菌进入骨髓所致,细菌入侵途径有:① 血行感染;② 附近软组织或关节感染的直接延伸;③开放性骨折或火器伤进入。其中以血行感染最多,好发于儿童和少年,男性较多。长骨中以胫骨、股骨、肋骨和桡骨多见。根据病情发展和病理改变,骨髓炎可分为急性和慢性两种。

(一) 急性化脓性骨髓炎

1. 临床表现

起病急骤、高热和明显中毒症状。局部红、肿、热、压痛、功能障碍。患肢活动受限和深部疼痛。

2. X线表现

在发病后2周内,虽然临床症状明显,但可无明显骨质变化。可见一些软组织改变,如肌间隙模糊或消失;皮下组织与肌间的分界模糊;皮下脂肪层内出现致密的条纹影,靠近肌肉部分呈纵行排列,靠外侧者则呈网状。

发病2周后可见骨质改变(图3-3-1)。开始在干骺端骨松质中出现局限性骨质疏松,继而形成多数分散不规则的骨质破坏区,骨小梁模糊、消失,破坏区边缘模糊。以后骨质破坏向骨干延伸,范围扩大,可达骨干的2/3或全骨干。小的破坏区融合成为大的破坏区。骨皮质也遭受破坏。有时可引起病理性骨折。由于骨膜下脓肿的刺激,骨皮质周围出现骨膜增生,表现为一层密度不高的新生骨与骨干平行,病程越长,则新生骨越明显。骨膜增生一般同骨的病变范围一致,新生骨广泛则在受累骨骼周围形成包壳(骨柩)。

由于骨膜掀起和血栓动脉炎,使骨皮质血供发生障碍而出现骨质坏死,沿骨长轴形成长条形死骨,与周围骨质分界清楚,且密度高于周围骨质。

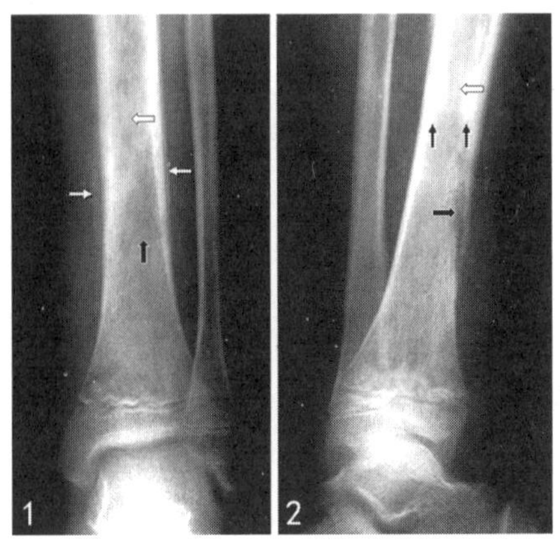

1. 正位;2. 侧位;粗白箭头—骨质增生,骨松质和骨髓腔密度增高;细黑箭头—骨质增生,骨皮质增厚;粗黑箭头—骨质不规则破坏,密度减低;细白箭头—线样骨膜反应

图 3-3-1　左小腿急性化脓性骨髓炎,平片

3. CT 检查

CT 能很好地显示急性化脓性骨髓炎的软组织感染、骨膜下脓肿、骨髓内的炎症、骨质破坏和死骨(图 3-3-2)。特别是能发现 X 线片不能显示的小破坏区和小的死骨。

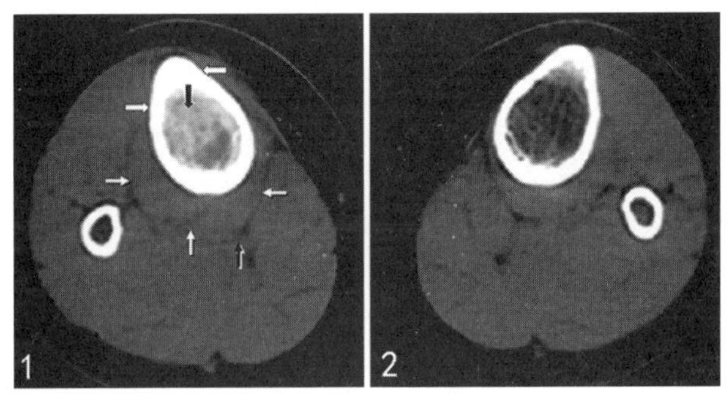

1. 右侧小腿横断面;2. 左侧小腿横断面;粗白箭头—骨皮质不规则增厚;粗黑箭头—骨松质和骨髓腔密度增高;细白箭头—周围软组织肿胀;细黑箭头—肌间隙变窄,模糊

图 3-3-2　右侧胫骨急性化脓性骨髓炎,CT

4. MRI 检查

在确定急性化脓性骨髓炎的髓腔侵犯和软组织感染的范围方面,MRI 优于常规 X 线和 CT。骨髓的充血、水肿、渗出和坏死在 T1WI 上均表现为低信号,与正常的骨髓信号形成明显的对比(图 3-3-3)。在与骨干长轴平行的矢状或冠状层面上,骨髓腔受累的范围显示良好。在病变早期的 T2WI 上,病变区与正常骨髓分界模糊,出现骨质破坏后分界趋向清楚。受累骨周围软组织肿胀,肌间隙和皮下脂肪模糊不清。在 T2WI 上充血水肿的肌肉和脓肿呈高信号,增强后脓肿壁可出现明显强化。

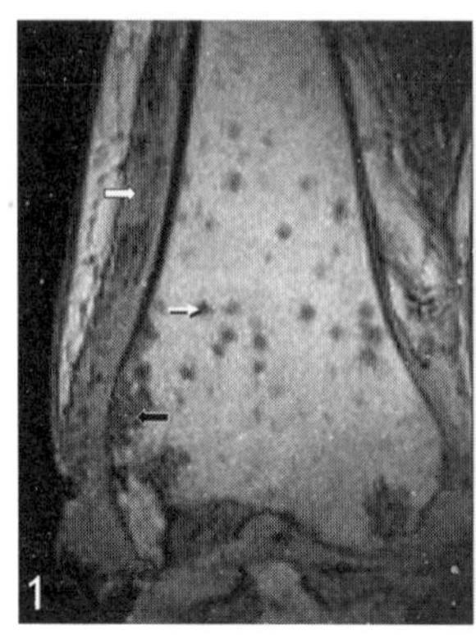

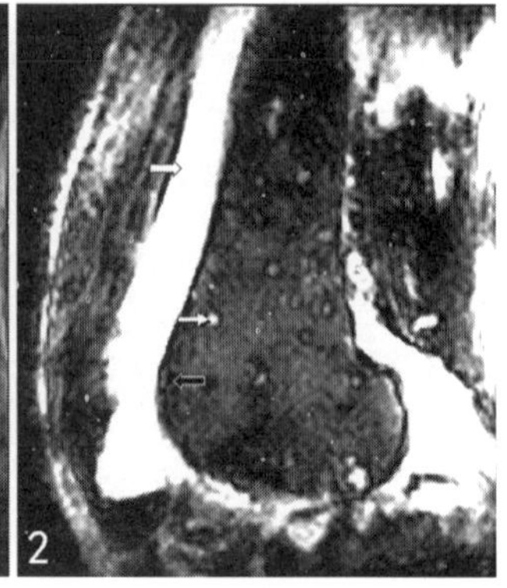

1. T1WI;2. T2WI;粗白箭头—周围软组织肿胀;粗黑箭头—骨质不规则增生;细白箭头—骨髓内的化脓病灶

图 3-3-3　股骨下端急性化脓性骨髓炎,MRI

5. 诊断与鉴别诊断

急性化脓性骨髓炎的临床症状独特,影像学表现明确,诊断不难。但有时须注意与表现不典型的骨结核或一些骨肿瘤如骨肉瘤鉴别。注意到其急性起病,患肢大范围间断性的骨质破坏和一定程度的骨膜增生,可以区别。

总之,急性化脓性骨髓炎的主要表现是不同范围的骨质破坏,不同程度的骨质增生和死骨。虽然是以骨质破坏为主,但修复与骨质增生已开始,在骨质破坏周围有骨质密度增高现象。

(二) 慢性化脓性骨髓炎

慢性化脓性骨髓炎是急性化脓性骨髓炎未得到及时而充分治疗的结果。急性期过后,有时临床仍可见排脓瘘管经久不愈或时愈时发,致炎症呈长期慢性病程。

1. X 线表现

在 X 线片上可见到明显的修复现象,即在骨破坏周围有骨质增生硬化现象(图 3-3-4)。骨膜的新生骨增厚,并同骨皮质融合,呈分层状,外缘呈花边状。骨干增粗,轮廓不整。骨内膜也增生,致使骨密度明显增高,甚至使骨髓腔闭塞。虽然有骨质修复、增生,但由于未痊愈,仍可见骨质破坏和死骨。因有骨硬化常需用过度曝光片或体层摄影才能显示。慢性骨髓炎痊愈,则骨质破坏与死骨消失,骨质增生硬化逐渐吸收,骨髓腔沟通。如骨髓腔硬化仍不消失,虽然长期观察认为病变已静止,但当机体抵抗力降低时仍可突然复发。

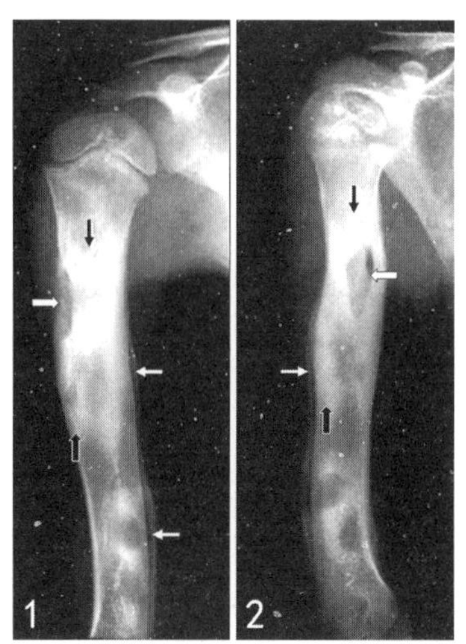

1. 正位;2. 侧位;细黑箭头—骨髓腔硬化;粗白箭头—骨质破坏;细白箭头—线状骨膜反应;粗黑箭头—骨皮质不规则增厚

图 3-3-4　右侧肱骨慢性化脓性骨髓炎,平片

化脓性骨髓炎的慢性期,可有一些特殊的影像学表现:

(1) 慢性骨脓肿,又称为布罗地骨脓肿(Brodie abscess of bone),属于慢性局限性骨髓炎,多见于青少年。大都局限于长骨干骺端骨松质中,以胫骨上下端和桡骨远端为常见。

X 线表现为长骨干骺端中心部位的圆形、椭圆形或不规则形骨质破坏区,边缘较整齐,周围绕以骨硬化带(图 3-3-5)。破坏区中很少有死骨,多无骨膜增生,也无软组织肿胀或瘘管。

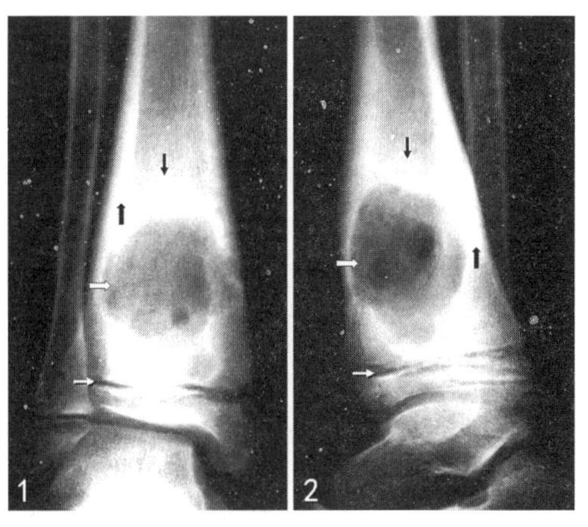

1. 正位;2. 侧位;细黑箭头—病灶周围骨质增生;粗黑箭头—病灶周围形成硬化缘;粗白箭头—病灶呈类圆形骨质破坏区;细白箭头—骨骺线

图 3-3-5　右侧胫骨慢性骨脓肿,平片

(2) 硬化型骨髓炎,又称嘎瑞氏(Garre's)骨髓炎,特点为骨质增生硬化,骨外膜与骨内膜都明显增生。

X 线表现为局部密度很高,致使不规则的小破坏区不能被发现。骨皮质增厚。骨髓腔变窄,骨干增粗,边缘不整齐(图 3-3-6)。

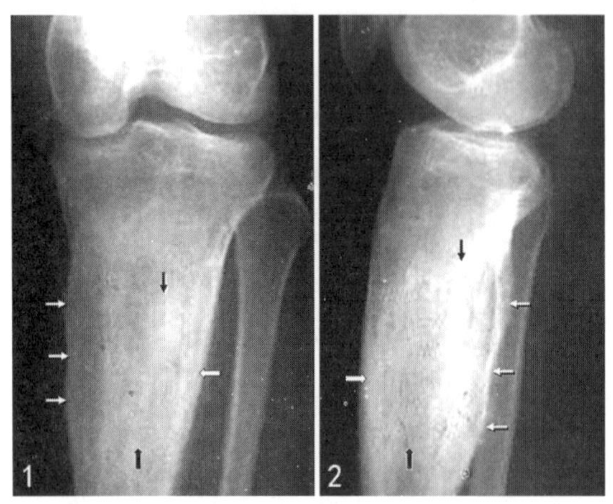

1. 正位;2. 侧位;细黑箭头—明显的骨质增生;粗白箭头—骨皮质增厚;细白箭头—骨干增粗,边缘呈波浪状;粗黑箭头—骨髓腔消失

图 3-3-6　左侧胫骨硬化型骨髓炎,平片

2. CT 表现

慢性化脓性骨髓炎的 CT 表现与 X 线表现相似,骨脓肿呈边缘光滑清晰的低密度灶,周边可见骨质硬化缘(图 3-3-7)。骨皮质明显增厚、髓腔变窄甚至闭塞、骨质密度增高,并易于发现 X 线片不能显示的死骨。

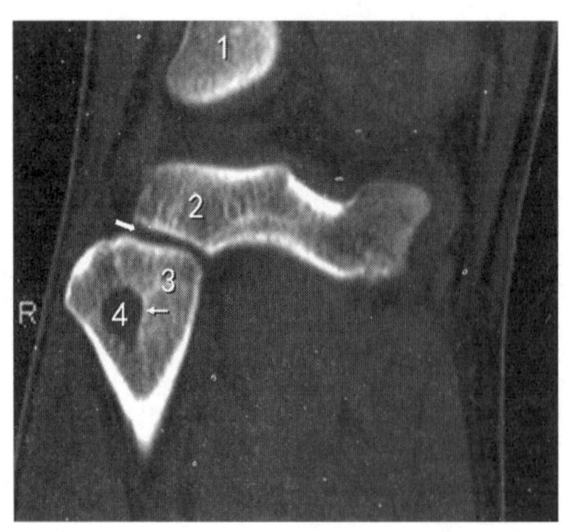

1. 股骨外侧髁;2. 胫骨外侧髁;3. 腓骨小头;4. 类圆形骨质破坏区;细白箭头—骨质硬化缘;粗白箭头—近侧胫腓关节

图 3-3-7　右腓骨小头慢性骨脓肿,CT 冠状面重建

3. MRI 表现

慢性化脓性骨髓炎的骨质增生硬化、死骨和骨膜反应 T1WI 和 T2WI 均呈低信号(图 3-3-8)。肉芽组织和脓液 T1WI 呈低或稍高信号,T2WI 呈高信号。瘘管内因含脓液 T1WI 呈稍高信号而 T2WI 呈高信号,依层面方向不同可表现为点状或不规则、粗细不均的索条状影,从骨内脓腔向皮肤表面延伸。

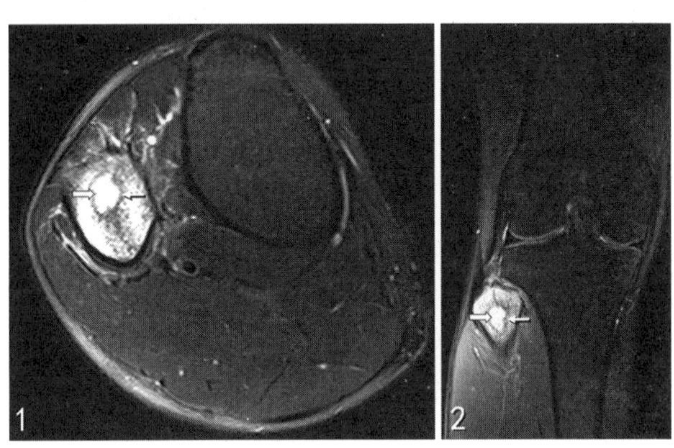

1. 横断面;2. 冠状面;粗白箭头—脓肿呈高信号影;细黑箭头—骨质硬化缘呈低信号

图 3-3-8　右腓骨小头慢性骨脓肿,MRI

4. 诊断与鉴别诊断

慢性化脓性骨髓炎的特点为残存的骨质破坏、大量的骨质增生和大块长条状死骨形成,诊断不难。但由于抗生素的广泛应用,细菌毒力较低或耐药菌株的增加,典型、严重、长期不愈的慢性骨髓炎已很少见。常有多种不典型的 X 线表现如感染仅限于骨膜下表现为骨膜增生,而无明显破坏。少数病例甚至似恶性骨肿瘤或其他骨疾病,应注意分析鉴别。

二、化脓性关节炎

化脓性关节炎是一种由化脓性细菌直接感染引起的,又称细菌性关节炎或败血症性关节炎,以感染细菌金黄色葡萄球菌最多。好发于儿童、老年体弱和慢性关节疾病患者,男性居多。髋关节、膝关节发病率高,约占 2/3 以上。一般为单发,在儿童可以为多发。

(一) X 线表现

1. 早期

病变仅累及关节滑膜,关节软骨及软骨下骨质正常。关节周围软组织肿胀、增厚,层次模糊,皮下脂肪层移位并出现网状致密影。发病数日即可出现关节囊肿胀,密度增高,轮廓较清晰(图 3-3-9)。关节间隙增宽,可有关节半脱位或者全脱位,尤其发生在婴幼儿的肩关节和髋关节。病变关节周围骨骼可有骨质疏松。

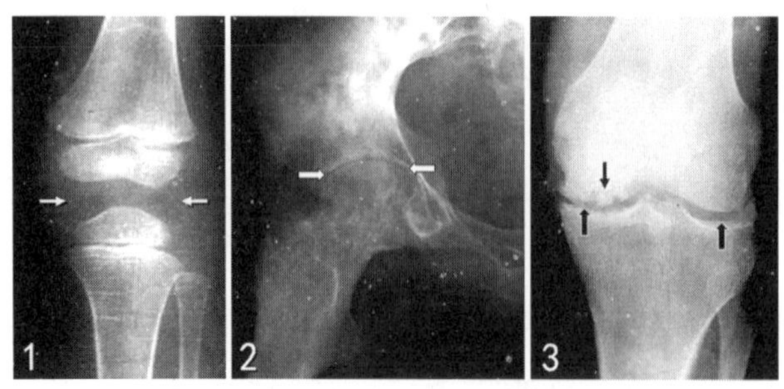

1. 左膝关节正位;2. 右髋关节正位;3. 左膝关节正位;细黑箭头—关节囊肿胀,关节间隙增宽;粗白箭头—关节间隙狭窄;细黑箭头—骨质破坏;粗黑箭头—关节间隙不对称性狭窄

图 3-3-9 化脓性关节炎,平片

2. 晚期

关节软骨及软骨下骨质破坏。关节间隙狭窄,骨性关节面模糊、毛糙。骨质破坏最早出现在关节承重面,与关节结核所引起的关节边缘骨破坏不同。

3. 愈合期

破坏区周围反应性新生骨形成,关节面骨质增生,关节边缘骨赘形成,关节周围软组织钙化。关节破坏严重者关节间隙消失,骨性关节强直。

(二) CT 表现

CT 检查可以显示关节肿胀、积液和关节骨端的骨质破坏细节(图 3-3-10)。

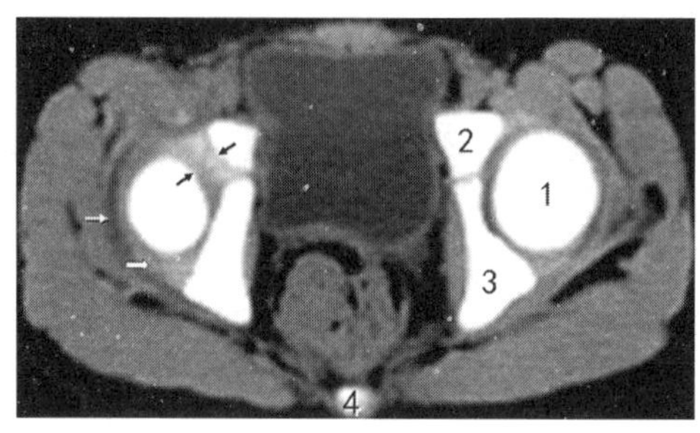

1. 股骨头;2. 耻骨;3. 坐骨;4. 尾椎;细黑箭头—关节间隙增宽密度增高;细白箭头—关节囊肿胀;粗白箭头—关节腔积液

图 3-3-10 右侧髋关节化脓性关节炎,CT 软组织窗

(三) MRI 表现

MRI 检查显示关节积液和关节周围软组织受累范围均优于 X 线平片和 CT,并可显示关节软骨的破坏(图 3-3-11)。

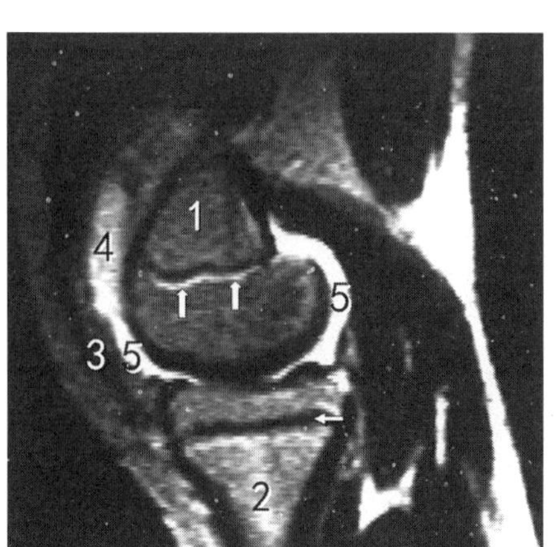

1. 股骨干骺端;2. 胫骨干骺端;3. 髌韧带;4. 髌上囊肿胀;5. 关节腔积液;粗白箭头—软骨细胞生长带;细白箭头—骨骺板

图 3-3-11　左侧膝关节化脓性关节炎,MRI T2WI 矢状面

(四) 诊断与鉴别诊断

化脓性关节炎发病急骤,高热,关节周围软组织肿胀,关节间隙增宽,可出现脱位或者半脱位。较早出现关节间隙狭窄,关节面持重部位骨质破坏。晚期多产生骨性关节强直。化脓性关节炎需与滑膜型关节结核鉴别。

三、骨结核

骨结核多发生于儿童和青年,是以骨质破坏和骨质疏松为主的骨骼慢性感染性病变。常为继发性结核病,多继发于肺结核。无急性发病史,病程缓慢。多为单发,局部可有肿、疼痛和功能障碍。血沉(红细胞沉降率)可增快,旧结核菌素试验、血清纯蛋白衍生物测定等指标可呈阳性。

(一) X 线平片

骨结核在 X 线平片上的表现以相对比较局限的骨质破坏,患肢持续性骨质疏松为特征,部分病变可并发冷脓肿。

1. 长骨结核

长骨结核好发于长骨的骨骺和干骺端。干骺端结核病灶内干酪坏死物质可形成脓肿。X 线片可显示骨松质内一局限性类圆形、边缘较清楚的骨质破坏区,邻近无明显骨质增生现象。骨膜反应极少,即使有也较轻微,这与化脓性骨髓炎显然不同。骨质破坏区内有时可见碎屑状死骨,密度不高,边缘模糊,称之为“泥沙状”死骨,也和化脓性骨髓炎明显不同。病变早期,可见骨质疏松。病变发展易侵入关节,形成关节结核。干骺端结核很少向骨干发展,但病灶可破坏骨皮质和骨膜,穿破软组织而形成瘘管,并引起继发感染,此时则可出现骨质增生和骨膜反应。骨干结核少见。

侵犯短管状骨结核多发于5岁以下儿童的掌骨、跖骨、指(趾)骨,常为双侧多发。初期改变为骨质疏松,继而在骨内形成囊性破坏,骨皮质变薄,骨干膨胀,又称为“骨囊样结核”或“骨气膨”(图3-3-12)。

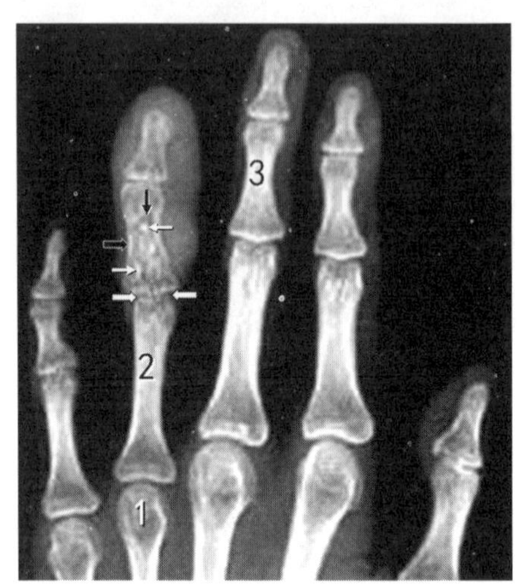

1. 第4掌骨头;2. 无名指近节指骨;3. 中指中节指骨;细黑箭头—骨质破坏;细白箭头—沙砾样死骨;粗黑箭头—骨皮质变薄;粗白箭头—关节间隙狭窄

图3-3-12 右手无名指指骨结核,正位片

2. 脊椎结核

脊椎结核以腰椎多见,可累及相邻两个椎体,附件较少受累,主要X线表现有以下几种情况。

(1) 骨质破坏:主要为溶骨破坏,除合并化脓感染和修复期外,骨质增生少见,按照骨质破坏最先发生的部位可分为中央型、边缘型、韧带下型及附件型(图3-3-13)。

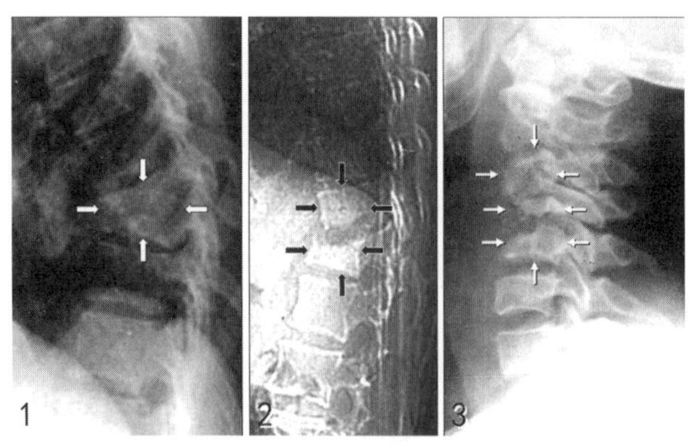

1. 胸椎左侧位,第10胸椎骨质破坏,中央型;2. 胸椎左侧位,第11胸椎下缘和第12胸椎上缘骨质破坏,椎间型;3. 颈椎左侧位,第3—5颈椎前缘骨质破坏,韧带下型

图3-3-13 脊椎结核,骨质破坏,平片

① 中央型又叫椎体型，儿童多见，好发于胸椎，病灶自一个椎体的中央开始，边缘不清的椎体破坏，重者整个椎体破坏、塌陷甚至消失，可多个邻近椎体同时受累。

② 边缘型又称为椎间型，好发于成人，腰椎多见，病变从椎体的上下缘开始，易累及椎间盘，病变破坏椎间盘，波及邻近椎体，两个相邻椎体破坏嵌顿融合在一起，宛如一个椎体。

③ 韧带下型又称为椎旁型，胸椎多见，为一特殊类型的脊柱结核，多继发于椎旁韧带及前纵韧带下脓液的侵蚀，使椎体前缘呈凹陷性破坏。可涉及数个椎体，但椎间盘尚保持完整。

④ 附件型，较少见，仅占2%。

（2）椎间隙变窄或消失：由于病变开始多累及椎体的上、下缘及邻近软骨板，较早就引起软骨板破坏，侵入椎间盘，使椎间隙变窄、甚至消失和椎体互相嵌入融合而难于分辨，此征象几乎见于所有脊柱结核病例，尤其是边缘型，为诊断脊椎结核的重要依据。

（3）椎体楔形变：由于骨质破坏和脊柱承重的关系，椎体塌陷变扁或呈楔形。

（4）脊柱曲度改变：与脊柱的生理曲度、解剖结构、身体重心及病变类型有关，主要为后突、侧弯以及椎体相互嵌入等。位于胸、腰椎交界处中央型结核，因受重力作用，椎体高度变形早，椎体楔形变，前缘高度减低明显，后突畸形明显。韧带下型受压变形较少。侧弯畸形也较常见，为椎体两边破坏不对称所致。

（5）椎旁脓肿：胸椎结核椎旁脓肿最多见（约90%），表现为脊柱周围梭形软组织肿胀（图3-3-14），超过病变椎体下缘，两侧对称或一大一小，一宽一窄。颈椎结核易形成咽后壁脓肿（50%），脓液穿破椎体前缘和前纵韧带向咽后壁或气管后软组织间隙流注，由于咽部气道天然对比，侧位观察非常清楚，为咽后壁软组织增厚向前呈弧形突起。腰椎结核表现为腰大肌脓肿，多沿腰大肌筋膜或肌纤维三角向上、下蔓延，表现为一侧或双侧腰大肌增粗、模糊、轮廓不清，或呈弧形突出，有时脓液可达后腹膜、盆腔甚至膝关节。钙化有助于诊断。

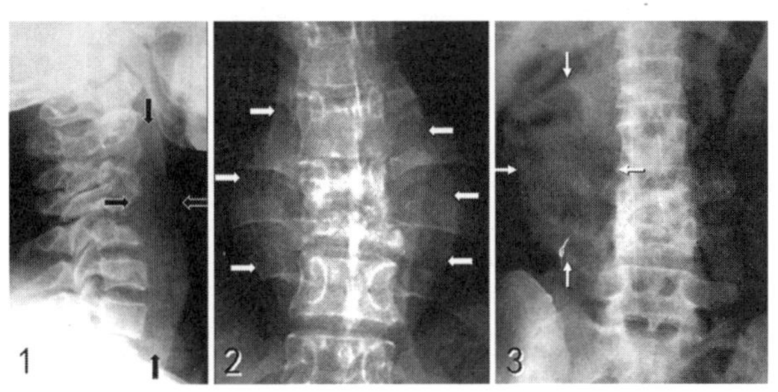

1. 颈椎右侧位，颈椎韧带下型结核，咽后壁脓肿；2. 胸椎正位，椎间型结核，椎旁梭形脓肿；3. 腰椎正位，第4、5腰椎椎间型结核，右侧腰大肌脓肿

图3-3-14　脊椎结核，椎旁脓肿，平片

（6）死骨：少见，在骨质破坏区可出现沙砾样的小死骨。

（7）骨赘及骨桥形成：多见于脊柱结核的修复期。

（8）椎体融合：椎间盘完全破坏后相邻的椎体大部分破坏，残留的骨质相互融合在一起。椎体融合多见于腰椎结核。

（二）CT 表现

不同部位的骨结核 CT 表现各有特色。

1．长骨结核

长骨结核 CT 可显示低密度的骨质破坏区，其内常见多数小斑片状、密度较高的死骨。周围软组织肿胀、结核性脓肿的密度低于肌肉密度，增强扫描后其边缘可有强化。

2．脊椎结核

脊椎结核 CT 显示椎体及附件的骨质破坏、死骨和椎旁脓肿优于 X 线平片。椎体骨质破坏常局限于椎体的前 2/3，呈“拧碎的饼干屑样”，椎体塌陷、后突，可以致椎管狭窄（图 3-3-15）。结核性脓肿的位置因发病部位而异，呈液性密度。增强扫描，脓肿周缘可有环形强化。CT 还可显示椎管内硬膜外脓肿。

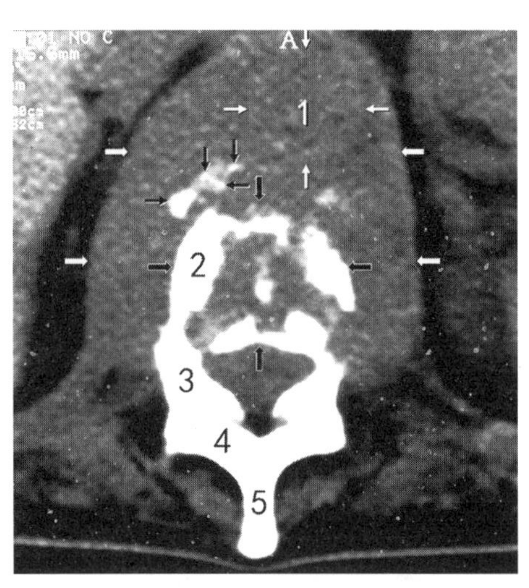

1. 胸主动脉（细白箭头）；2. 椎体；3. 椎弓根；4. 椎弓板；5. 棘突；粗黑箭头—椎体骨质破坏呈“拧碎的饼干屑样”；粗白箭头—椎旁脓肿；细黑箭头—脓肿内的钙化灶

图 3-3-15　脊椎结核，CT 横断面软组织窗

（三）MRI 表现

脊椎结核的骨破坏区 T1WI 呈低信号，T2WI 为高信号并混有少许低信号影。骨破坏区周围因反应性水肿 T1WI 呈低信号，T2WI 呈高信号。矢状面和冠状面图像有利于观察椎间盘，可见椎体终板破坏、椎间隙变窄和 T2WI 椎间隙信号增高。结核性脓肿 T1WI 呈低信号，T2WI 呈高信号，其内可见斑点状或索条状低信号影，代表脓肿内的纤维化或钙化。增强后脓肿壁可强化。由于 MRI 可多方位多切面显示，对脓肿的部位、大小、形态和椎管内侵犯的显示明显优于 X 线平片和 CT。

（四）诊断与鉴别诊断

长骨干骺端结核需与慢性骨脓肿鉴别，长骨干骺端结核骨质破坏区常跨越骨骺线侵犯骨骺，边界模糊，周围无骨质增生硬化，患肢有骨质疏松等。脊椎结核与椎体压缩性骨折鉴别，脊椎结核的主要影像表现是椎体骨质破坏、变形，椎间隙变窄或消失和冷性脓肿的出现。椎体压缩性骨折有明确的外伤史，椎体仅表现压缩后楔状变形，早期椎间隙不变窄，椎体周围无冷性脓肿的出现。

四、关节结核

关节结核多见于儿童和青年，常单发，好侵犯髋关节及膝关节，其他关节也可受累。起病缓慢，局部疼痛和肿胀，关节活动受限。时间长者可伴有相邻肌肉萎缩。

（一）X 线表现

关节结核（图 3-3-16）可继发于长骨干骺端结核，为骨型关节结核，也可由结核杆菌经血行感染滑膜，为滑膜型结核。在后期关节和骨质均有明显改变，为全关节结核。

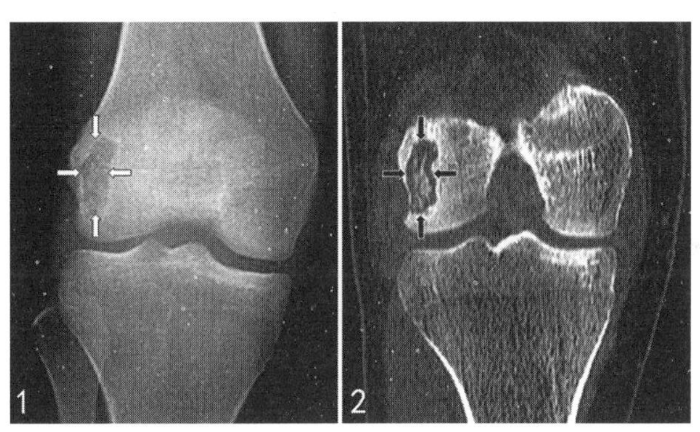

1. 右膝关节正位，粗白箭头—股骨外侧髁不规则骨质破坏区；2. 右膝关节 CT 冠状面重建；粗黑箭头—病灶不规则，密度不均，边缘清晰

图 3-3-16　右侧膝关节结核

1. 骨型关节结核

骨型关节结核在骨骺及干骺端结核征象的基础上，又有关节周围软组织肿胀、关节间隙不对称性狭窄或关节骨质破坏等。

2. 滑膜型关节结核

对于滑膜型关节结核，髋关节、膝关节常见，其次为肘关节、腕关节和踝关节。早期 X 线表现为关节囊和关节周围软组织肿胀，密度增高，关节间隙正常或增宽，邻近的骨骼有骨质疏松。这些征象可持续几个月到 1 年以上。

病变发展，滑膜肉芽组织逐渐侵犯软骨和关节面，首先累及承重轻、接触面小的边缘部分虫蚀状骨质破坏，上、下骨面对称性破坏。由于关节软骨破坏较晚，关节间隙变窄较晚，与化脓性关节炎不同。关节软骨破坏较多时，关节间隙变窄，可有半脱位。邻近骨骼骨质疏松明显，肌肉萎缩变细。关节周围软组织常形成冷脓肿，可穿破关节囊形成瘘管。

继发化脓性感染，可引起骨质增生硬化，从而改变结核以骨质破坏为主的 X 线特点。

3. 关节结核晚期表现

病变骨性愈合密度增高，关节面骨质边缘锐利。骨质疏松也逐渐消失。严重病例愈合后多发生关节纤维性强直。

（二）CT 表现

关节结核可见关节囊、关节周围软组织肿胀增厚，关节腔积液，骨性关节面有虫蚀样骨质破坏。关节周围的冷性脓肿表现为略低密度影。增强扫描，脓肿边缘可出现强化。

（三）MRI 表现

滑膜型关节结核早期可见关节周围软组织肿胀，肌间隙模糊。关节腔积液、关节滑膜增厚 T1WI 呈低信号，T2WI 略高信号。

病变进一步发展可见关节腔内肉芽组织 T1WI 为均匀低信号，T2WI 呈等、高混合信号。关节软骨破坏表现为软骨不连续、碎裂或大部分消失。关节面下骨质破坏区内的肉芽组织信号特点与关节腔内肉芽组织相同，若为干酪样坏死物质则 T2WI 呈高信号。

关节周围的结核性脓肿呈 T1WI 低信号、T2WI 高信号。在儿童，受累的骨髓和骺板表现 T1WI 低信号和 T2WI 高信号影。注射对比剂后，充血肥厚的滑膜明显强化与不强化的囊内积液形成明显对比，在关节腔内和骨破坏区内的肉芽组织以及结核性脓肿的边缘亦明显强化。

（四）诊断与鉴别诊断

关节结核应与化脓性关节炎鉴别。滑膜型关节结核多为慢性发展，骨质破坏一般见于关节面边缘，以后才累及承重部分。关节软骨破坏较晚，以致关节间隙变窄出现较晚，程度较轻。关节囊肿胀、密度增高，而邻近的骨骼与肌肉多有明显疏松和萎缩，这些表现均与急性化脓性关节炎明显不同。

（辛春）

任务4　慢性骨关节疾病

一、类风湿性关节炎

类风湿性关节炎是病因不明的全身慢性自身免疫性疾病，主要侵犯关节，同时机体其他器官或组织亦可受累。多见于中年妇女。早期症状包括低热、疲劳、消瘦、肌肉酸痛和血沉增快等。受累关节梭形肿胀、疼痛、活动受限、肌无力、肌萎缩和关节半脱位等。部分患者近侧指间关节出现较硬的皮下结节。实验室检查血清类风湿因子(RF)阳性率占类风湿患者的70%左右。如果类风湿因子阳性，则进一步检查类风湿因子的滴度，滴度越高越有诊断意义。并且可做抗核周因子(ADF)、环瓜氨酸肽(CCP)、抗角蛋白抗体(AKA)进一步明确诊断。

(一) X线表现

类风湿性关节炎骨关节的X线改变大多出现在发病3个月以后，常累及手、足小关节，呈对称性发病。

X线检查主要表现为(图3-4-1)关节软组织变形肿胀。关节间隙早期因关节积液而增宽，关节软骨被破坏则变窄。关节面边缘可有骨质侵蚀，是滑膜血管翳侵犯的结果，

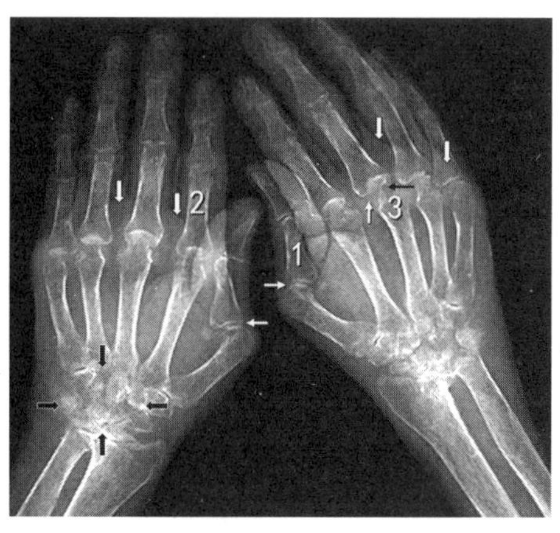

1. 右手拇指近节指骨；2. 左手食指近节指骨；3. 左手第3掌骨头部；粗白箭头—关节软组织变形肿胀；粗黑箭头—腕关节的骨性关节面模糊；细白箭头—第1掌指关节半脱位；细黑箭头—第3掌指关节关节破坏

图3-4-1　类风湿性关节炎，双手正位片

也可累及邻近骨皮质。骨性关节面模糊、中断，关节邻近的骨骼骨质疏松。晚期可见四肢肌萎缩、关节半脱位或脱位，骨端破坏后可形成关节骨性强直。半脱位可发生于寰、枢椎之间的关节。指间、掌指间关节半脱位常造成手指向尺侧偏斜畸形。跟骨后下缘皮质既有表浅的侵蚀，又有边缘不规则的骨赘增生，附近骨小梁也模糊不清。还可引起胸腔积液和弥漫性肺炎。

（二）诊断与鉴别诊断

类风湿性关节炎为全身多发性、对称性、慢性关节炎。X 线表现虽有一些特点，但对定性诊断多无特殊意义，必须结合临床和实验室检查做出诊断。在类风湿关节炎的诊断过程中，应注意与骨关节炎、痛风性关节炎、银屑病关节炎、强直性脊柱炎、结缔组织病（系统性红斑狼疮、干燥综合征、硬皮病等）所致的关节炎相鉴别。

1. 骨关节炎

该病为退行性骨关节病，发病年龄多在 40 岁以上，主要累及膝、脊柱等负重关节。活动时关节痛加重，可有关节肿胀、积液。手指骨关节炎常被误诊为类风湿关节炎，尤其在远端指间关节出现赫伯登（Heberden）结节和近端指关节出现布夏尔（Bouchard）结节时易被视为滑膜炎。骨关节炎通常无游走性疼痛，大多数患者血沉正常，类风湿因子呈阴性或低滴度阳性。X 线示关节间隙狭窄、关节边缘呈唇样增生或骨疣形成。

2. 痛风性关节炎

慢性痛风性关节炎有时与类风湿关节炎相似，痛风性关节炎多见于中老年男性，常反复发作，好发部位为单侧第 1 跖趾关节或跗关节，也可侵犯膝、踝、肘、腕及手关节，急性发作时通常血尿酸水平增高，慢性痛风性关节炎可在关节和耳廓等部位出现痛风石。

3. 银屑病关节炎

银屑病关节炎以手指或足趾远端关节受累为主，也可出现关节畸形，但类风湿因子呈阴性，且伴有银屑病的皮肤或指甲病变。

4. 强直性脊柱炎

主要侵犯脊柱，但周围关节也可受累，特别是以膝、踝、髋关节为首发症状者，需与类风湿关节炎相鉴别。该病有以下特点：① 青年男性多见；② 主要侵犯骶髂关节及脊柱，外周关节受累，多以下肢不对称关节受累为主，常有肌腱端炎；③ 90% ~95% 患者 HLA – B27 阳性；④ 类风湿因子阴性；⑤ 骶髂关节及脊柱的 X 线改变对诊断极有帮助。

5. 结缔组织病所致的关节炎

干燥综合征、系统性红斑狼疮均可有关节症状，且部分患者类风湿因子阳性，但它们都有相应的特征性临床表现和自身抗体。

二、退行性骨关节病

退行性骨关节病又称为骨性关节炎、增生性关节炎或肥大性关节炎等，是一种由于关节软骨退行性改变所引起的慢性骨关节病，分原发与继发两种。原发退行性骨关节病是原因不明的关节软骨退行性变所致，多见于40岁以上的成年，承重关节如髋、脊柱和膝等关节易受累。继发退行性骨关节病则是继发于炎症或外伤，任何年龄、任何关节均可发病。常见症状是局部疼痛，运动受限，关节变形，但无肿胀和周身症状。症状轻重与关节变化程度并不平行。

（一）X线表现

退行性骨关节病行X线检查即可确诊。

1. 四肢关节退行性骨关节病

四肢关节退行性骨关节病X线检查表现为关节间隙变窄，关节面变平，关节边缘锐利或有骨赘形成（图3-4-2）。晚期可见关节半脱位和关节内游离体，但多无关节强直。关节囊与软组织无肿胀，邻近软组织无萎缩。在指间关节多先累及远侧关节，关节间隙可消失，并有骨小梁通过，造成关节骨性强直。

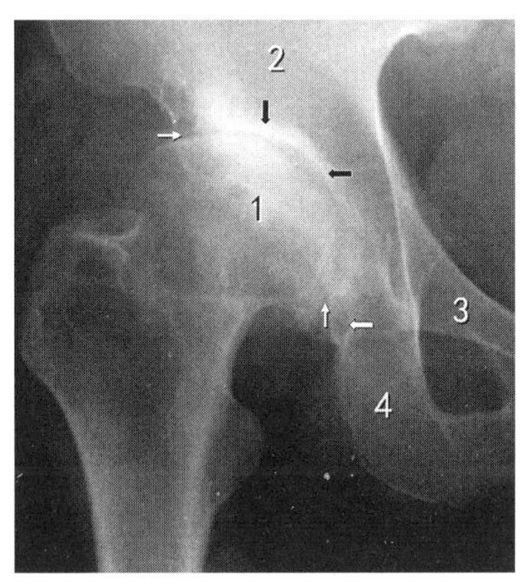

1. 股骨头；2. 髂骨；3. 耻骨；4. 坐骨；粗黑箭头—关节盂缘骨质增生；粗白箭头—关节边缘骨；细黑箭头—关节间隙狭窄

图3-4-2 右侧髋关节退行性变，正位片

2. 脊椎退行性骨关节病

脊椎退行性骨关节病X线检查表现为脊椎小关节和椎间盘的退行性变，称为脊椎关节病。脊椎小关节改变包括关节突变尖、关节面骨质硬化和关节间隙变窄（图3-4-3），在颈椎还可累及钩椎关节。椎间盘退行性变表现为椎体边缘出现骨赘，相对骨赘可连成骨桥。椎间隙前方可见小骨片。髓核退行性变则出现椎间隙变窄，椎体上、下缘骨质硬化，椎体滑脱。椎体后缘骨刺突入椎管内引起脊神经压迫症状，需做CT和MRI检查，也有利于显示后纵韧带、黄韧带及脊椎小关节的增生肥厚与椎板增厚引起的椎管狭窄细节。

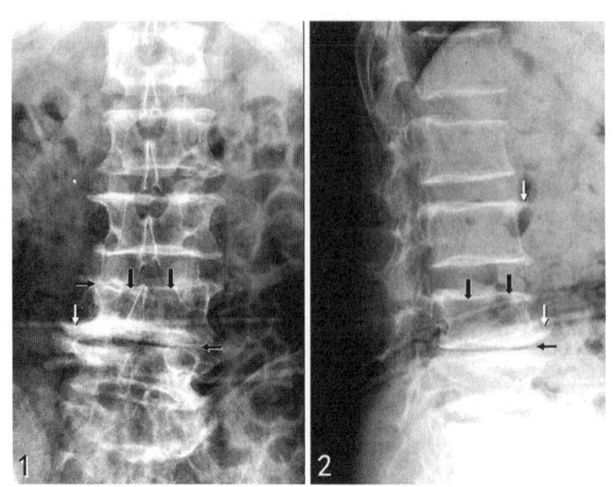

1. 正位;2. 侧位;细白箭头—椎体边缘唇样骨质增生;粗黑箭头—椎体边缘骨皮质变薄;细黑箭头—椎间隙狭窄

图 3-4-3　腰椎退行性变,平片

(二) 诊断与鉴别诊断

退行性骨关节病多见于中老年,进展缓慢。X 线主要表现为关节间隙变窄,关节面骨质增生硬化并形成骨赘,可有关节游离体形成,诊断不难。但对继发性退行性骨关节病的病因推断仍较困难。

三、强直性脊柱炎

强直性脊柱炎,又称为竹节状脊柱,是一种原因不明的慢性非特异性、进行性脊柱强直为主的疾病。常见于 30 岁以下的男性,主要侵犯骶髂关节和脊柱,初为腰背酸痛,以后发生脊柱强直。血清类风湿因子多为阴性。

X 线表现为既侵犯关节,也累及关节周围的韧带、肌腱和骨骼。病变首先对称性地侵犯两侧骶髂关节,以后向上侵犯脊柱。

(一) 骶髂关节的改变

强直性脊柱炎骶髂关节的改变往往是双侧对称性的(图 3-4-4),而类风湿关节炎有时也侵犯骶髂关节,但不对称。通常先从下 2/3 开始,按发展顺序分为 3 期:

1. 骨质硬化期

在骶髂关节的髂骨缘出现骨质硬化,到晚期可消失。关节间隙无破坏,也不变窄。

2. 软骨破坏期

骶髂关节边缘有骨质破坏,骨皮质白线消失,关节间隙增宽。

3. 骨性强直期

骶髂关节间隙消失,有骨纹理沟通,关节周围骨硬化消失。

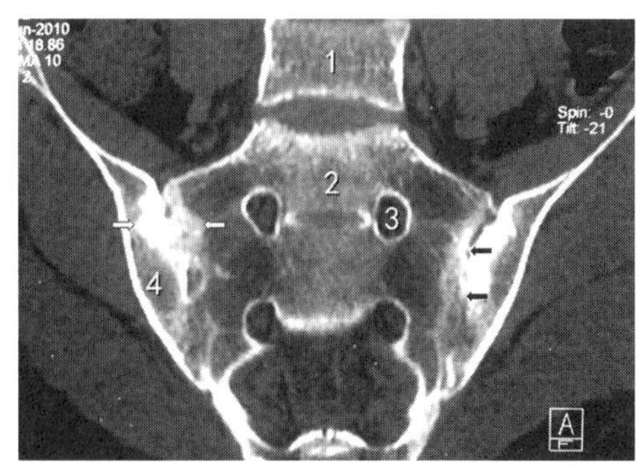

1. 第 5 腰椎；2. 第 1 骶椎；3. 骶孔；4. 髂骨；粗白箭头—骨质增生；粗黑箭头—关节破坏，骨性强直

图 3-4-4　强直性脊柱炎骶髂关节的改变，CT 冠状面重建

（二）脊柱的改变

1．早期

脊柱普遍性骨质疏松，关节间隙模糊、变窄，生理弯曲消失，椎体前缘上、下角局限性硬化，椎体变为方形即“方形椎”。

2．晚期

椎间关节间隙消失，周围软组织钙化，最终形成骨性联合（图 3-4-5）。椎前软组织骨化，广泛的软组织骨化在椎体两侧形成骨桥，出现“竹节状脊柱”。棘突间韧带和小关节突周围软组织骨化，在正位 X 线片上形成 3 条纵向平行的高密度线。

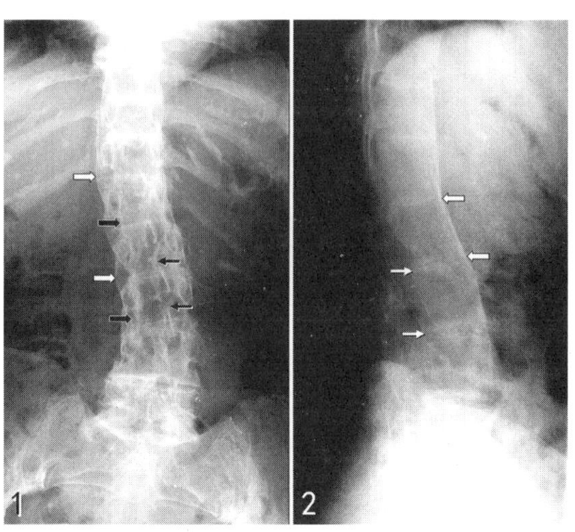

1. 正位；2. 右侧位；粗白箭头—前纵韧带钙化；粗黑箭头—小关节突周围软组织钙化；细黑箭头—棘突间韧带钙化；细白箭头—后纵韧带钙化

图 3-4-5　强直性脊柱炎脊柱的改变，腰椎平片

(三)髋关节的改变

强直性脊柱炎受累的髋关节关节间隙可变窄,边缘骨质有侵蚀性破坏,晚期可发生骨性髋关节僵直。

四、骨缺血坏死

骨缺血坏死又称骨无菌坏死、骨软骨炎、骨软骨病、扁平髋,以局部骨质缺血坏死为特点。

(一)儿童股骨头骨骺缺血坏死

多有外伤史,以5~9岁儿童多见,男性多于女性。主要症状以髋关节疼痛、乏力和跛行,可以有间歇性的缓解,常为单侧发病,患侧下肢缩短,轻度屈曲,并有内收畸形,外展与内旋受限。

1. X线表现

(1)早期:股骨头骨骺成熟延迟,变小,密度升高,骨纹消失,少数前外上部股骨头骨骺变平、碎裂、密度不均匀。股骨头向前外方移位,内侧间隙增大。股骨颈短粗,骺板下骨质疏松,可见囊状低密度区,骺板形态不规则。骨骺内可有积气,但出现率不高。

(2)进展期(坏死期):股骨头骨骺以增生为主,密度进一步增高而不均匀,不规则变扁(图3-4-6)。坏死骨质碎裂为多个骨块,可见多个大小不等的囊状低密度区。骨骺线不规则增宽,也可早闭,股骨颈粗而短,关节间隙正常或增宽。

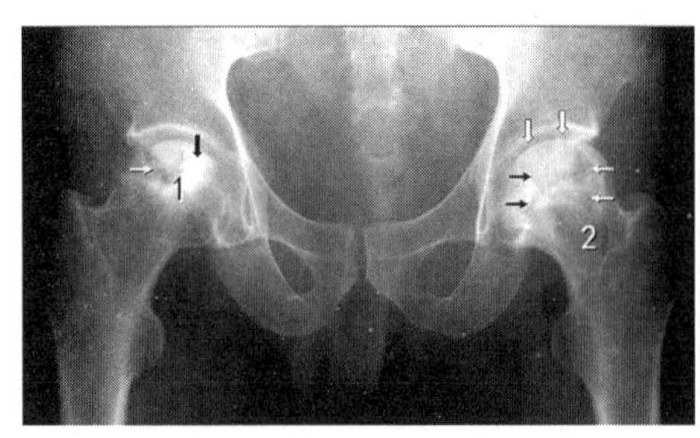

1. 股骨头不规则变扁;2. 股骨颈粗而短;粗黑箭头—骨质增生;粗白箭头—关节间隙正常;细白箭头—多发囊状低密度区;细黑箭头—低密度节裂线

图3-4-6　股骨头缺血坏死,双髋正位片

(3)晚期(修复期):治疗准确及时者,死骨吸收消失,新骨出现,股骨头骨骺大小、密度、结构恢复正常。如治疗不当,股骨头骨骺出现圆帽状畸形,股骨颈明显增粗,股骨头缩入颈内伴半脱位。髋臼变浅并有骨质增生。

2. 诊断与鉴别诊断

骨缺血坏死应与髋关节结核相鉴别。髋关节结核骨质破坏周围极少有硬化带,邻近关节广泛骨质疏松,较早就有关节间隙的狭窄。

（二）成人股骨头缺血坏死

成人股骨头缺血坏死远比股骨头骨骺缺血坏死多，常见的原因有外伤、激素使用过多、酒精中毒等。好发于 30～60 岁男性，50%～80% 患者最终双侧受累。主要症状和体征有髋部疼痛、跛行、托马斯征阳性。晚期下肢缩短，肌萎缩，屈曲内收畸形，髋关节活动受限。

1. X 线表现

股骨头缺血坏死大致可分为 3 期。

（1）早期：股骨头外形和关节间隙正常，股骨头内出现散在斑片状或条带状硬化区，边界模糊，其中邻近颈部的横行硬化带称为颈横线。少数混杂有斑片状和伴硬化边的囊状低密度区。

（2）中期：股骨头塌陷，但关节间隙无变窄，股骨头内以混杂存在的致密硬化区和斑片状低密度区为主，部分表现为单纯硬化性死骨和混合性死骨，即承重部致密硬化区和低密度区并存，周围伴有内外并行的透光带和硬化带少数仍可呈单纯致密硬化改变。

（3）晚期：股骨头塌陷严重，承重关节间隙变窄，股骨头内多呈混合性死骨改变。

2. CT 表现

早期股骨头内簇状、条带状、斑片状高密度硬化影，边缘比较模糊，正常星芒结构增粗，模糊不清，扭曲变形，周围多有高密度硬化带构成边缘，颇具特征（图 3-4-7）。随着病变进展，股骨头前上部高密度硬化周围和边缘部位出现条带状和类圆形低密度区，内为软组织密度，少数类圆形密度内可含有气体。

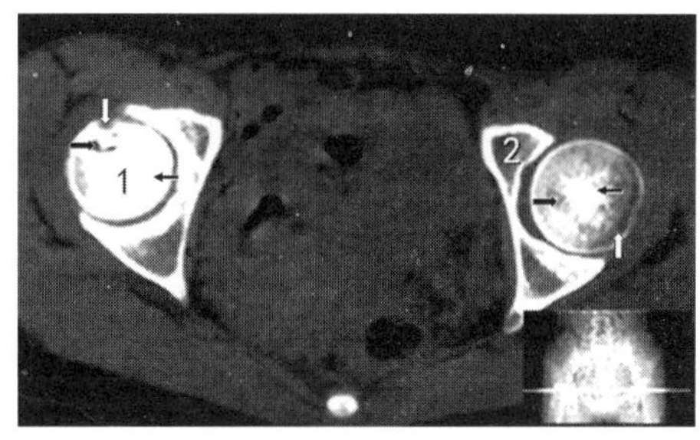

1. 右侧股骨头；2. 左侧髂骨；粗白箭头—边缘低密度区；粗黑箭头—囊状低密度区；细黑箭头—高低密度区

图 3-4-7　股骨头缺血坏死，CT 骨窗

3. MRI 表现

MRI 检查是诊断早期股骨头缺血坏死最敏感的方法，能直接多方位确定骨缺血坏死的位置和范围，对平片和 CT 阴性患者及时做出诊断。表现为股骨头前上部边缘的异常信号影，T1WI 和 T2WI 都呈低信号区（图 3-4-8），或两条内外并行的高低信号称为“双线征”，是股骨头缺血坏死较有特异性的诊断征象。

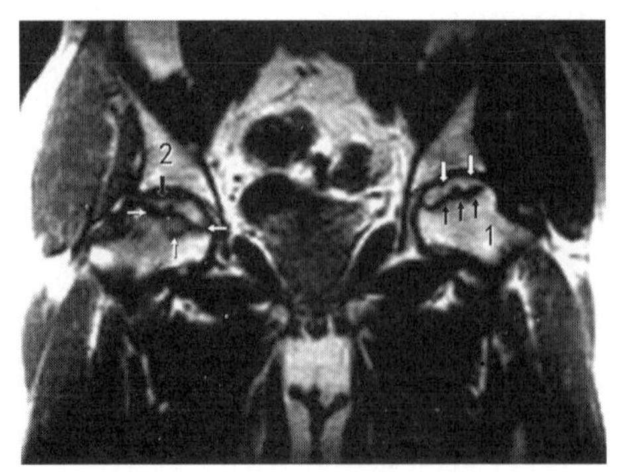

1. 股骨颈粗而短；2. 髂骨；粗黑箭头—骨皮质变薄；粗白箭头—骨骺变扁；细白箭头—骨骺节裂；细黑箭头—骨骺不规则增宽

图 3-4-8 双侧股骨头缺血坏死，MRI 冠状面

（徐高峰）

任务5 骨肿瘤与肿瘤样病变

一、骨肿瘤概论

骨肿瘤是指发生于骨骼及其附属组织（如血管、神经、骨髓等）的肿瘤，病因不明。骨肿瘤有良、恶性之分，良性骨肿瘤易根治，预后良好；恶性骨肿瘤发展迅速，预后不佳，死亡率高。肿瘤样病变的组织虽然不具有肿瘤细胞形态特点，但其生态和行为都具有肿瘤的破坏性，一般较局限，易根治。

骨肿瘤与肿瘤样病变的临床、病理和影像表现错综复杂。影像学检查除对少数征象典型者易于确诊外，大多数病例的影像表现缺乏特征性，临床表现往往也不具特征性。有的骨肿瘤与肿瘤样病变甚至病理检查也难以确诊。因此，把影像表现、临床资料、病理结果结合起来进行综合分析，才能较准确地诊断骨肿瘤与肿瘤样病变。

（一）分类

骨肿瘤包括骨原发性肿瘤、继发性肿瘤和肿瘤样病变。原发性肿瘤包括骨基本组织（骨、软骨和纤维组织）发生的肿瘤和骨附属组织（血管、神经、脂肪和骨髓）发生的肿瘤，以及特殊组织来源的肿瘤（如脊索瘤）和组织来源未定的肿瘤（如骨巨细胞瘤）。瘤样病变是指临床、病理和影像表现与骨肿瘤相似而并非真性肿瘤，但其也具有骨肿瘤的某些特征，如复发和恶变的一类疾病，如骨纤维异常增殖症和畸形性骨炎等。

世界卫生组织(WHO)2002 年在骨肿瘤分类的基础上,据肿瘤的组织来源依次排序并分类。

1. 原发性骨肿瘤

原发性骨肿瘤的组织来源见表 3-5-1。

表 3-5-1 原发性骨肿瘤的组织来源

组织来源	良性	恶性
骨组织	骨瘤、骨旁骨瘤、骨母(成骨)细胞瘤、骨样骨瘤	髓性骨肉瘤、表面骨肉瘤、恶性成骨细胞瘤
软骨组织	骨软骨瘤、甲下骨瘤、软骨瘤、皮质旁软骨瘤、软骨黏液样纤维瘤、(成软骨)软骨母细胞瘤	软骨肉瘤、皮质旁软骨肉、间叶性软骨肉瘤、恶性成软骨细胞瘤
纤维组织	纤维骨皮质缺损、(非)骨化性纤维瘤、硬纤维瘤、骨膜硬纤维瘤、骨黏液纤维瘤、骨黄色纤维瘤	纤维肉瘤、骨膜纤维肉瘤
骨髓组织		尤文肉瘤、恶性纤维组织细胞瘤、骨髓瘤、恶性淋巴瘤
脉管组织	血管瘤、血管球瘤、淋巴管瘤、骨血管瘤、血管内皮瘤、血管外皮瘤	血管肉瘤
神经组织	神经鞘瘤、神经纤维瘤、神经节细胞瘤	神经纤维肉瘤
脂肪组织	脂肪瘤、血管脂肪瘤	脂肪肉瘤
间叶组织	良性间叶瘤	恶性间叶瘤
脊索组织		脊索瘤
来源不明	巨细胞瘤	恶性巨细胞瘤、长骨造釉细胞瘤、长骨牙骨质瘤、腺泡状肉瘤
其他来源		平滑肌肉瘤、横纹肌肉瘤、骨化学感受器瘤

2. 继发性骨肿瘤

骨继发性肿瘤包括骨转移瘤、恶性肿瘤骨侵犯、骨良性病变的恶性变等。

3. 骨肿瘤样病变

骨肿瘤样病变包括骨纤维异常增殖症、畸形性骨炎、骨囊肿、动脉瘤样骨囊肿、上皮样骨囊肿、关节软骨下骨囊肿、骨内腱鞘囊肿等。

(二)临床资料

1. 一般资料

(1) 发病率:原发性骨肿瘤占全身肿瘤的 2% ~3%。原发恶性骨肿瘤约占全部骨肿瘤 1%。良性骨肿瘤占骨肿瘤的 48.6%,以骨软骨瘤最常见,软骨瘤、巨细胞瘤次之;恶性骨肿瘤占骨肿瘤的 40.6%,以转移性骨肿瘤最多见。原发恶性骨肿瘤中则以骨肉瘤最多见,骨髓瘤、软骨肉瘤次之;瘤样病变占骨肿瘤的 10.8%。

(2) 发病年龄:任何年龄均可发病,但各种骨肿瘤都有各自的好发年龄。良性骨肿瘤多见于青少年。婴儿期以急性白血病和神经母细胞的骨转移较常见,少年期以尤文肉瘤多见。青年期好发骨肉瘤、骨软骨瘤和成软骨细胞瘤。骨巨细胞瘤多见于20～40岁的成年人。骨转移瘤、骨髓瘤和软骨肉瘤多见于40岁以上的中老年人。

(3) 性别差异:一般男性多于女性,约为1.5∶1。

(4) 病史:骨肿瘤早期症状往往不明显。骨肿瘤发展到一定程度才开始引起患者注意。良性骨肿瘤生长速度慢,病程长,一般以年计。恶性骨肿瘤生长快,病程短,一般以月计,经过数个月即能达到相当严重的程度。

2. 症状与体征

(1) 全身情况:良性骨肿瘤无全身症状。恶性骨肿瘤早期很少有全身症状,至晚期可有消瘦、乏力、贫血及恶病质。尤文氏肉瘤常伴有体温升高。

(2) 疼痛:一般良性骨肿瘤较少引起疼痛,但骨样骨瘤和软骨母细胞瘤以疼痛突出。骨样骨瘤呈持续性疼痛,夜间尤甚,水杨酸类药物有一定的缓解作用。脊椎和骨盆部的肿瘤由于压迫脊髓或神经根可产生放射性疼痛。恶性骨肿瘤以疼痛为首发症状,常为剧痛,早期呈间歇性痛,晚期则转为持续性疼痛,夜间加重是其特征。多发性骨髓瘤和广泛的骨转移瘤常出现全身剧烈疼痛。

(3) 肿块:大多数骨肿瘤有肿块。良性骨肿瘤的肿块边界清楚,生长慢,有明显压痛。恶性骨肿瘤境界不清,发展迅速,易侵入附近软组织中。

(4) 皮肤改变:骨肿瘤早期皮肤无明显变化。当肿瘤变大时,表面皮肤紧张、发亮或有色泽改变,可有表面皮肤红肿、血管充血扩张,邻近关节常有活动受限。恶性骨肿瘤可有局部皮温增高,表浅静脉怒张,有时局部皮肤破溃和继发感染。

3. 实验室检查

良性骨肿瘤患者的血、尿和骨髓检验均正常。恶性骨肿瘤常有变化,如尤文肉瘤患者的白细胞总数可增高;多发性骨髓瘤及广泛的骨转移患者可有血尿酸增高及血钙、磷增高;骨髓瘤患者血中常出现异常免疫球蛋白,骨髓穿刺涂片可见骨髓瘤细胞,尿中可出现本-周蛋白。

(三) 影像表现

影像检查在骨肿瘤诊断中占重要地位,不仅能显示肿瘤的部位、大小、邻近组织的改变、肿瘤的侵犯范围,而且对多数病例还能确定其性质。骨肿瘤的影像学表现具有多样性,影像诊断确定骨肿瘤的组织类型比较困难。准确的诊断结论依赖于对临床资料、影像表现、实验室检查结果、病理报告的综合分析。

骨肿瘤影像诊断要求:① 判断病变是否为肿瘤;② 判断是良性肿瘤还是恶性肿瘤,是原发性肿瘤还是转移性肿瘤;③ 观察肿瘤的侵袭范围;④ 推断肿瘤的组织学类型。骨肿瘤的影像诊断重点在于判断肿瘤的性质,恶性肿瘤应及时治疗以提高患者生存率和改善患者生活质量。

1. X线表现

(1) 发生部位:各种骨肿瘤均有其一定的好发部位(图 3-5-1),软骨母细胞瘤好发于长骨的骨骺;骨肉瘤好发于长骨的干骺端;骨巨细胞瘤好发于长骨的骨端;尤文氏肉瘤好发于长骨的骨干;骨髓瘤好发于颅骨和脊柱等。熟悉骨肿瘤的好发部位,有益于诊断和鉴别诊断。

(2) 病灶数目:大多数原发性骨肿瘤为单发灶。骨髓瘤、转移性骨肿瘤常为多发灶。

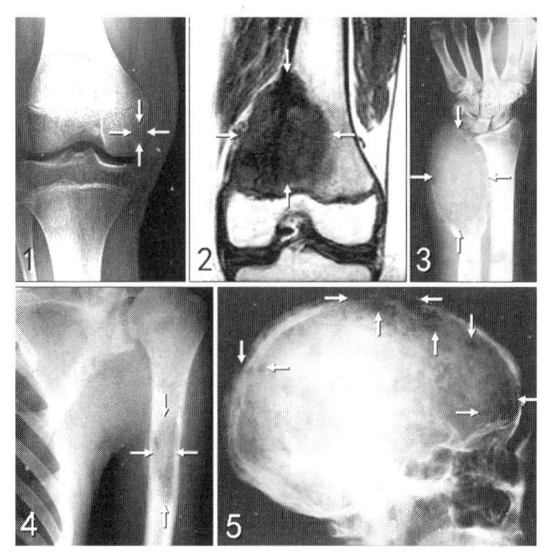

1. 右侧股骨内侧髁软骨母细胞瘤;2. 左侧股骨干骺端骨肉瘤;3. 右侧腓骨骨端骨巨细胞瘤;
4. 左侧肱骨骨干尤文氏肉瘤;5. 颅骨骨髓瘤

图 3-5-1　骨肿瘤发生部位

(3) 肿瘤骨:由肿瘤细胞形成的骨组织称为肿瘤骨,简称为瘤骨,为成骨性肿瘤的特征。良、恶性成骨性骨肿瘤均可形成瘤骨。根据瘤骨的密度和形状可归纳为以下 3 种(图 3-5-2):

① 象牙质样瘤骨:表现为瘤骨结构均匀致密,似象牙质状,其内无骨小梁结构。见于致密型颅骨骨瘤、成骨性骨肉瘤、骨旁骨肉瘤等。

② 棉絮状瘤骨:表现为瘤骨密度并不十分高,呈磨玻璃样、斑片状、絮状或团块状,边缘模糊,其内无骨质结构。有时瘤骨内结构疏松。棉絮状瘤骨分布于骨内或软组织肿块中,多见于骨肉瘤(成骨性)、骨瘤(疏松型)、前列腺癌骨转移等。

③ 放射针状瘤骨:是肿瘤组织穿破骨皮质或骨膜向软组织内发展形成的肿瘤新生骨。骨针粗细不均、呈放射状向肿瘤中心集中,或与骨皮质呈垂直状或放射状。多见于骨肉瘤(成骨性)、尤文氏肉瘤。值得注意的是,针状瘤骨是一种肿瘤新生骨,而不是针状骨膜反应。后者是骨膜反应性新生骨,呈均匀的细针状,排列整齐,与骨皮质垂直或

呈放射状，除见于恶性肿瘤外，也可见于其他感染性疾病。

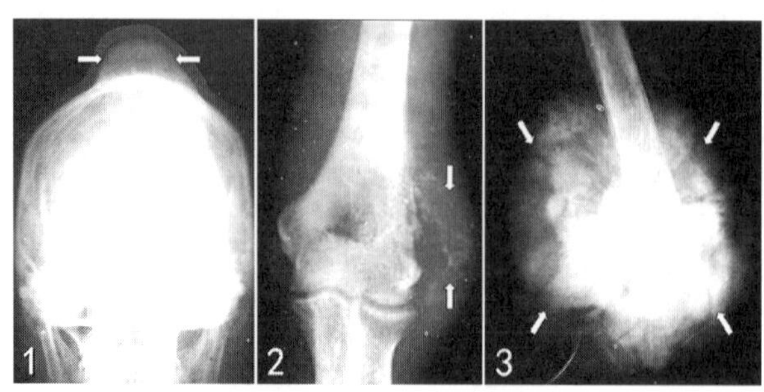

1. 颅顶骨象牙质样瘤骨；2. 左侧肱骨骨肉瘤棉絮状瘤骨；3. 右侧股骨远侧端骨肉瘤放射针状瘤骨

图 3-5-2　骨肿瘤的肿瘤骨

（4）瘤软骨：由肿瘤细胞形成的软骨组织，简称瘤软骨。瘤软骨可以钙化而在 X 线片上显影（图 3-5-3），表现为环形或半环形，也可呈斑点状、小片状、菜花状，甚至大量钙化呈棉絮状、团块状致密影。可发生于骨内，也可见于软组织肿块中。钙化是成软骨性肿瘤的特征，尤其环形钙化在诊断中更有价值，最常见于软骨肉瘤。应该指出的是，瘤软骨钙化和瘤骨两者均是出现在骨内或软组织肿块中的致密阴影，如果各自有典型的 X 线表现形态，是容易辨认的，否则两者在 X 线片上有时难以区别。

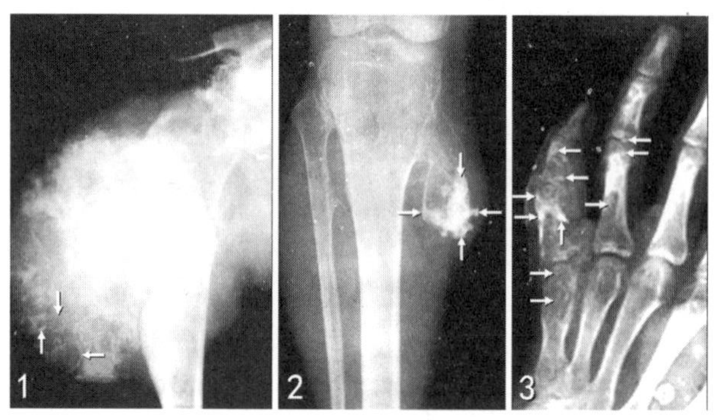

1. 右侧肱骨软骨肉瘤半环形钙化；2. 右侧胫骨近端菜化状钙化，菜花状；3. 左侧第 5 掌骨和无名指、小指近节指骨内生软骨瘤斑点状钙化

图 3-5-3　骨肿瘤的肿瘤软骨钙化

（5）软组织肿块：良性骨肿瘤一般无软组织肿块，肿瘤向外生长可使周围软组织呈推压性移位。若良性骨肿瘤生长突然加快，肿瘤边缘骨皮质破坏并侵入软组织，则可形成软组织肿块，此时应考虑有恶性变。恶性骨肿瘤生长迅速，常在短期内突破骨皮质向软组织侵犯，形成边缘不清楚的软组织肿块。软组织肿块内常可见到瘤骨、钙化影。

（6）骨肿瘤的反应骨：是肿瘤组织刺激骨组织或骨膜增生骨化的结果。良性骨肿瘤一般没有骨膜反应,极少数可有轻度骨膜反应。恶性骨肿瘤常可出现层状、葱皮样、垂直或放射状和三角形骨膜反应。柯德曼(Codman's)氏三角(图 3-5-4)是由于骨膜反应性新生骨使被掀起的骨膜与骨干和肿块本身之间共同构成的一个三角形,是恶性骨肿瘤,尤其是骨肉瘤常见的 X 线表现。但并非特征性改变,因为骨膜下出血、感染等情况下也可见到这种 X 线征象。

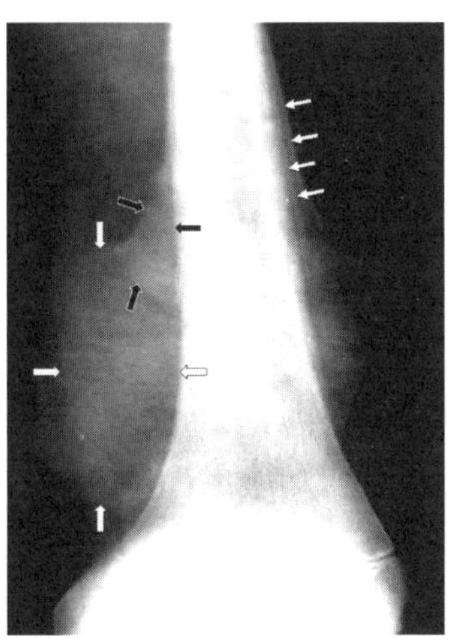

粗黑箭头—骨肿瘤;粗白箭头—肿瘤新生骨;细白箭头—层状骨膜反应

图 3-5-4　股骨骨肉瘤柯德曼氏三角,正位片

(7) 骨质破坏:骨肿瘤容易引起骨质破坏,可表现为囊性骨质破坏、膨胀性骨质损坏、浸润性骨质破坏等(图 3-5-5)。

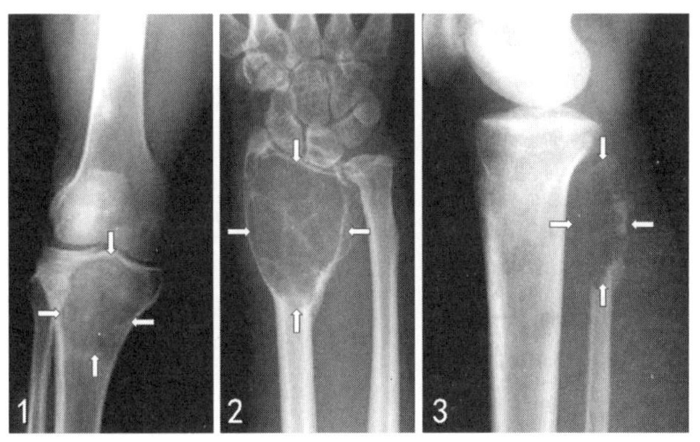

1. 右侧胫骨近端骨母细胞瘤,囊性骨质破坏;2. 右侧桡骨远端骨巨细胞瘤,膨胀性骨质损坏;3. 左侧腓骨近端溶骨型骨肉瘤,浸润性骨质破坏

图 3-5-5　骨肿瘤的骨质破坏

(8) 软骨破坏:软骨组织结构特殊,可暂时阻止肿瘤的蔓延。当肿瘤继续进展时,软骨组织可被肿瘤组织所替代。肿瘤侵及骺板时表现为先期钙化带密度减低、中断或

消失，使骺板增宽。肿瘤突破关节软骨向关节腔发展时，表现为关节面破坏、塌陷，关节腔内可见软组织肿块，以上为恶性骨肿瘤的征象。少数良性骨肿瘤亦可超越骺板向两侧发展累及关节软骨，如软骨母细胞瘤。

2. CT 表现

CT 扫描在骨肿瘤诊断中的价值已经得到肯定。

（1）定位准确：对骨盆、脊椎等，X 线平片检查重叠部位较多的病灶，CT 检查明确肿瘤发生的部位、范围、数目等。对于软组织肿块的显示，CT 也明显优于 X 线平片及软组织 X 线摄影。CT 还可以清楚地显示肿块与周围肌肉、神经和血管的关系，了解对它们的侵犯范围和程度。

（2）结构清晰：对于了解骨肿瘤与其周围组织的关系非常优越，能明确分辨骨肿瘤起源的位置是在髓腔、皮质、骨膜还是在皮质旁，了解肿块的方位和深度。

（3）定性诊断：无论在显示恶性骨肿瘤的骨内扩散范围或骨旁软组织成分，还是在软组织肿瘤向骨的侵犯方面，CT 都明显优于常规平片。

尽管 CT 扫描具有上述优越性，但它仍不能代替常规 X 线检查，而只是常规方法的补充，因为 CT 不能单独确立病变的性质。而平片在确立病变的性质方面所起的作用是无可置疑的。

3. 骨肿瘤良性、恶性的鉴别

在骨肿瘤的诊断中，除首先确定是否为肿瘤外，还应着重于良性、恶性的鉴别（表 3-5-2）。

表 3-5-2　骨肿瘤良性、恶性的鉴别

骨肿瘤	良性	恶性
生长情况	生长缓慢，无转移，可压迫邻近组织，使之移位	生长快，可转移，易侵及邻近组织
影像表现	膨胀性骨质破坏，与正常骨界限清晰，边缘锐利，骨皮质变薄，膨胀，保持其连续性	呈浸润性骨破坏，病变区与正常骨界限模糊，边缘不整齐
骺和关节软骨	通常不破坏	可破坏
骨膜反应	一般无，或有呈线状	常有，呈层状、放射状或袖口状等
软组织肿块	一般无软组织肿块；如有，边缘亦较清楚	常有软组织肿块，边缘模糊，其中可有瘤骨
血管造影	周围血管有受压移位、拉直、分离等改变	可出现瘤性病理血管瘤性血糊，或瘤性动静脉瘘等

二、良性骨肿瘤

良性骨肿瘤是一类生长缓慢，病程长，以局部肿块为主要症状的骨肿瘤，早期常不引起患者注意,不少是平时偶然被发现的,预后良好。但在一定条件下某些良性肿瘤也可以发生恶性病变,应引起注意。

(一) 骨瘤

骨瘤由分化良好的成熟骨构成,主要发生于膜内化骨的骨骼。在骨良性肿瘤中最多见,有单发性及多发性两种。单发性多见,多发性较少见,常合并骨骼发育异常。

一般在儿童或青年时期发病,因其生长缓慢,到成年时才被发现。肿瘤不大时,一般无临床症状。长大后因发生的部位不同而引起不同的症状:副鼻窦内的骨瘤可出现头痛;眶内骨瘤可使眼球突出或移位;颅骨内板的骨瘤可引起颅内压增高,出现头痛甚至癫痫。颅面骨骨瘤一般无恶变趋向。长骨的骨旁骨瘤可恶变为骨旁骨肉瘤。

1. X线表现

主要表现为局限性肿块,一般直径为1~3 cm,也有大到6 cm以上者。根据骨瘤的密度不同,分为致密(象牙)型和松质(海绵)型两种,以前者多见。不同部位的骨瘤表现各异。

(1) 颅骨骨瘤:起于颅骨外板者(图3-5-6),常呈半圆形的骨性突起,边缘光滑,基底部较宽,与外板相连。起于颅骨内板者,亦呈半圆形骨性隆起,可使板障增厚,内板受压。

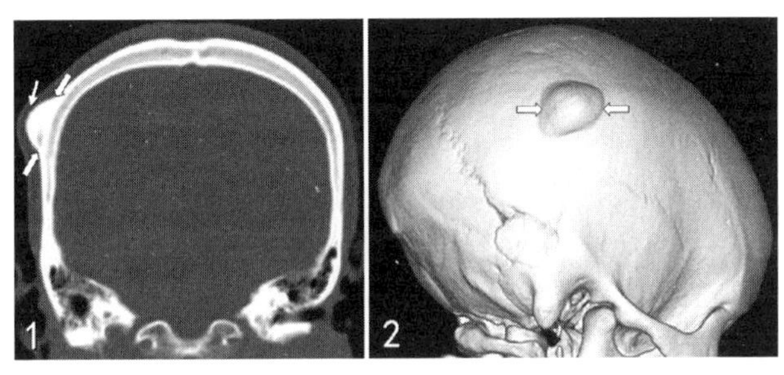

1. 颅骨CT冠状面三维重建;2. 颅骨CT三维重建右侧面观;粗白箭头—肿瘤宽基底;细白箭头—瘤周软组织受压,但不肿胀

图3-5-6 颅骨外板骨瘤,CT

(2) 副鼻窦骨瘤:多见于额窦和筛窦。常为圆形或分叶状骨块,边缘光滑,密度大都均匀致密,也可带蒂。肿瘤大小不一,小者突入含气窦腔内,大者可充满整个窦腔,甚至将窦壁顶起或突入颅内。

(3) 长骨骨瘤:最多发生于膝关节及踝关节附近,常为二侧对称性并有遗传性,又称遗传性多发性外生骨疣。多呈局限性突起的骨块,边缘光滑,可为密质型或松质型,基底较宽,与正常骨皮质相连。

(4) 甲下骨瘤:指位于末节指(趾)骨的骨瘤,又叫甲下骨疣。多发生于末节指(趾)骨的背侧,亦可偏向一旁或向掌(跖)侧生长,呈骨性突起,多由松质骨构成。

2. CT 表现

CT 检查对确定肿瘤的病变范围具有重要价值，主要表现为与正常骨皮质相连的高密度肿物。发生在颅面骨者常以广基和颅骨相连，局部皮肤或软组织相应向外推移。

3. 鉴别诊断

发生于颅骨者，应与脑膜瘤、额骨内板增生症和纤维异样增殖症鉴别。

(1) 脑膜瘤：生长快，呈不整形新骨增生，可出现骨样改变。瘤基底宽，并可有颅板溶骨改变。肿瘤血供增多，致附近血管沟影增宽增多。眼眶筛部骨瘤有时与嗅沟的脑膜瘤不易区分。

(2) 额骨内板增生症：呈波浪性骨增生，患者常有头痛、肥胖、性欲减退。多见于停经后的女性，有时伴发糖尿病或尿崩。

(3) 颅骨纤维异样增殖症：病变广泛，基底宽，多处发病，累及板障和颅板，全身其他骨骼亦可发病，且有单侧趋向。

发生于肢体者应与骨软骨瘤、骨肉瘤区分。

(4) 骨肉瘤：生长迅速，具恶性骨肿瘤特点，有好发年龄与部位，易区分。

(二) 骨母细胞瘤

骨母细胞瘤是由血管丰富的骨样组织、未成熟的新生骨组织及大量骨母细胞构成的良性骨肿瘤，与骨样骨瘤相类似。以往对该肿瘤的命名比较混乱，有良性成骨细胞瘤、巨大骨样骨瘤、良性骨母细胞瘤等，现在统一命名为骨母细胞瘤。在组织学上该肿瘤虽然无恶性表现，但是常有侵袭性，甚至会出现肺转移或恶性变。显然它是一种原发性有恶性倾向的肿瘤。

本病男女之比 2∶1，大多数发病年龄在 30 岁以下，局部疼痛不适是最常见的症状，服用水杨酸类药物无效和无明显夜间疼痛是与骨样骨瘤的不同点。邻近关节的病变可引起关节活动受限，发生于脊椎的病变可引起骨髓和神经压迫症状。

1. X 线表现

骨母细胞瘤好发于椎体附件和长骨干骺端。常呈溶骨性膨胀改变，边界清楚，病灶处的骨皮质变薄(图 3-5-7)。如果病变累及一侧骨皮质，瘤体可突破骨皮质侵入椎管或周围软组织。瘤巢常大于 2 cm，表现为类圆形膨胀性骨质破坏，边界清楚，可有少量骨膜新生骨。早期病灶内无或有密度不一的斑点状、索条状钙化和骨化影，随病程进展，钙化和骨化更为广泛致密。

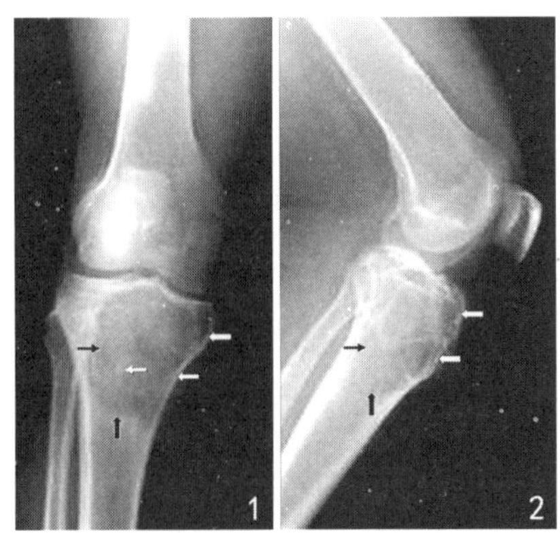

1. 正位;2. 右侧位;细黑箭头—溶骨性膨胀改变;粗黑箭头—边界清楚;粗白箭头—骨皮质变薄;细白箭头—斑点状钙化

图 3-5-7　右膝胫骨近端骨母细胞瘤,平片

2. CT 表现

CT 检查有助于评估病变范围和钙化区域。根据受累部位的不同可分为中心型、皮质型、骨膜下型和松质型。

(1) 中心型:多见,病变发生于长骨髓腔内,呈中心性囊状破坏(图 3-5-8),2 ~ 10 cm 不等。病灶中心可有渐进性成骨。骨皮质膨胀变薄、缺失或因骨外膜增生而致相邻骨皮质略有增厚,但较骨样骨瘤为轻。

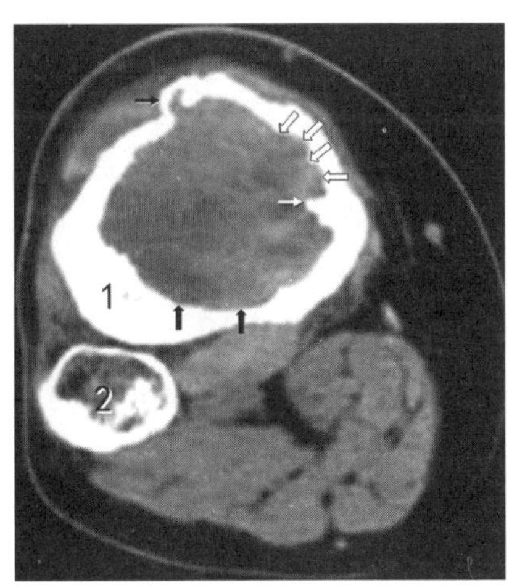

1. 相邻骨皮质略有增厚;2. 腓骨;粗黑箭头—边界清楚;细黑箭头—骨皮质膨胀变薄;粗白箭头—边缘呈波浪状;细白箭头—形成骨嵴

图 3-5-8　右侧胫骨近端骨母细胞瘤,CT

(2) 皮质型:病变位于骨皮质内,偏心性生长,骨皮质呈薄壳状膨胀,周围骨硬化明显。膨胀的皮质断裂后,可出现边界清楚的软组织密度肿块,其中约半数有散在钙质样高密度斑点。有时于软组织肿块外围再出现钙质样高密度薄壳。

（3）骨膜下型：病变位于长骨干骺端，局部骨皮质压迫性骨质吸收。

（4）松质型：病变位于不规则骨的松质内，周围无明显骨质硬化或仅呈一线样高密度硬化环。发生于脊柱者，病变多位于棘突、椎弓和横突，椎体病变多由附件蔓延所致。早期，病灶为软组织密度伴点片状钙质样高密度或呈低于骨皮质的均匀磨玻璃样高密度。晚期，因钙化或骨化而呈浓密的类皮质样高密度。扁骨病变多为单囊或多囊状密度不均的膨胀性软组织密度破坏区，可有不同程度的钙质样高密度斑点和边界清楚的薄层高密度硬化缘。

3. MRI 表现

骨母细胞瘤无钙化或骨化者，病灶 T1WI 为中等信号，T2WI 为高信号。发生钙化或骨化者，病灶 T1WI 和 T2WI 均可出现斑点状、索条状、团块状或不规则低信号区（图 3-5-9）。随着钙化骨化的进展，低信号区的范围可逐渐增大。病灶周围硬化缘 T1WI 和 T2WI 均表现为低信号环。病灶相邻髓腔和软组织内范围不一的充血水肿区。一般骨膜反应不明显，周围软组织可轻度肿胀，而软组织肿块大多不明显。增强扫描，血供丰富的骨样组织明显强化，病灶相邻髓腔和软组织轻度强化，而病灶内钙化、囊变和出血区无强化。

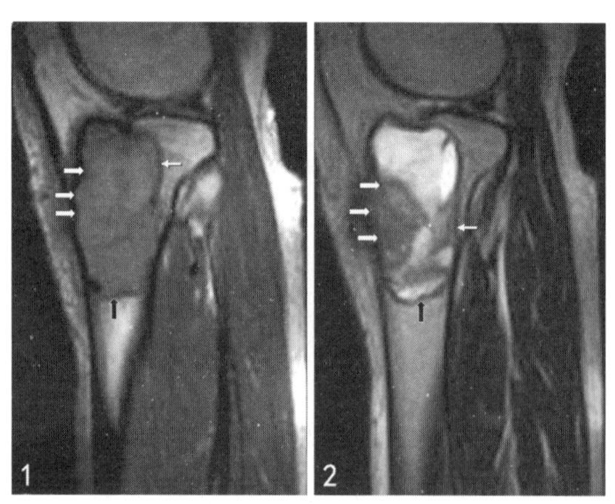

1. T1WI；2. T2WI；粗黑箭头—边界清楚；粗白箭头—边缘呈波浪状；细白箭头—骨皮质膨胀变薄

图 3-5-9　右侧胫骨上端骨母细胞瘤，MRI 矢状面

4. 鉴别诊断

骨母细胞瘤的 X 线表现差别很大，鉴别诊断主要依靠病理检查。需与下列疾病鉴别。

（1）骨样骨瘤：瘤巢小于 2 cm，周围硬化显著。

（2）动脉瘤样骨囊肿：大片溶骨性囊状骨破坏，无钙化、骨化。

（3）恶性肿瘤：有些骨母细胞瘤可以出现软组织肿块、骨膜新生骨而类似于恶性肿瘤。对于膨胀性、边界清楚而内部有钙化或骨化的病灶，或类似于大骨样骨瘤表现的病灶，特别是发生于椎体附件者，应当想到骨母细胞瘤的诊断。

（三）骨样骨瘤

骨样骨瘤是由成骨细胞及其产生的骨样组织构成的良性骨肿瘤。常见于 30 岁以下的青少年，好发年龄为 8 ~ 18 岁。男性发病率约为女性的 2 倍。主要症状是疼痛，起初是间歇性的，后逐渐变为持续性的，尤以夜间为重，用水杨酸制剂可使疼痛缓解。疼痛往往要比 X 线片上出现阳性征象早几个月，可以此作为诊断依据之一。

1. X 线表现

最常见于股骨小粗隆、肱骨近端内侧皮质、胫骨远端 1/3，也可见于脊柱的附件。可发生于骨皮质和骨松质。很少见于扁骨和长骨的骨髓腔内。主要为中心的圆形或椭圆形低密度区即瘤巢，及其周围的反应性骨硬化区。在肿瘤发展过程中，瘤巢中心可出现钙化和骨化，与其周围的硬化区之间隔以环形低密度带。有时周围硬化区较显著或瘤巢钙化和骨化浓密，则瘤巢不易显示。肿瘤的部位不同，X 线表现各有差异。

（1）皮质型（图 3-5-10）：瘤巢位于长骨皮质内，为圆形或椭圆形低密度区，局部骨皮质增厚，周围出现弧形骨质硬化区。硬化区范围很广，可沿骨皮质向两端伸延 3 ~ 4 cm。瘤巢直径多在 0.5 ~ 1.0 cm，其内可见钙化和骨化影。少数病例可有 2 ~ 3 个聚集在一起的瘤巢。

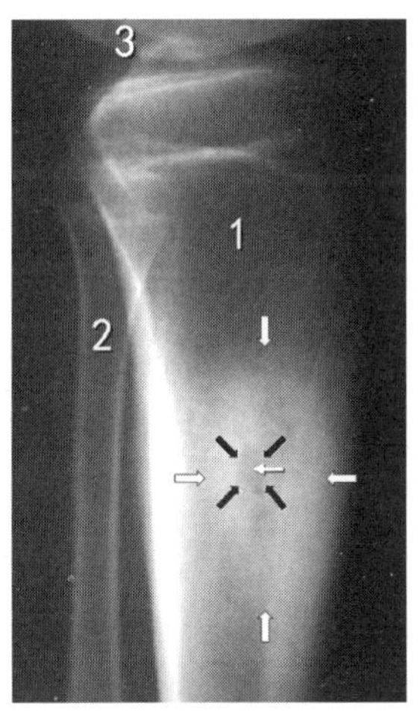

1. 胫骨；2. 腓骨；3. 股骨；粗黑箭头—椭圆形低密度瘤巢；细黑箭头—瘤巢内的钙化灶；粗白箭头—瘤巢周围骨质硬化区

图 3-5-10　右侧胫骨骨样骨瘤，右侧位片

（2）松质型（图 3-5-11）：多发生于股骨颈、脊椎骨和跟骨等松质骨。瘤巢较大，可达 1 ~ 2 cm，甚至更大。周围骨质硬化轻微，多以瘤巢为中心向周围发展。

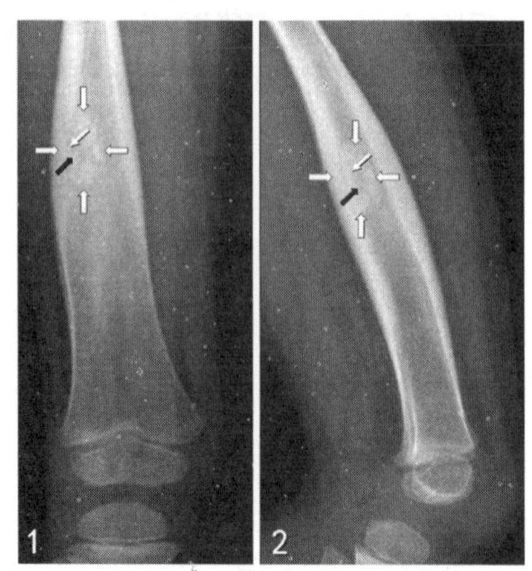

1. 正位;2. 侧位;粗黑箭头—椭圆形低密度瘤巢;细黑箭头—瘤巢内的钙化灶;粗白箭头—瘤巢周围骨质硬化区

图 3-5-11　右侧股骨松质型骨样骨瘤,平片

(3) 中心型:病灶位于骨髓腔。瘤巢位于髓腔中央,髓腔狭窄,附近骨皮质增厚。此型较少见。

(4) 骨膜下型:只引起其下方骨皮质压迫性骨质吸收和轻微骨硬化。有时可见骨膜下新生骨形成。瘤巢仅显示为小泡状突起的低密度区。

2. CT 表现

骨质破坏区为类圆形低密度灶,其中央有不规则钙化或骨化影,周边密度较低者为肿瘤未钙化部分(图 3-5-12)。骨破坏区周围有不同程度的硬化环、皮质增厚和骨膜新生骨。

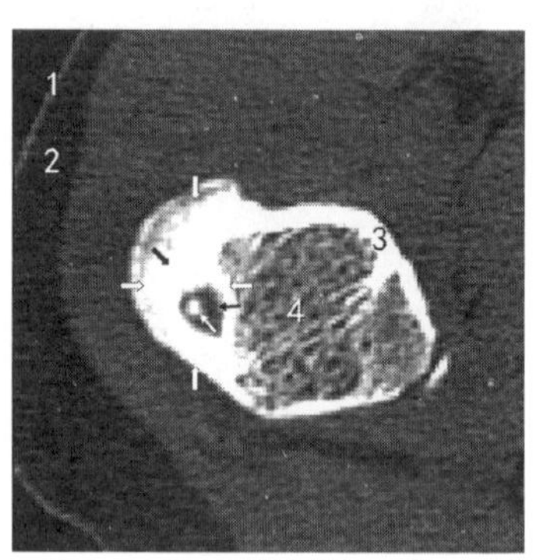

1. 皮肤;2. 皮下脂肪;3. 骨皮质;4. 骨松质;细黑箭头—类圆形低密度瘤巢;细白箭头—瘤巢内圆形钙化灶;粗黑箭头—骨皮质增厚;粗白箭头—骨破坏区周围的硬化环

图 3-5-12　右侧股骨骨样骨瘤,CT 骨窗

3. MRI 表现

瘤巢 T1WI 呈低到中等信号,T2WI 呈低、中等或高信号(图 3-5-13)。内部钙化或骨化明显者则大部分为低信号。增强后多数瘤巢强化明显，少数瘤巢可呈环状强化。

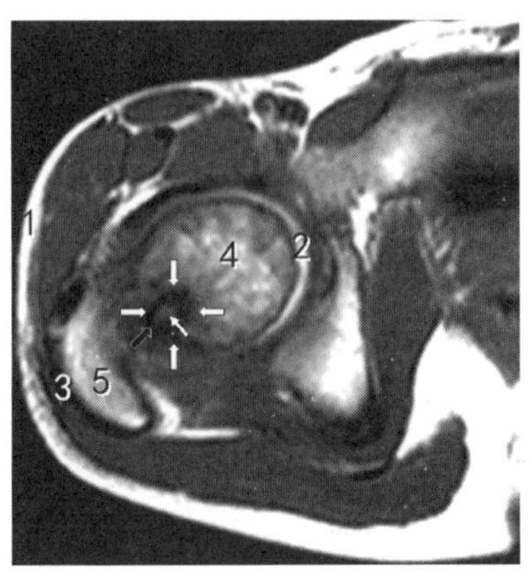

1. 皮下脂肪；2. 股骨头软骨；3. 骨皮质；4. 股骨头；5. 股骨大粗隆；粗黑箭头—类圆形低信号瘤巢；细白箭头—瘤巢内的低信号钙化灶；粗白箭头—瘤巢周围低信号骨质硬化区

图 3-5-13　右侧股骨头骨样骨瘤，MRI 横断面

4. 放射性核素扫描

在活动期表现为广泛的放射性核素浓集（图 3-5-14），由于瘤巢和反应区均摄取放射性核素，所以核素浓集范围大大超过 X 线上所示的瘤巢范围。

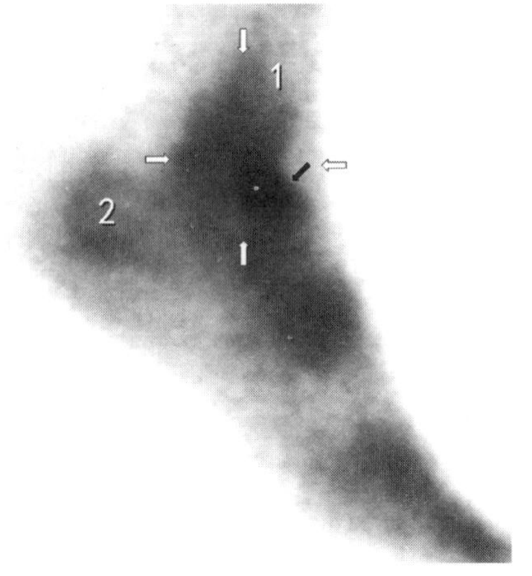

1. 胫骨；2. 跟骨；粗黑箭头—瘤巢放射性核素浓集；粗白箭头—瘤巢周围较广泛的放射性核素浓集区

图 3-5-14　右侧距骨骨样骨瘤，放射性核素扫描

5. 鉴别诊断

骨样骨瘤需与以下疾病鉴别。

（1）布罗地骨脓肿：二者均表现为低密度的巢，布罗地骨脓肿位于髓腔或松质骨，而骨样骨瘤多位于皮质。布罗地骨脓肿多有感染史，局部有红肿、热、痛等炎性表现，常反复发作。CT 增强扫描,骨样骨瘤血运丰富,强化明显;而布罗地骨脓肿为无血运的脓腔,不强化。

(2) 骨母细胞瘤:组织学上,骨样骨瘤和骨母细胞的细胞特征几乎一样,只是骨母细胞瘤的骨母细胞更丰富,新生血管更多,二者鉴别很困难。骨样骨瘤有典型的临床症状,位于皮质内,瘤巢小于 2 cm,反应骨多;而骨母细胞瘤病灶大,位于骨松质内,反应性骨壳较薄。

(3) 慢性骨脓肿:为低度慢性化脓性感染,具有红、肿、热、痛等炎性症状,且有反复发作病史。好发于长骨干骺端,破坏区较大。骨皮质局限性破坏,周围致密,有时有小死骨,但无瘤巢。

(4) 慢性硬化性骨髓炎:疼痛性质与骨样骨瘤不同,常为间歇性,骨干皮质广泛对称性增生。一般无脓肿及死骨,无瘤巢,骨髓腔可闭塞。

(5) 成骨细胞瘤:二者同属良性成骨细胞性肿瘤。成骨细胞瘤无夜间疼痛,但发展较快,破坏区较大,常大于 2 cm。骨皮质膨胀明显,周围硬化轻微。

(6) 单发性内生骨疣:无周围骨质硬化,无疼痛。好发于手足小骨。

(7) 动脉瘤样骨囊肿:多位于长骨干骺端及脊椎骨附件。大小不一,薄壳间软组织膨出,与周围骨质分界清晰。

(8) 骨岛:为松质骨内骨发育异常,呈骨岛状。一般无症状,无须治疗。

(四) 骨软骨瘤

骨软骨瘤是最常见的骨良性肿瘤,又称为骨疣、骨错构瘤,是骨骼生长方面的异常,可能是从靠近骨膜的小软骨岛长出来的,或来自骺板软骨。发生于关节附近骨端的叫作骺生骨软骨瘤。肿瘤由骨性基底、软骨帽和纤维包膜组成,骨性基底的结构与正常骨皮质、骨松质相同,软骨帽由软骨细胞、基质细胞、基质组成,表面覆盖纤维包膜。可分为单发性和多发性两种,单发性为外生骨瘤,多发性也叫骨软骨瘤病,多有家族遗传史,具有恶变倾向。

本病多发生于青少年,男性多于女性,可长期无症状,多因无意中发现有骨性包块而就诊。若肿瘤压迫周围组织或其表面的滑囊发生炎症,则可产生疼痛。多发性骨软骨瘤可妨碍正常长骨生长发育,以致患肢有短缩弯曲畸形。异常疼痛和迅速长大是恶变的指征,应手术切除。

1. X 线表现

虽然任何由软骨化骨的骨骼均可生长骨软骨瘤,但长管状骨比扁骨短骨更多见(图 3-5-15)。其中股骨远端、胫骨近端和肱骨近端最为多见,近骺线处,生长方向与骨之长轴成角。也可以发生在肩胛骨、锁骨、肋骨、脊柱和骨盆。

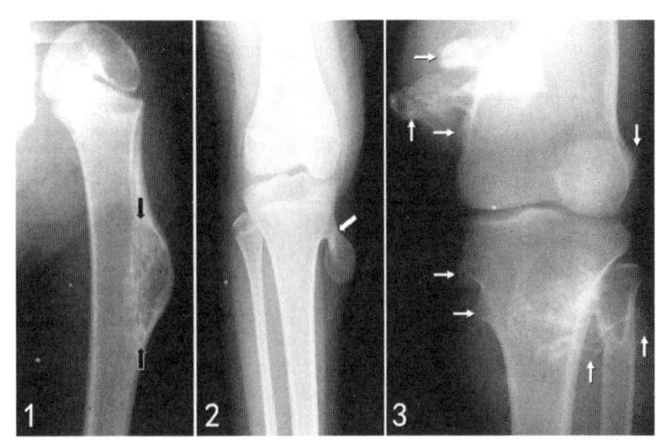

1. 左肱骨正位，肱骨近端外侧骨软骨瘤；2. 右膝正位，右胫骨近端内侧骨软骨瘤；3. 左膝正位，股骨、胫骨、腓骨多发骨软骨瘤；粗黑箭头—宽基底；粗白箭头—窄基底；细白箭头—瘤体

图 3-5-15　骨软骨瘤，平片

(1) 单发性骨软骨瘤：附着于干骺端，呈骨性突起，基底部呈带蒂状或宽基底。瘤体由松质骨和薄层皮质构成，分别与正常骨的松质骨和皮质相连续。瘤体顶端呈圆形或菜花状。软骨帽盖厚薄不一，有时可见线状低密度影，但大多数可见不规则斑点状、菜花状钙化，亦可为环形钙化。

骨软骨瘤最初大都发生于干骺端，随着年龄增长，逐渐移至骨干，并停止生长。一般在长骨多背向关节，少数发生在短骨者可指向关节。肿瘤较大可压迫邻近的骨骼使之移位、变形或发生压迫性骨萎缩，但无侵蚀现象，肿瘤与邻骨的凹陷间常有一低密度区，代表软骨帽的厚度。

(2) 多发性骨软骨瘤：位于长骨干骺端，呈骨性突起，与单发性骨软骨瘤的表现相似。受累骨干骺端增粗变宽膨胀，骨皮质变薄，甚至可发生扭曲变形。多发性骨软骨瘤常见于膝关节附近，有时呈对称性发生。

(3) 骨软骨瘤恶变征象：如果肿瘤生长速度突然加快，局部疼痛，顶端钙化增多呈棉絮状，肿瘤边缘骨质破坏，界限不清，甚至出现软组织肿块，应考虑有恶性变。

2. 放射性核素扫描

骨软骨瘤的骨性部分与软骨帽交界处放射性核素浓集，当有恶变时，病变处的放射性核素摄取量会突然增高。

3. CT 表现

CT 能清晰地显示出肿瘤与受累骨皮质和松质骨相连，软骨帽部分呈软组织密度，有时可见不规则的钙化及骨化（图 3-5-16）。

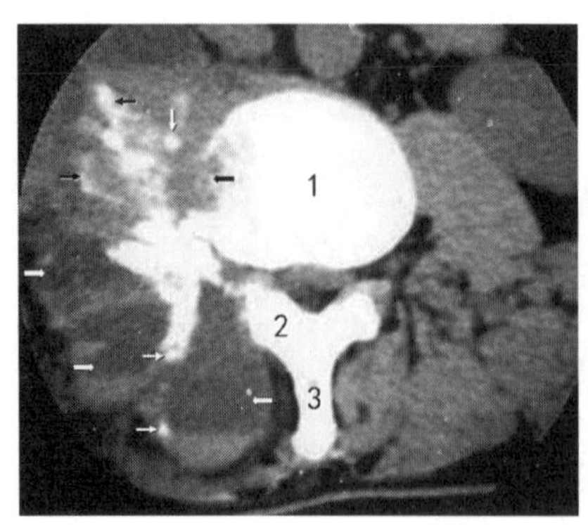

1. 椎体;2. 椎弓板;3. 棘突;粗白箭头—软骨帽内的软组织密度;细白箭头—钙化点;细黑箭头—瘤体;粗黑箭头—瘤基底

图 3-5-16　腰椎椎体右侧骨软骨瘤,CT 软组织窗

4. MRI 表现

MRI 显示骨性部分的信号与相邻干骺端松质骨的信号相同,软骨帽 T1WI 呈低信号,T2WI 呈高信号(图 3-5-17)。MRI 检查可以明确软骨帽的厚度,如超过 25 mm 者应考虑有恶变可能。

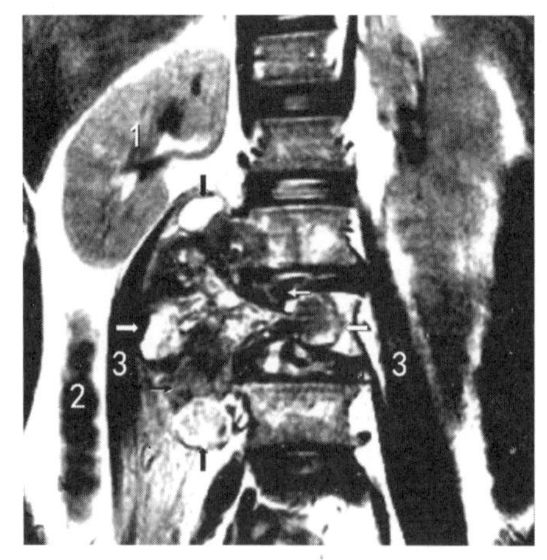

1. 右肾;2. 升结肠;3. 腰大肌;粗黑箭头—肿瘤上下界;粗白箭头—肿瘤左右界;细黑箭头—瘤软骨;细白箭头—骨质部分

图 3-5-17　腰椎椎体右侧骨软骨瘤,MRI 冠状面

5. 鉴别诊断

骨软骨瘤需与以下疾病鉴别。

(1) 皮质旁骨肉瘤:骨表面突出的骨性肿块,进行性增大,肿块紧贴或侵润骨皮质,但不贯通。

(2) 骨化性肌炎:多半有外伤史,骨皮质表面或肌索间条状骨化。

（五）软骨瘤

软骨瘤由分化成熟的透明软骨细胞构成，是常见的良性骨肿瘤。内生（髓腔性）软骨瘤是指发生在髓腔内的软骨瘤，最为常见。骨膜下（皮质旁）软骨瘤则较少见。骨外软骨瘤位于骨骼周围软组织中，更少见。

软骨瘤伴发多发性血管瘤者称为马弗西综合征（Maffuci syndrome）。多发性内生软骨瘤同时合并肢体发育畸形，称为内生软骨瘤病，或称为欧利奥氏病（Ollier disease）。

内生软骨瘤好发于手及腕部，多无症状。在长骨的内生软骨瘤，尤其在青春期后，如出现疼痛则是恶变的预兆。多发性内生软骨瘤可引起肌体及脊柱畸形。

1. X线表现

（1）内生软骨瘤：主要表现为囊状膨胀性低密度区，常有硬化缘，其内有斑点状、环形及不规则钙化（图3-5-18）。发生于小的长骨，骨髓腔内局限性的圆形或椭圆形低密度区。边界清晰，周围常有一硬化缘。局部皮质膨胀变薄，低密度区内常有磨砂玻璃状或点状钙化。病变可单发或多发，多发者常同时累及一侧手的多个掌指骨。发生于大的长骨，病变位于长骨的两端，病变局限者表现为圆形骨质低密度区，多有较厚的硬化缘，其中有钙化，骨膨胀轻。病变广泛者常有大量弥散性的钙化和骨化，但周围硬化缘不明显，破坏区内可见较粗大的骨嵴。

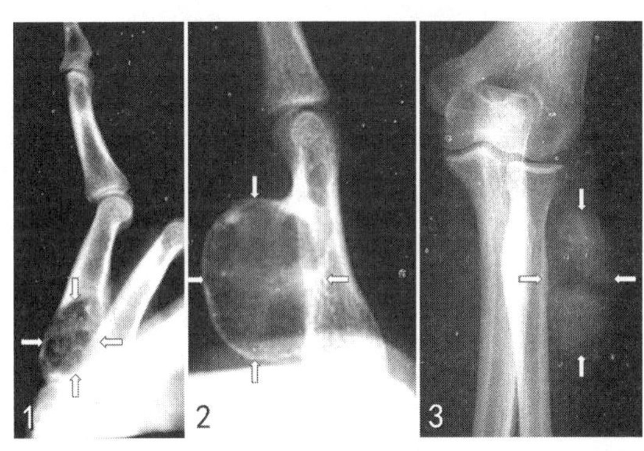

1. 左手小指斜位，近节指骨近端骨内生软骨瘤；2. 左手食指侧位，近节指骨体部皮质旁软骨瘤；3. 左肘正位，桡骨近端骨外软骨瘤

图3-5-18　软骨瘤，平片

（2）皮质旁软骨瘤：主要表现为皮质旁的软组织肿块，边界较模糊，其中有散在的钙化影，但可压迫邻近骨皮质，形成凹陷性缺损，边缘常有骨硬化现象。偶尔，肿块边缘可见蛋壳状钙化。

（3）骨外软骨瘤：表现为骨骼周围软组织中高密度骨化或钙化灶，边缘不规则。

（4）软骨瘤恶变征象：恶性变发生率比骨瘤、骨软骨瘤高。一般认为年龄大、病程长、发生于扁骨、不规则骨及肿瘤体积较大者易发生恶性变。如短期内生长迅速，疼痛明显，出现浸润性骨破坏，骨膜反应，钙化点模糊或大量棉絮状钙化，软组织明显肿胀，则可疑恶性变。软骨瘤恶变后多为软骨肉瘤。

2. CT 表现

CT 显示长骨内生软骨瘤具有明显的优势，能清楚显示髓腔内病变呈分叶状、类圆形骨质破坏或膨胀性骨质破坏（图 3-5-19），发生膨胀性骨质破坏可以观察到骨皮质变薄及骨皮质是否连续，若患骨的膨胀程度相对较轻，当出现病理骨折时，也应警惕恶变的可能。CT 能敏感地发现病灶内的钙化，这对内生软骨瘤的诊断具有特殊价值，其中囊状透亮区内的钙化影被认为是诊断本病的主要依据。

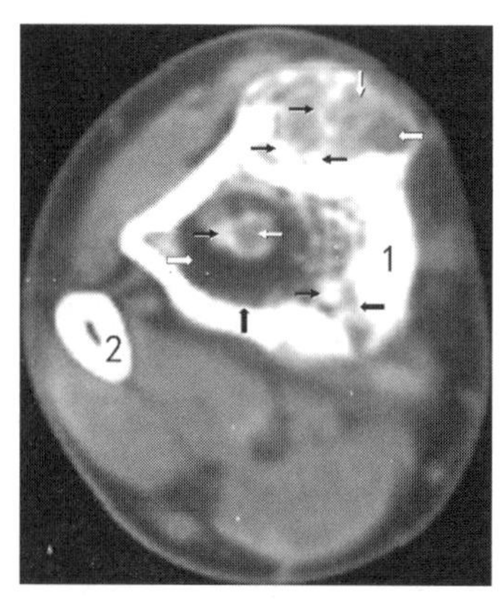

1. 骨皮质；2. 腓骨；粗白箭头—低密度的骨质破坏区；粗白箭头—骨质破坏区边缘清晰锐利；细白箭头—软组织密度的肿瘤组织；细黑箭头—钙化

图 3-5-19　右侧胫骨内生软骨瘤，CT

3. MRI 表现

内生软骨瘤 T1WI 表现为分叶状的骨髓内病变，其信号与骨骼肌相近（图 3-5-20），偶尔，在 T1WI 可见高信号。T2WI 呈分叶状的高信号，在 FSE 上比在 SE 上信号有所降低。

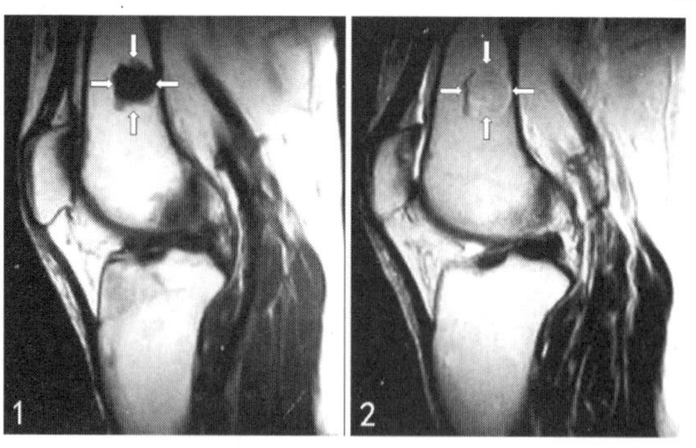

1. T1WI，内生软骨瘤呈分叶状的骨髓内低信号区；2. T2WI FSE，内生软骨瘤呈分叶状的混杂较高信号区

图 3-5-20　左股骨下段内生软骨瘤，MRI 矢状面

4. 鉴别诊断

尽管大多数长骨内生软骨瘤具有典型的影像学特征,但对于非典型长骨内生软骨瘤仍需要与下列疾病鉴别。

(1) 软骨黏液纤维瘤:通常位于下肢长管状骨,典型表现为病灶长轴与骨干平行,偏心性椭圆形骨质破坏内有粗糙的梁状间隔,很少有钙化。

(2) 骨囊肿:多数在长管状骨的干骺端,呈圆形或椭圆形骨质透亮区,内无结构,一般无钙化,常合并有病理骨折。

(3) 骨梗死:发生于干骺端,边界清楚,边缘呈匐行状的病灶。患骨无膨胀,边界相对欠清,而长骨内生软骨瘤常有硬化缘。骨梗死产生的钙化一般从外周延伸到中央。MRI 检查多数能够对二者加以区别,骨梗死在 T1WI 上有高信号的脂肪,在 T2WI 上缺少高信号的软骨。如有酗酒、滥用激素、胰腺炎、深海潜水职业史等更倾向于骨梗塞。

(4) 软骨母细胞瘤:与长骨内生软骨瘤一样,其内可见钙化,周边见硬化环。但软骨母细胞瘤多位于干骺愈合前的骨骺,发生于关节面下,可突破骨端进入关节。单纯位于干骺端而不累及骺板的极少。而长骨内生软骨瘤多位于干骺端并向骨干方向发展。

(六) 软骨母细胞瘤

软骨母细胞瘤又称成软骨细胞瘤、Codman 氏肿瘤,是起源于软骨母细胞和成软骨性结缔组织的一种良性骨肿瘤。少数软骨母细胞瘤在组织形态上是良性,但可表现出侵袭性行为和发生转移,或可恶变为肉瘤。

软骨母细胞瘤发病男性多于女性,10 ~ 30 岁多见。发病缓慢,症状较轻而少,主要症状为局部轻度疼痛和压痛,可持续数月或数年。若病变累及关节,可有关节肿胀和功能障碍,出现类似原发性滑膜炎的表现。

1. X 线表现

病变多发生于长管状骨的骨骺或干骺端(图 3-5-21),股骨、肱骨和胫骨是最常见的好发部位,大约 10% 的成软骨母细胞瘤发生于手和足部。肿瘤局限于骨骺或干骺端,是一小或中度大小的肿瘤,直径可有 1 ~ 7 cm,呈偏心性或中心分布的圆形或椭圆形病灶。肿瘤呈溶骨性破坏区,病灶内可见小点状沙砾样钙化,表现为云雾状或稀薄的弱的较高密度颗粒。肿瘤边界清楚与周围正常骨质之间可见薄层的硬化边缘。病灶周围骨松质内可见轻度骨质硬化。少数偏心病灶可呈膨胀性生长,皮质变薄,甚至侵蚀骨皮质,可见轻微层状骨膜反应。病灶可穿破骺板向干骺端发展,但很少进入关节间隙。

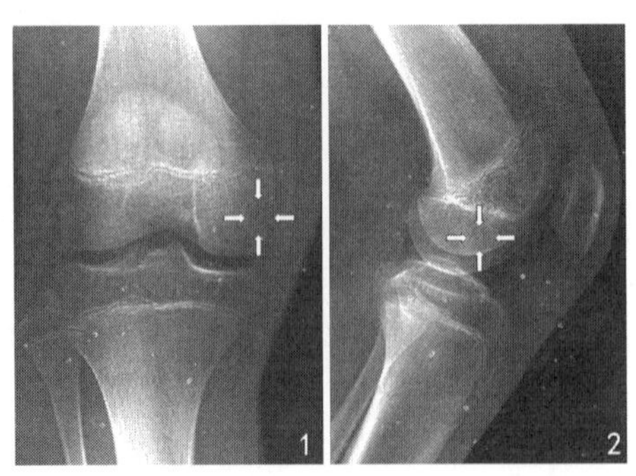

1. 正位，肿瘤位于右侧股骨内侧髁呈溶骨性破坏区；2. 侧位

图 3-5-21　右侧股骨内侧髁软骨母细胞瘤，平片

2. CT 表现

薄层扫描能更清楚地显示病灶的显微结构，如病灶内分隔、边缘硬化及内部钙化等（图 3-5-22）。对于显示平片不能显示的微小沙砾样钙化，优势明显。CT 片上软骨母细胞瘤病灶与正常骨质之间多有清晰的硬化缘。病灶周围骨松质内有边界不清的斑片状钙化。钙化是软骨类肿瘤的特征性表现，钙化的出现对诊断有重要参考价值。

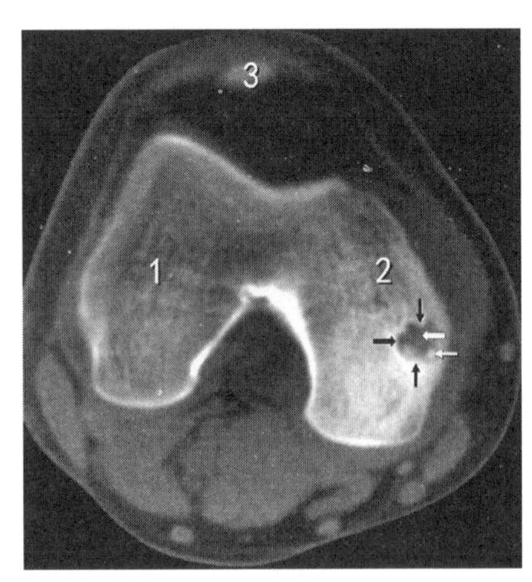

1. 外侧髁；2. 内侧髁；3. 髌骨；粗白箭头—骨质呈囊状破坏；粗黑箭头—病灶边界清晰；细黑箭头—边缘骨质硬化；细白箭头—小沙砾样钙化

图 3-5-22　右侧股骨内侧髁软骨母细胞瘤，CT 骨窗

3. MRI 表现

软骨母细胞瘤呈分叶状生长，有轻、中度膨胀性改变。边界清楚，部分病例有较轻的硬化边缘，T1WI 病变多呈中等和较低信号，T2WI 呈高信号（图 3-5-23）。有些软骨母细胞瘤 T2WI 缺乏高信号表现。36% 的成软骨母细胞瘤伴有动脉瘤样骨囊肿成分，囊肿内可见液-液平面。

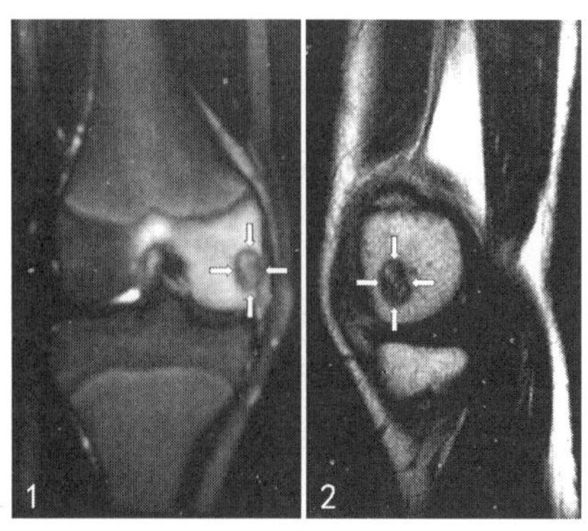

1. T2WI 冠状面,病灶呈膨胀性较高信号区;2. T1WI 矢状面,病灶较低信号区

图 3-5-23　右侧股骨内侧髁软骨母细胞瘤,MRI

4. 鉴别诊断

软骨母细胞瘤需与以下疾病鉴别。

(1) 骨巨细胞瘤:发病年龄相对较大,骨膨胀明显,不侵及骨骺。两者之间一个重要的不同之处是软骨母细胞瘤常有清楚的边界,而骨巨细胞瘤的边界模糊。骨巨细胞瘤无钙化,软骨母细胞瘤中可有云雾状钙化。

(2) 软骨黏液样纤维瘤:好发于长骨的干骺端或骨干,病灶内有粗糙的梁状间隔,钙化少见。

(七) 纤维性骨皮质缺损

纤维性骨皮质缺损又称为非骨化性纤维瘤、干骺端纤维性缺损、孤立性骨黄色瘤、组织细胞纤维瘤,是由组织纤维母细胞组成的干骺端错构瘤,骨化障碍、纤维组织增生或骨膜下纤维组织侵入骨皮质。

15 岁以下儿童发病率达 30% ~40%,男女之比为 2∶1 ~4∶1。现认为是儿童发育早期的正常变异,多能自行消失,少数可家族发病。大多数无症状,少数局部疼痛。邻近关节不侵犯。

1. X 线表现

病变开始于长骨的干骺端,靠近骺板,且总累及一侧骨皮质(图 3-5-24)。病变直径大于 2 cm,最长可达 20 cm,为单房或多房囊性病变,表现为圆形、卵圆形或分叶状。膨胀性、偏心性生长,纵轴与长骨一致。病灶呈低密度伴粗大骨嵴,边界清晰。随着骨的生长发育病变可以逐渐向骨干移行,周边有一硬化缘。一般无骨膜反应,瘤周无软组织肿块。病变发展有侵入髓腔、破坏整个干骺端导致整个皮质变薄,甚至有病理性骨折。病变可随骺板闭合而停止生长。

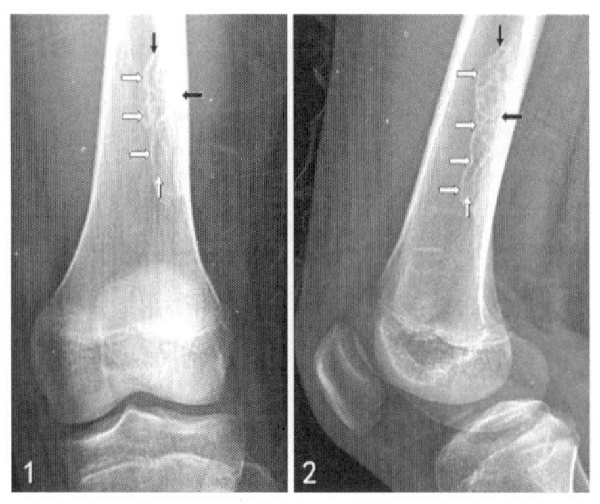

1. 正位;2. 左侧位;粗白箭头—病灶边界呈分叶状;粗黑箭头—邻近的骨皮质增厚;细白箭头—病灶内多房囊性骨质破坏区;细黑箭头—病灶周边有一硬化缘

图 3-5-24 左股骨非骨化性纤维瘤,平片

2. CT 表现

CT 主要表现为骨皮质缺损或皮质内囊状膨胀性的骨缺损区。瘤内密度均匀,低于肌肉组织,边界清晰(图 3-5-25)。周围无骨膜反应,无软组织肿块。

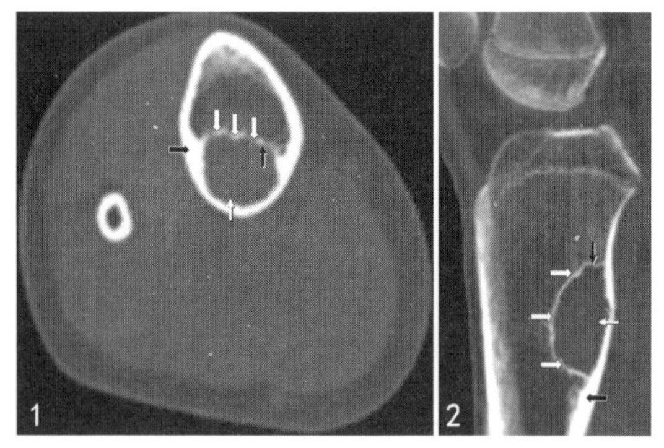

1. 横断面;2. 矢状面三维重建;粗白箭头—病灶边界呈分叶状;粗黑箭头—邻近的骨皮质增厚;细白箭头—病灶为骨皮质内囊状膨胀性的骨质破坏区;细黑箭头—病灶周边硬化缘

图 3-5-25 右胫骨上段非骨化性纤维瘤,CT

3. MRI 表现

骨皮质缺损区 T1WI 呈低信号,T2WI 呈高信号。瘤内的骨嵴或房隔 T1WI 和 T2WI 均为低信号(图 3-5-26)。病灶周围硬化缘表现为线样低信号。增强扫描,病灶周边可有强化。

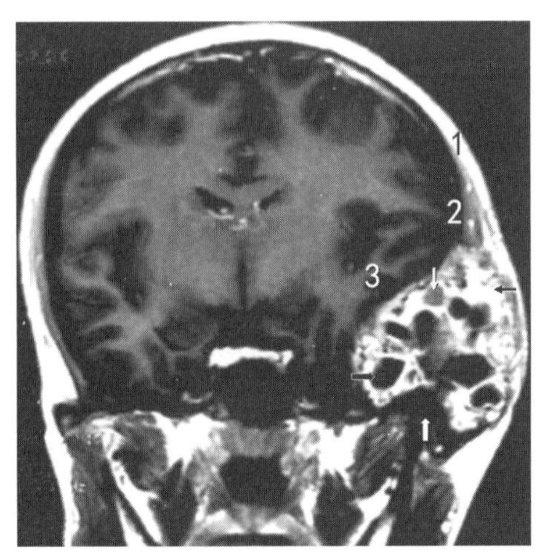

1. 皮下脂肪;2. 左侧颞骨;3. 左侧大脑颞叶;粗白箭头—病灶周围硬化缘;粗黑箭头—病灶内的骨嵴;细黑箭头—高信号脂肪组织;细白箭头—中等信号的软组织

图 3-5-26　左侧颞骨非骨化性纤维瘤,MRI 冠状面 T1WI

4. 鉴别诊断

纤维性骨皮质缺损需与下列疾病鉴别。

(1) 长骨干骺端结核:常有结核的临床表现,局部可有冷脓肿。病变可跨越骺板,病灶内可有沙砾样死骨,但无骨嵴。病灶周围一般没有增生硬化缘。

(2) 骨样骨瘤:有夜间疼痛,水杨酸制剂治疗有效。影像检查,有低密度瘤巢和显著反应性骨硬化,骨皮质增厚。

(3) 动脉瘤样骨囊肿:囊腔大,膨胀显著。CT、MRI 检查常显示液平面。

(4) 骨纤维结构不良:病变呈毛玻璃样密度,范围大,骨变形、弯曲。

(5) 骨囊肿:为好发于骨干的单房结构。CT、MRI 检查呈水样密度或信号。

(八) 骨血管瘤

骨血管瘤是由瘤样增生的血管组织掺杂在骨小梁之间的良性肿瘤。分为海绵状血管瘤和毛细血管瘤两种。海绵状血管瘤多见于脊柱和颅骨,毛细血管瘤多见于扁骨和长管骨的干骺端。发病者平均年龄为 40 岁左右,75% 位于脊椎。患者一般症状较轻,只有局部肿胀、隐痛以及脊柱后凸畸形,严重者出现脊髓或神经根压迫症状。

1. X 线表现

肿瘤所在部位不同,X 线表现各异(图 3-5-27)。

(1) 颅骨血管瘤:较少见。病变起于颅骨穹窿的板障,呈圆形,边缘清楚。自中央向周围放射的骨针,排列较规则,如车轮状。常侵犯内外板,板障增宽,呈蜂窝状结构。切线位照片显示针状骨质增生与颅骨垂直。

(2) 脊椎血管瘤:以胸椎最多见,其次为腰椎,可累及一个或几个脊椎。根据血管瘤侵犯的部位,又可分为椎体型、椎弓型和混合型。

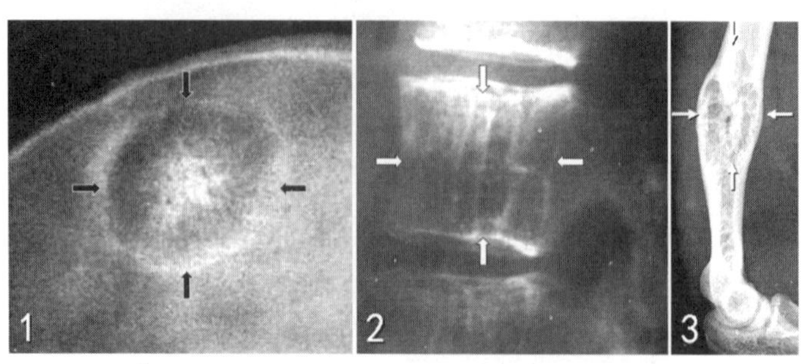

1. 头颅侧位,顶骨血管瘤呈车轮状;2. 脊椎侧位,椎体血管瘤呈栅栏状或灯芯绒样;3. 右侧肱骨侧位,肱骨干呈散在的蜂窝状

图 3-5-27　骨血管瘤,平片

椎体型:病变椎体略膨胀,密度减低,有许多致密而清晰的垂直粗糙骨小梁结构典型栅栏状或灯芯绒样椎体。随病变的进展粗大的骨小梁可以变细。

椎弓型:椎弓根或椎板呈溶骨性改变,椎体及椎间隙正常。

混合型:病变同时侵及椎体及椎弓,除有以上两者的 X 线表现外,亦可有病理性脊椎骨折、脱位。

(3) 长骨血管瘤:多位于长骨的骨端,呈散在的囊状、肥皂泡状或蜂窝状影像,有时出现日光状新生骨。少数病例骨皮质稍膨胀、变薄。

2. CT 表现

不同部位的骨骼血管瘤表现各异(图 3-5-28)。

(1) 颅骨血管瘤:颅骨内外骨板变薄,板障局部膨胀呈边缘完整的低密度区。病灶内可有点状或线条状高密度影。病灶周边有时可见硬化缘。局部脑皮层表面被推压内移。增强扫描,低密度病灶可有轻度强化。

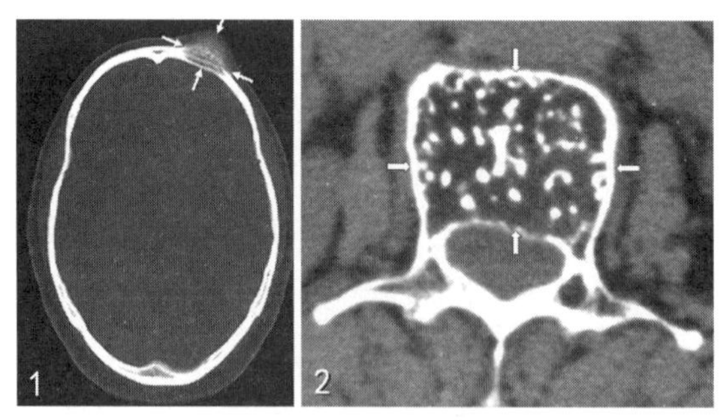

1. 颅骨骨窗,左侧额骨血管瘤向外生长;2. 脊椎骨窗,椎体呈"砂轮状"

图 3-5-28　骨血管瘤,CT

(2) 脊柱血管瘤:平扫典型表现为脊椎骨松质内有粗大网眼状改变,残留骨小梁增粗,呈稀疏排列的高密度斑点,椎体可呈"砂轮状"。骨小梁周边为脂肪密度(小于-30 HU),少数为软组织密度。多数骨皮质完整,少数可有伴周围软组织肿块。矢状面或冠状面重建图像可显示栅栏状改变。增强扫描,病灶可稍强化。

(3) 长骨血管瘤:可显示局部骨膨胀,骨皮质变薄与骨囊肿及动脉瘤样骨囊肿不易区别。

3. MRI 表现

骨血管瘤 MRI 检查多数病灶 T1WI 和 T2WI 均为高信号(图 3-5-29)。

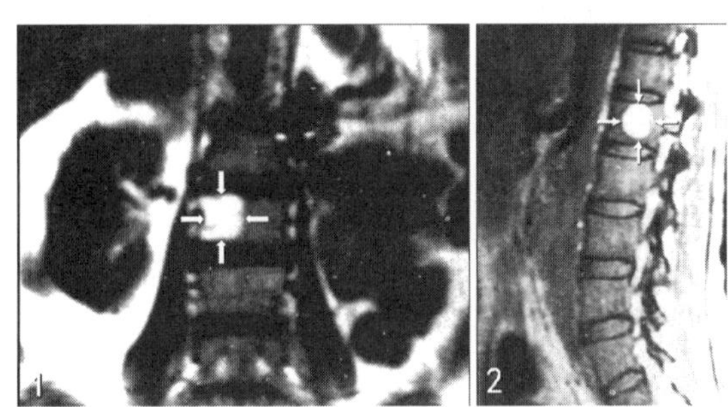

1. 冠状面 T1WI,病灶为边界清晰的高信号;2. 矢状面 T2WI,病灶仍为边界清晰的高信号

图 3-5-29　脊椎毛细血管瘤,MRI

4. 鉴别诊断

骨血管瘤需与下列疾病鉴别。

(1) 畸形性骨炎:骨皮质增厚,骨小梁增粗,骨质硬化、变形。

(2) 转移性骨肿瘤:无栅栏状结构,不规则骨质破坏,病变发展迅速。

(3) 脑膜瘤:颅骨内板增生、破坏,很少累及外板,周围颅骨血管沟影增多。

(九) 骨巨细胞瘤

骨巨细胞瘤为起源于骨内不成熟间充质的原发良性侵袭性骨肿瘤,占原发骨肿瘤的20%。通常根据基质细胞的分化程度将其分为3级:Ⅰ级代表良性;Ⅱ级代表中间型或潜在恶性;Ⅲ级代表恶性。

骨巨细胞瘤好发生于20~40岁人群,性别差异不大。临床上主要表现为局部疼痛,逐渐加重。随着病情进展,可有肿胀、压痛等。如果发生骨折,则表现为突然剧痛、肿胀、畸形、不能活动。

1. X 线表现

(1) 发生部位:最常发生于四肢长骨骨端,以股骨下端、胫骨上端和桡骨远端为常见(图 3-5-30),极少发生于干骺端和骨干。

(2) 形态结构:病变为膨胀性偏心性骨质缺损区,常偏向外,晚期则位于中央。骨质缺损区内常有肥皂泡样骨性间隔。周围为向外膨胀的薄的骨壳,外缘呈波浪形,称骨嵴。

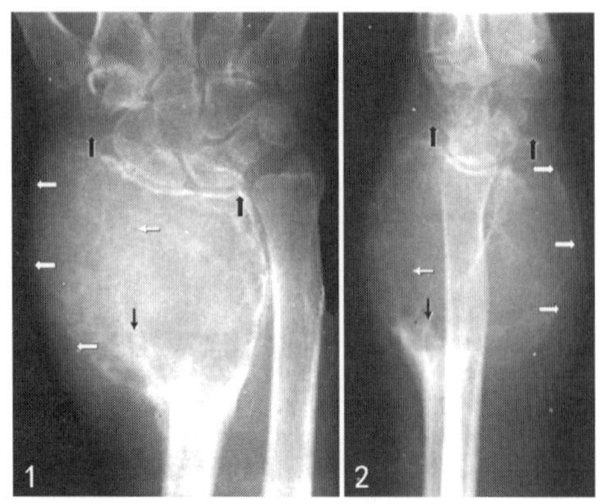

1. 正位;2. 侧位;粗白箭头—病灶偏向外侧;粗黑箭头—病灶包埋关节;细白箭头—肥皂泡样骨质破坏区;细黑箭头—骨嵴

图 3-5-30　左侧桡骨远端骨巨细胞瘤,平片

(3) 边缘关系:骨质缺损区向关节扩张,可包埋关节。晚期病变可破坏骨壳进入关节或邻近组织,骨质缺损区与周围松质骨界限清楚,无明显反应性骨硬化。有少数病例在薄的骨壳与正常骨皮质间有轻度层状膜反应。也有少数病例,在骨质缺损区中既无钙化也无肥皂泡状骨性间隔。这些病变标志肿瘤发展较快,但并不提示有恶变。

(4) 恶变征象:如果肿瘤生长迅速,疼痛加剧,骨质破坏迅速发展,突破骨壳,并形成边缘模糊的软组织影,应考虑为恶性巨细胞瘤。

2. CT 表现

骨巨细胞瘤的骨质破坏区位于骨端,呈膨胀性偏心性,骨壳基本完整,局部可有小范围的间断(图 3-5-31)。骨壳外无骨膜反应,无软组织肿块影。骨破坏区为软组织密度,无钙化和骨化影,有时可出现低密度坏死液化区。生长活跃的骨巨细胞瘤骨壳往往不完整,骨壳外常显示软组织肿块影,可有骨膜反应。

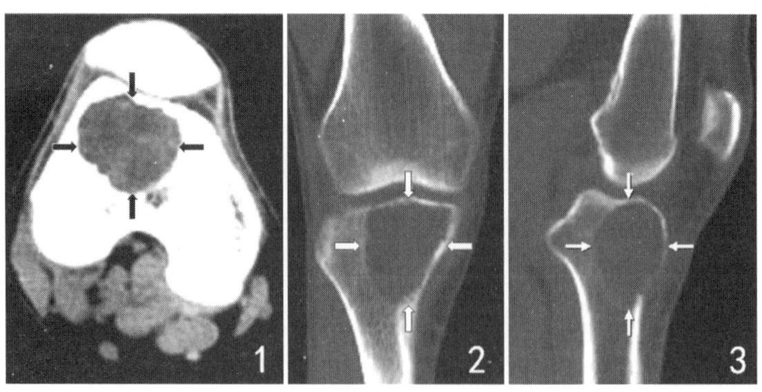

1. 横断面,病灶内为软组织成分,外缘呈波浪形;2. 冠状面三维重建,病灶位于胫骨近端呈膨胀性偏向内侧的骨质破坏区;3. 矢状面三维重建,病灶偏向前上方

图 3-5-31　右侧胫骨近端骨巨细胞瘤,CT

增强扫描，肿瘤组织明显强化，坏死囊变区无强化。

3. MRI 表现

骨巨细胞瘤的骨质破坏区表现为 T1WI 呈低到中等信号强度，T2WI 大多呈高信号（图 3-5-32）。坏死囊变区呈 T1WI 低信号，T2WI 高信号。肿瘤内出血 T1WI 和 T2WI 均为高信号。肿瘤内的液-液平面在 T1WI 常下部信号高于上部，而在 T2WI 则相反。

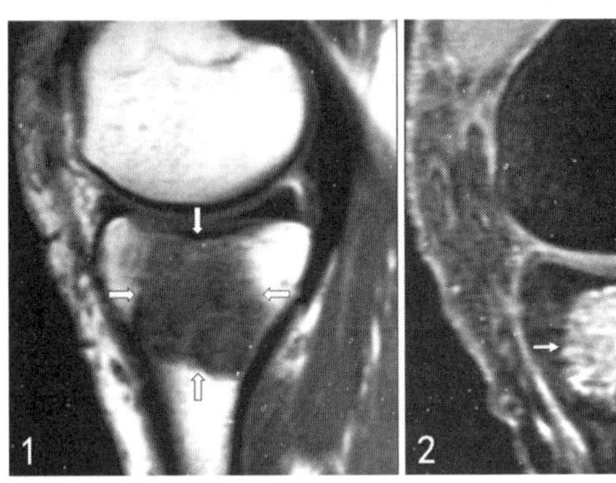

1. T1WI，病灶呈不规则的低信号；2. T2WIFS，病灶为高信号为主的混杂信号

图 3-5-32　右侧胫骨近端骨巨细胞瘤，MRI 矢状面

4. 鉴别诊断

骨巨细胞瘤需与以下疾病鉴别。

（1）动脉瘤样骨囊肿：好发于青少年。病变常发生在长骨的骨干或干骺端，病变距离骺板较远。呈吹泡状膨胀，常有硬化缘。病变部位穿刺为新鲜血液。发生于扁骨或不规则骨的骨巨细胞瘤与动脉瘤样骨囊肿鉴别比较困难，骨巨细胞瘤 CT 多显示为含液囊腔，囊内可见液-液平面，且囊壁有硬化缘。

（2）软骨细胞瘤：多发生于干骺端愈合前的骨骺，骨壳较厚，且骨质破坏区内可见沙砾样钙化。

（3）软骨母细胞瘤：好发于骺板未联合前的骨骺，靠近骺软骨板。病变区内常有钙化，有硬化边缘。

三、恶性骨肿瘤

恶性骨肿瘤又称为骨癌，分为原发性、继发性和转移性 3 类。原发性恶性骨肿瘤是由局部骨组织形成的，以骨肉瘤、软骨肉瘤、纤维肉瘤为多见；继发性恶性骨肿瘤是由良性骨肿瘤转变而来的；转移性恶性骨肿瘤是由其他系统的恶性肿瘤转移到骨骼上的后果，常来源于乳腺癌、肺癌、前列腺癌、肾癌及甲状腺癌等。

（一）骨肉瘤

骨肉瘤又称为骨生肉瘤或成骨肉瘤，为最常见的原发恶性骨肿瘤，恶性程度高，进展快，多早期发生肺转移。

骨肉瘤按发生的部位可分为髓性骨肉瘤和表面骨肉瘤。骨肉瘤发病率男女之比为1.7∶1，好发年龄为11～30岁。局部疼痛、进行性软组织肿胀或肿块、运动障碍是骨肉瘤的三大主要症状。实验室检查多数有碱性磷酸酶明显升高。

1．X线表现

根据密度的改变可分为溶骨型骨肉瘤、成骨型骨肉瘤和混合型骨肉瘤（图3-5-33）。

（1）骨质破坏：常见于股骨远端，胫骨上端和肱骨上端，95%在膝关节周围，多始于干骺端中央或边缘部分。早期，骨皮质表现为筛孔状和虫蚀状骨质破坏；骨松质表现为斑片状骨质破坏。晚期，破坏灶互相融合，则形成大片状骨质缺损。

（2）肿瘤骨：骨质破坏区和软组织肿块内的肿瘤骨是骨肉瘤的本质表现，也是影像诊断的重要依据，瘤骨的形态有：云絮状、斑块状、针状。

（3）软组织肿块：表现为境界清楚的肿块和边缘模糊的弥漫性肿胀，密度不均，可含有数量不等的瘤骨，此为本病的另一重要X线征象。

（4）骨膜反应：青少年患者较显著。恶性程度越高，或距肿瘤越近，骨膜反应也越明显，多表现为层状骨膜增生及袖口征。前者早期尚完整，继而被肿瘤破坏呈虫蚀状改变。当增生的骨膜被肿瘤破坏时，在骨膜中断的边缘部分形成一三角形影，称为袖口征，亦称柯德曼（Codman's）氏三角。袖口征是骨肉瘤的重要征象，但并非特异性，也可见于其他骨肿瘤和非肿瘤性的病变。

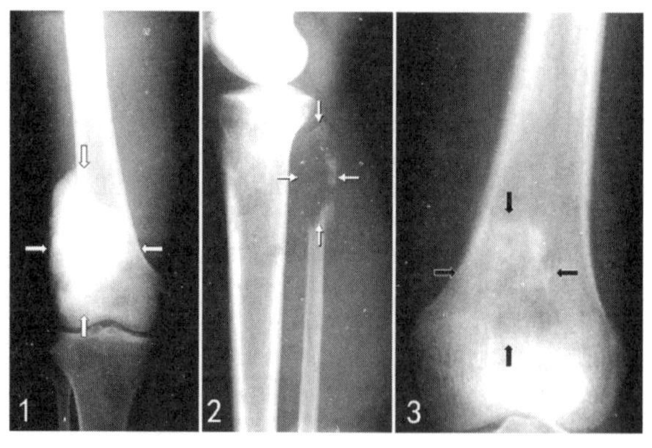

1．右侧股骨下端，成骨型骨肉瘤；2．左侧腓骨近端，溶骨型骨肉瘤；3 左侧股骨下端，混合型骨肉瘤

图3-5-33　三种类型骨肉瘤，正位片

2．CT表现

CT可清楚显示软组织肿块的大小和范围，以及与周围结构的关系，显示肿瘤骨较敏感。CT能较好地显示肿瘤在髓腔的蔓延范围，表现为正常时的含脂肪低密度髓腔被肿瘤的软组织密度替代（图3-5-34）。

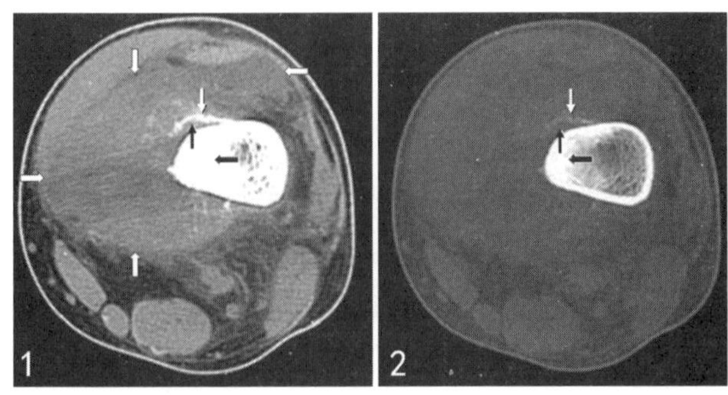

1. 软组织窗;2. 骨窗;粗黑箭头—骨质增生;细白箭头—骨膜新生骨;细黑箭头—骨膜下肿瘤组织;粗白箭头—周围软组织肿胀

图 3-5-34　右侧股骨骨肉瘤,CT

(1) 平扫:表现为不同程度的骨质破坏,也可表现为不规则皮质增厚和骨硬化。骨膜增生在 CT 上表现为高密度。肿瘤侵犯髓腔,使低密度的髓内组织密度提高,并沿长骨轴蔓延,也可在髓内形成跳跃性转移灶,肿瘤向外生长突破骨皮质,可显示骨皮质中断。在骨外形成软组织坏死时,出现不规则低密度区。多数骨肉瘤推移或侵犯邻近肌肉血管,却很少累及关节。

(2) 增强:可清楚地显示软组织肿块的边缘,并有利于显示肿瘤与附近大血管的关系,了解血供情况。肿瘤实质部分有较明显的强化,使肿瘤与瘤内坏死灶和周围组织的区分清楚。

3. MRI 表现

MRI 检查准确显示肿瘤的范围和软组织侵犯的程度,以及与周围血管、神经的关系,有助于肿瘤分期。大部分肿瘤 T1WI 呈不均匀低信号,T2WI 呈不均匀高信号(图 3-5-35)。信号程度因肿瘤组织学类型、瘤骨的数量和有无出血、坏死而不同。

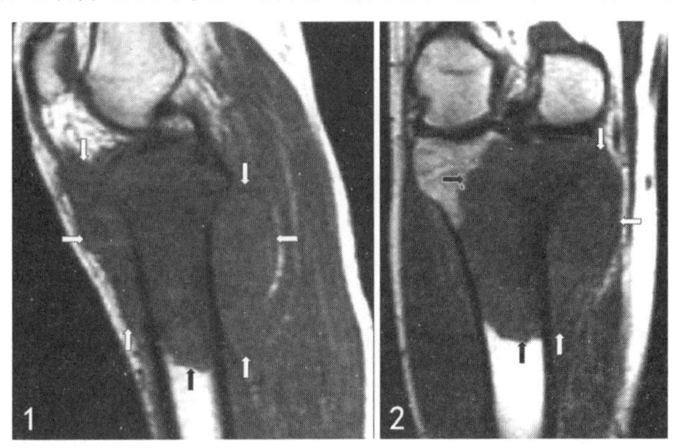

1. 矢状面;2. 冠状面;粗黑箭头—边界清晰;粗白箭头—周围软组织肿胀

图 3-5-35　左侧胫骨近端骨肉瘤,MRI T1WI

4. 鉴别诊断

骨肉瘤需与下列疾病鉴别。

(1) 急性化脓性骨髓炎:有高烧史及局部红、肿、热、痛等体征。骨髓炎的骨质破坏、新生骨和骨膜反应3种X线表现,从早期发展到晚期,仍保持其一致性。早期,骨质破坏边缘模糊,新生骨密度低,骨膜反应轻微。晚期,骨质破坏边缘清楚,新生骨密度增高,骨膜反应光滑完整。骨肉瘤则相反,骨破坏模糊,肿瘤新生骨密度很高,骨膜反应不是趋向修复而是继续破坏。此外,骨髓炎没有软组织肿块,早期广泛软组织肿胀,后期肿胀消退。

(2) 软骨肉瘤:发病年龄大于成骨肉瘤,好发于20~30岁,肿瘤组织内含大量环状、点状钙化,常呈囊状破坏区并稍膨胀,也可有少量骨膜反应,但极少有放射状骨膜反应或柯德曼氏三角。边缘性软骨肉瘤往往继发于骨软骨瘤,仔细观察可发现残留的瘤蒂,在软组织肿块内有棉絮状或斑片状钙化。

(3) 骨巨细胞瘤:单房型或无间隔型骨巨细胞瘤有时不易与溶骨性骨肉瘤鉴别。但骨巨细胞瘤的骨质破坏区境界清晰,有膨胀性,无骨膜反应。虽然肿瘤破坏了皮质侵入软组织形成软组织肿块,但肿块较小而边缘清晰。

(4) 溶骨性转移瘤:不易与破骨型骨肉瘤区别。但溶骨性转移瘤虽为明显的溶骨性破坏,无骨膜反应,很少形成明显的软组织肿块。年龄多在40岁以上。大多数患者原发病灶明确。

(二) 软骨肉瘤

软骨肉瘤起源于软骨或成软骨结缔组织,发病率较骨肉瘤低,而发病年龄一般较骨肉瘤大。肿瘤生长缓慢,病程较长。绝大多数为原发性,少数为继发性,可继发于骨软骨瘤、软骨瘤、畸形性骨炎、骨纤维异常增殖症、软骨黏液样纤维瘤等。根据发病部位可分为中心型软骨肉瘤和周围型软骨肉瘤。少数起源于骨膜或骨旁结缔组织称为皮质旁软骨肉瘤。

软骨肉瘤发病率男女之比约为1.5∶1。早期可无症状,随着病程进展而逐渐出现疼痛,少数病例发展快、病程短。原发性软骨肉瘤一般多发生在30岁以下,以钝痛为主,发展较快,预后较差;继发性软骨肉瘤多发生在40岁以上,以肿块为主,发展较慢,预后较好。

1. X线表现

软骨肉瘤X线检查主要表现为骨质破坏、软组织肿块和肿瘤钙化(图3-5-36)。肿瘤钙化为重要X线征象,尤以环状钙化为其特征。钙化可大量存在,甚至堆积成棉絮状或大块状。软组织肿块多较大,常有钙化,有时其周围有断续的薄层骨壳。

(1) 中心型:好发于长骨的干骺端。早期表现为大小不等的不规则骨质破坏区,以后融合成囊样低密度区。在骨质破坏区内有数量不等的钙化,从少许散在钙化点到大量棉絮状钙斑。瘤细胞分化好者，发展较慢，钙化较多，其边缘较清楚并有轻度膨胀现象；瘤细胞分化差者，生长快，边缘模糊，有大片溶解，可穿破皮质进入软组织。由于肿瘤刺激，骨内膜可有边缘不整的骨质增生，骨外膜可有多层新骨形成。偶有放射状骨针及柯德曼氏三角，但远较成骨肉瘤者少见。骨针常粗而长，中间可有钙化灶。在瘤周可有软组织肿块，其内可见钙化。瘤周软组织大量钙化时，骨质破坏区可显示不清。

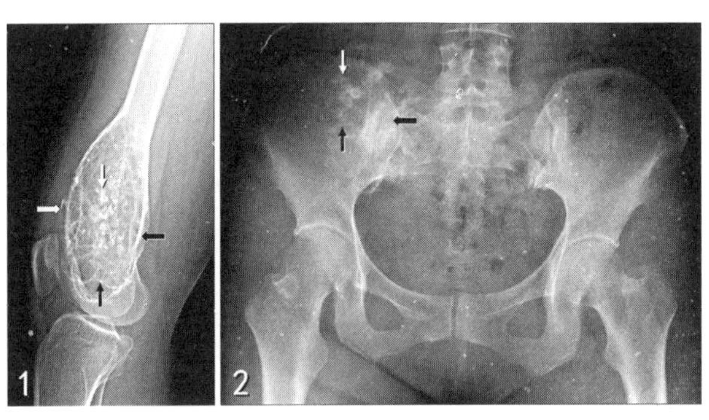

1. 左侧位，左侧股骨下端，中心型软骨瘤；2. 正位，左侧髂骨周围型软骨瘤；粗白箭头—病灶边界模糊；粗黑箭头—病灶边缘骨质变薄；细黑箭头—弧形钙化；细白箭头—斑点状钙化

图 3-5-36 软骨肉瘤，平片

（2）周围型：一般多由软骨瘤和骨软骨瘤恶变而来。多源于骨盆和肩胛骨，多数可见残存的骨软骨瘤骨性基底，软骨帽增厚，不规则，大于 2 cm。

（3）皮质旁型：以骨旁软组织肿块为主，其中有程度不同的钙化，邻近骨质常受压、侵蚀或有增生硬化。骨质破坏较轻。有大量钙化成团的软组织肿块，而骨质改变较轻，是皮质旁软骨肉瘤的特点。

2. CT 表现

多呈分叶状，髓腔内单纯溶骨或高低混杂密度灶的破坏区（图 3-5-37）。骨破坏区和软组织肿块内可见数量不等、分布不均的钙化，肿瘤钙化呈点状、环状或弧形和絮状，以环形钙化为特征性表现。肿瘤可突破骨皮质，形成软组织肿块，含斑点样钙化，肿块常呈分叶状、结节状，轮廓清楚。可伴有帐篷状骨膜反应。增强扫描后肿瘤不均匀强化，周围强化明显，中间有强化间隔。周围型可出现与中心型软骨肉瘤相似的表现，但它的整个病灶有蒂与相应骨皮质相连，病灶顶部有一层软骨帽，密度低于同层肌肉组织，可伴有散在斑点状钙化之高密度。

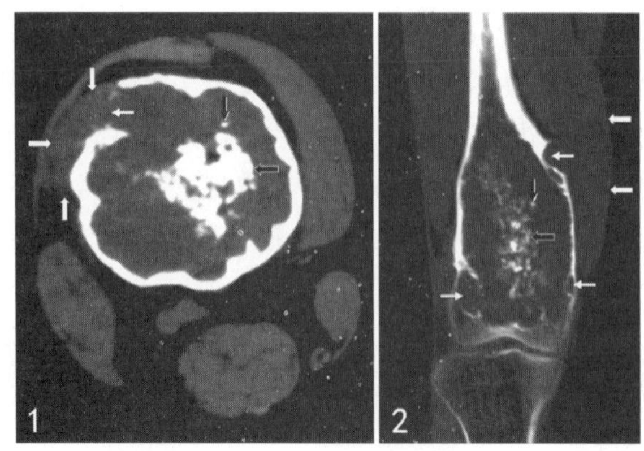

1. 横断面;2. 冠状面重建;细黑箭头—点状钙化;粗黑箭头—斑点状钙化;细白箭头—骨质破坏;粗白箭头—周围软组织肿胀

图 3-5-37　右侧股骨远端软骨肉瘤,CT 骨窗片

3. MRI 表现

肿瘤多为分叶状,T1WI 为低信号,T2WI 呈高低混杂信号改变,软骨基质为高信号(图 3-5-38)。瘤软骨钙化在 T1WI 和 T2WI 上均为低信号。软骨帽 T1WI 呈不均匀低信号,T2WI 为高低混杂信号。增强后肿瘤不均匀强化,周围强化明显,中间可有强化间隔。

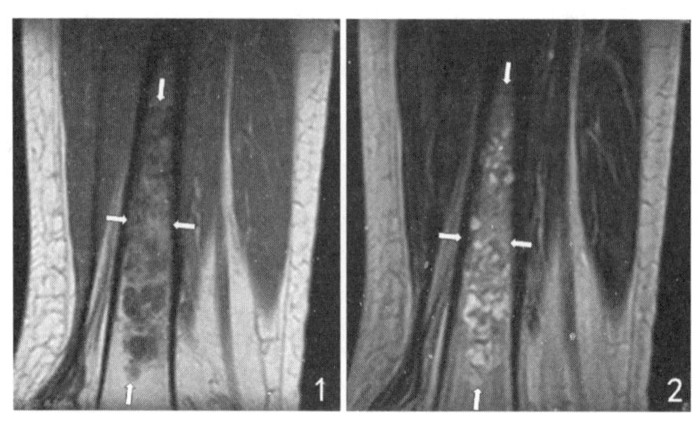

1. T1WI,肿瘤为分叶状低信号;2. T2WI,肿瘤呈高低混杂信号

图 3-5-38　左侧股骨中下段软骨肉瘤,MRI 冠状面

4. 鉴别诊断

软骨肉瘤需与下列疾病鉴别。

(1) 成骨性骨肉瘤:以瘤骨为主,有时可见放射状骨针。瘤骨形态不呈环状,并出现各种骨膜反应。

(2) 骨纤维肉瘤:中央型,表现为髓腔内囊状低密度区,一般无骨膜反应。周围型,表现为骨邻近的软组织包块和骨皮质压迫缺损。

（三）骨纤维肉瘤

骨纤维肉瘤为起源于非成骨性间叶组织的恶性骨肿瘤。可分为起源于骨髓腔内的中心型和起源于骨膜或骨旁结缔组织的周围型。骨纤维肉瘤大多数为原发性的，少数可继发于骨纤维异常增殖症、畸形性骨炎、骨巨细胞瘤、放射性损伤或多年不愈的慢性骨感染等。

骨纤维肉瘤男女发病率相同，好发于 30～60 岁。多数患者起病缓慢，主要症状为疼痛、肿胀、关节活动受限、包块等症状。并发病理性骨折者较多，第一次就诊并发骨折者约有 33%。

1. X 线表现

骨纤维肉瘤约有 70% 病例侵及长管状骨（图 3-5-39），好发部位依次为股骨、胫骨、肱骨、腓骨、桡骨、尺骨。

（1）中心型：分化好，生长慢，显示髓腔内有卵圆形破坏区，局部骨皮质有膨胀断裂表现，其间尚可有残留骨嵴。一般无骨膜反应，当其破坏骨皮质并侵入软组织时，可出现骨膜反应、袖口征和软组织肿块。分化差，生长活跃，表现为髓腔内呈多数斑片状骨质破坏。互相融合时，可呈大片状溶骨性改变。有时，这两种破坏情况可并存。

（2）周围型：较大的软组织肿块合并骨质破坏，为其常见的 X 线征象。生长缓慢者，早期肿块边缘清楚，骨质破坏轻或仅有弧状压迹，晚期侵入骨内呈虫蚀状或囊状破坏。生长活跃者，肿块边缘模糊，骨质早期即被破坏。骨质破坏区内出现小死骨、钙化或软组织肿块内出现钙化，有一定的诊断价值。

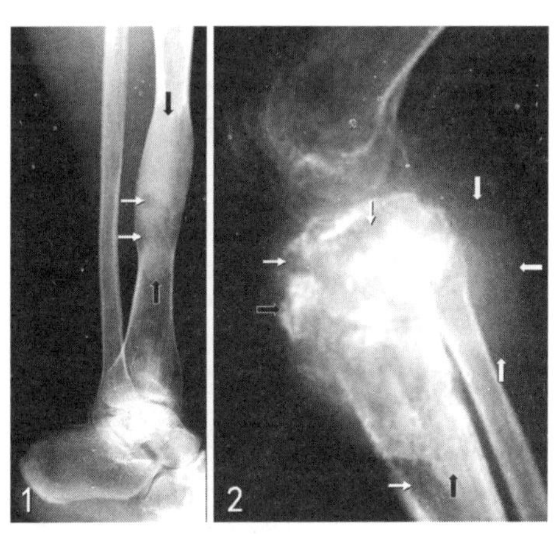

1. 右小腿侧位，胫骨骨干中心型骨纤维肉瘤；2. 左膝侧位，胫骨近端周围型骨纤维肉瘤；粗黑箭头—肿瘤破坏到骨髓腔；细白箭头—囊性骨质破坏区；粗白箭头—周围软组织肿块

图 3-5-39　骨纤维肉瘤，平片

2. CT 表现

中心型骨纤维肉瘤（图 3-5-40）CT 检查可表现为局部骨轻度膨胀，皮质变薄，病灶

区密度减低,其内可见散在的高密度点状钙化。

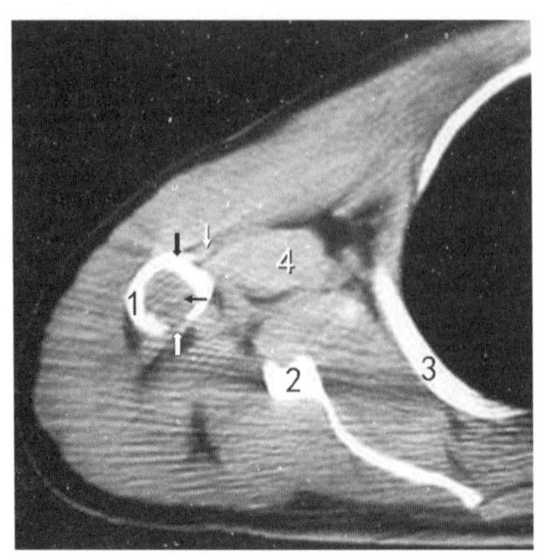

1. 肱骨骨皮质;2. 肩胛骨;3. 肋骨;4. 腋窝内密度不均匀的软组织肿块;粗黑箭头—骨质增生;细白箭头—骨膜反应;细黑箭头—骨髓腔内的肿瘤组织;粗白箭头—骨质破坏

图 3-5-40　右肱骨骨纤维肉瘤,CT 软组织窗

周围型骨纤维肉瘤常位于软组织内,表现为密度不均匀的软组织肿块,其内有少数均匀的高密度钙化点。肿瘤过大发生坏死时可出现不规则的低密度区。增强扫描,肿块密度可有不同程度的增高。

3. MRI 表现

骨纤维肉瘤 MRI 检查可表现为 T1WI 低信号,T2WI 上因分化程度不同,可呈高信号、低信号或混杂信号(图 3-5-41)。

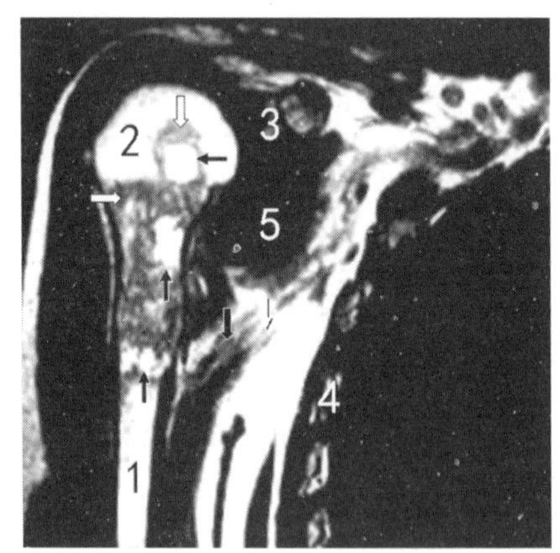

1. 肱骨干;2. 肱骨头;3. 肩峰;4. 肋骨;5. 肩胛骨;粗白箭头—中等信号的肿瘤组织;细黑箭头—高信号的肿瘤组织;粗黑箭头—肿大的腋窝淋巴结;细白箭头—腋窝脂肪

图 3-5-41　右肱骨骨纤维肉瘤,MRI 冠状面

4. 鉴别诊断

骨纤维肉瘤需与下列疾病鉴别。

(1) 骨肉瘤。溶骨性骨肉瘤易与中央型骨纤维肉瘤相混淆,但前者以溶骨破坏为主,肿瘤内无钙化点,且多伴有巨大软组织包块。

(2) 滑膜肉瘤。有时可与周围型骨纤维肉瘤相混淆,但滑膜肉瘤的骨膜反应轻微或缺如,软组织肿块与关节密切毗邻,软组织肿块内多有斑片状或针状瘤骨影。骨纤维肉瘤表现为起自骨皮质表面的放射状骨针,其近基底部浓密,周围部稀淡。

(四) 尤文氏肉瘤

尤文氏(Ewing's)肉瘤是起源于骨髓间充质细胞的一种恶性非成骨性骨肿瘤,主要见于青少年和儿童。其恶性程度高,发展快,病程短,早期即可转移。除转移到肺外,还易转移到其他骨骼。疼痛是最常见的早期症状,初发为间歇性,随肿瘤的发展变为持续性,压痛明显。在病灶处可触及明显的软组织肿块,皮温高。患者往往伴有全身症状,如体温升高达 38 ~40 ℃,周身不适,乏力,食欲下降及贫血等。

尤文氏肉瘤对放射治疗相当敏感,为本病的特点。在 2 周内给予 3000 ~5000 伦后,约 1 个月,即可见软组织块消退,骨膜新生骨融合,骨内破坏开始修复,通过放射治疗后,骨结构可以恢复正常。临床上常以此作为与其他骨骼疾病的鉴别点,即所谓"诊断性治疗"。

1. X 线表现

尤文氏肉瘤 X 线检查发生在不同骨骼上的表现各不相同(图 3-5-42)。

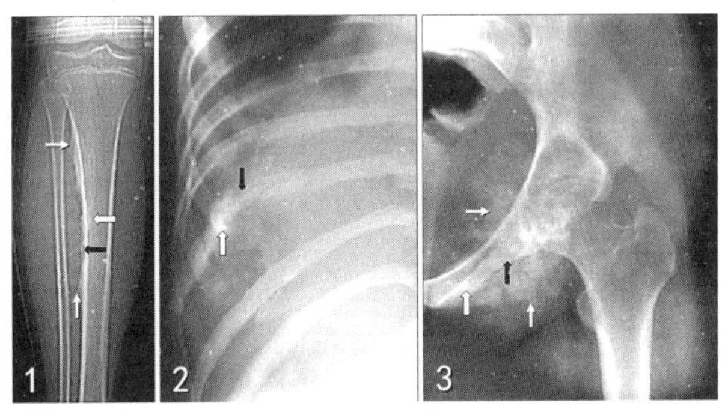

1. 左小腿正位,左侧胫骨外侧尤文氏肉瘤;2. 肋骨正位,肋体部尤文氏肉瘤;3. 左髋正位,左侧坐骨骨内瘤;粗白箭头—骨质增生;粗黑箭头—骨质破坏;细白箭头—骨膜反应

图 3-5-42 骨尤文氏肉瘤,平片

(1) 长骨尤文氏肉瘤:全身骨骼均可发病,但以四肢长骨的骨干为好发部位,以股骨、胫骨及肱骨最多见,少数发生在干骺端及骨骺。一般青少年以长管状骨为最多,20 岁以上则以扁骨为多。髂骨亦较多见。骨髓腔可呈梭状膨胀,范围长达骨干的 1/3 ~1/2,甚至累及整个骨干。髓腔内有大小不一的斑片状骨质破坏,骨皮质可有虫蚀样骨

质破坏,由内缘延及外缘。早期常有轻度骨膜反应,随肿瘤生长呈葱皮样,双侧对称。继续被肿瘤破坏,表现为断续不连或虫蚀状。这一点有别于骨感染的骨膜反应,骨感染的骨膜反应边界完整。当骨膜新生骨被破坏时,可出现袖口征。中年患者,骨膜反应少而骨质破坏多,破坏显著时,常呈囊状改变。肿瘤突破骨皮质后,在软组织内形成境界不清的肿块。

(2) 扁骨尤文氏肉瘤:多见于髂骨、肩胛骨等。骨质破坏呈圆形或椭圆形,破坏区内为斑片状或泡沫状,或表现为增生硬化。亦可在破坏灶内出现棉絮状瘤骨,部分病例可有少量钙化斑点。有的可出现层状骨膜反应或有放射状骨针形成。常伴有软组织肿块。

(3) 肋骨尤文氏肉瘤:病变呈局限性溶骨性破坏,同时有球形肿块突入胸内。少数患者可有层状骨膜增生。

(4) 脊柱尤文氏肉瘤:椎体广泛性的不对称性的骨质破坏,很快累及全部椎体,导致椎体楔形变、脊柱的成角畸形。随着病变的进展,附件或邻近的椎体也常受到破坏。常无骨膜反应。椎间隙多保持正常。位于脊椎的肿瘤可出现椎旁软组织阴影,与结核的寒性脓肿相似。肿瘤邻近腰大肌时,亦可向腰大肌内浸润,形成腰大肌肿胀。

2. CT 表现

平扫,可显示骨髓腔密度增高。肿瘤通过骨皮质营养血管向外生长,骨皮质内出现斑点状低密度灶(图 3-5-43)。继续向外生长,形成骨外的软组织肿块(图 3-5-44)。肿块内密度不均,大部分边缘模糊,小部分边缘清楚,可显示肿块与邻近肌肉之间的分隔。增强扫描,病灶边缘有显著环状强化,提示肿瘤有丰富的血液供应。

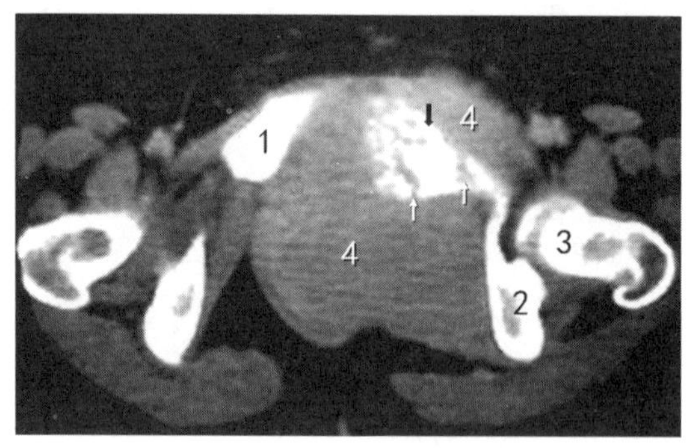

1. 右侧耻骨;2. 左侧髂骨;3. 左侧股骨头;4. 软组织肿块;粗黑箭头—骨质增生;细白箭头—骨质破坏

图 3-5-43　左侧耻骨尤文氏肉瘤,CT 软组织窗

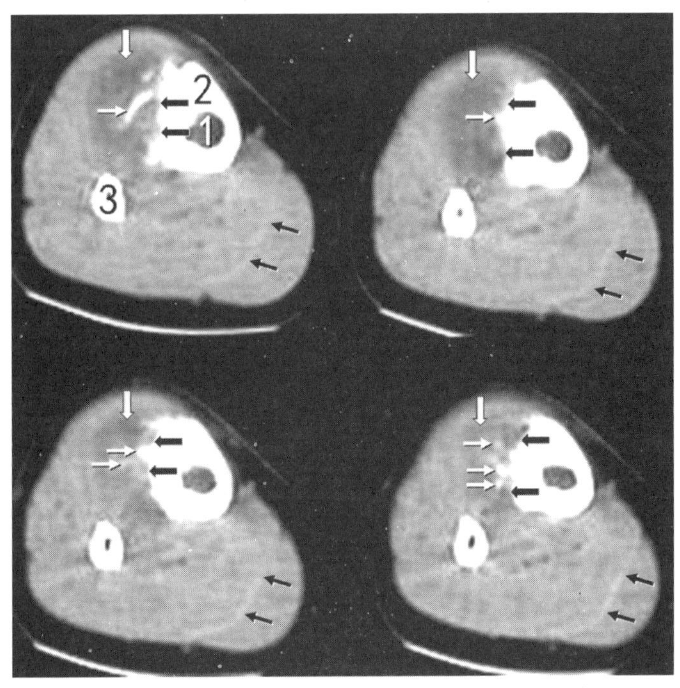

1. 髓腔内低密度的肿瘤组织;2. 骨质增生;3. 腓骨;粗黑箭头—骨质破坏;粗白箭头—肿瘤侵及周转软组织;细白箭头—骨膜增生

图 3-5-44　右侧胫骨尤文氏肉瘤,CT

3. MRI 表现

MRI 可显示瘤体处广泛性骨质破坏,呈软组织肿块影。肿瘤 T1WI 呈低信号,T2WI 呈高信号,常伴出血、坏死信号特征。GD－DTPA 增强后肿瘤呈不均匀强化。

4. 鉴别诊断

尤文氏肉瘤需与下列疾病鉴别。

(1) 急性化脓性骨髓炎:发病急,多伴有高热。急性化脓性骨髓炎的疼痛比尤文氏肉瘤剧烈,化脓时常伴有跳痛,夜间不加重。急性化脓性骨髓炎发病 2 周内 X 线片上骨骼改变多不明显,以后于骨髓腔和骨松质中出现斑点状骨质疏松和骨质破坏。在骨质破坏的同时很快出现骨质增生,多有死骨出现。穿刺检查,在骨髓炎的早期即可有血性液体或脓性液体吸出,细菌培养阳性,尤文氏肉瘤则没有。骨髓炎经抗感染治疗有效,尤文氏肉瘤对放射治疗敏感。

(2) 骨原发性网织细胞肉瘤:多发生在 30 ~ 40 岁人群,病程长,全身情况较好,临床症状不重。X 线表现为骨质破坏不规则的溶骨性,有时呈溶冰状,无骨膜反应。

(3) 神经母细胞瘤骨转移:多见于 5 岁以下的幼儿,60% 来源于腹膜后,25% 来源于纵隔。常无明显原发病症状,转移处有疼痛、肿胀,多合并病理性骨折。尿液检查儿茶酚胺升高。X 线片上常很难鉴别。

（4）骨肉瘤：临床表现为发热较轻微，主要为疼痛，夜间重。肿瘤穿破皮质骨进入软组织形成的肿块多偏于骨的一旁，内有骨化影。骨反应的大小、形态常不一致，常见 Codman's 三角及放射状骨针改变。病理上瘤细胞不呈假菊花样排列。

（五）骨髓瘤

骨髓瘤由骨髓造血组织中的浆细胞过度增生形成的恶性骨肿瘤，大多数产生多发性骨质破坏，所以又称为多发性骨髓瘤。晚期可广泛转移，但很少转移到肺组织。

单发性骨髓瘤好发于 40 岁以下男性。多发性骨髓瘤多发生在躯干骨，以椎骨、颅骨和肋骨多见。主要症状为疼痛，初期为间歇性，继为持续性，疼痛十分剧烈。神经可能被压迫，造成放射性疼痛或截瘫。肿瘤一旦发现后，多数患者逐渐发生进行性贫血和恶病质变化。但很少产生转移瘤，肺部极少被累。40% ~60% 的患者尿液中可检出本 - 周氏（Bence - Jones）蛋白。骨髓穿刺活检找到大量的异常浆细胞即可确诊。血清和尿中发现异常的球蛋白增高，A/G 倒置。蛋白电泳异常，显示 B 和 R 蛋白升高，并可出现白血病血象。

1. X 线表现

骨髓瘤的 X 线表现大致有以下几种（图 3-5-45），但少数患者可无骨质改变。

（1）骨质破坏：表现为多发性圆形低密度区，无硬化边缘，无骨膜反应。病灶边缘清楚锐利，呈穿凿状，亦可掺杂边缘模糊的病灶。这种改变以颅骨较典型，也可见于骨盆和肋骨等。侵及肋骨者多伴有软组织肿块。此外，在穿破颅外板所形成的肿块中，偶尔可见放射性骨针。

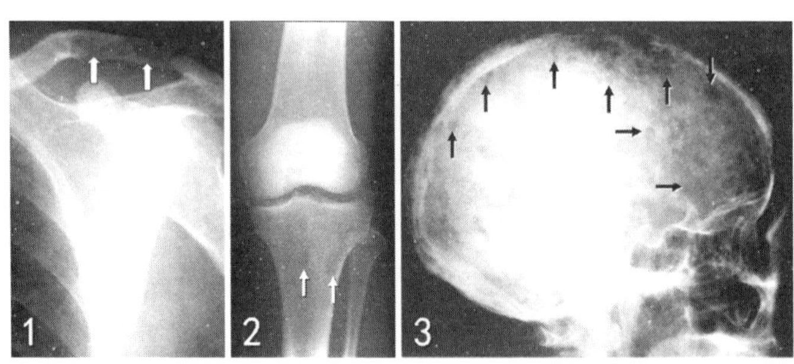

1. 左侧锁骨正位，骨髓瘤分房状骨质破坏；2. 左膝正位，左胫骨干骺端骨髓瘤囊状骨质破坏，骨质疏松；3. 头颅右侧位，颅骨多发圆形骨质破坏区

图 3-5-45　骨髓瘤，平片

（2）骨质疏松：在骨内呈弥漫性浸润，则表现为普遍性骨质疏松，与其他原因所致的骨质疏松相似，但仔细观察可见有粟粒状小骨质破坏，皮质厚薄不均，且有间断现象。这种改变多见于脊椎、肋骨和骨盆等部位。常伴有脊椎和肋骨的病理性骨折。

（3）分房状改变：表现为骨皮质膨胀变薄，其中有粗细不一的骨嵴，形成分房状。这种改变多见于长骨、肋骨、脊椎、骨盆、肩胛骨等部位。

（4）骨质硬化：仅见于少数病例，可表现为泡沫样膨胀区的周围有硬化缘、弥漫性增生硬化、放射针状骨膜增生。

2. CT 表现

病灶部位与骨痛部位一致，CT 可在骨痛部位发现早期病灶。受累骨骼可显示多发性、边缘锐利的小圆形低密度区，边缘很少有骨质增生硬化（图 3-5-46）。有时伴有大块溶骨性破坏，有时又可表现为骨小梁成分的减少并夹杂有低密度骨质缺损。肿瘤突破骨皮质可在周围软组织内形成肿块。

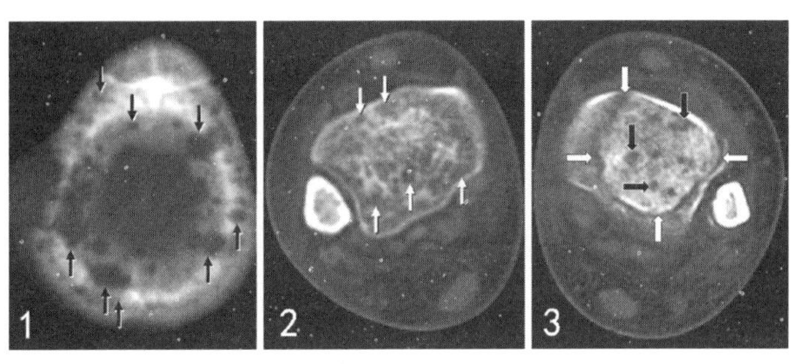

1. 颅骨多发性、边缘锐利的小圆形低密度区，边缘无骨质增生硬化；2. 右侧胫骨多发性、边缘锐利的低密度区；3. 右侧胫骨多发性、边缘锐利的低密度区；粗黑箭头—低密度的骨质破坏区；粗白箭头—病理性骨折

图 3-5-46　骨髓瘤，CT

颅骨骨髓瘤表现为板障内多发的更低密度灶，内外板完整或缺损。脊椎骨髓瘤可见肿块突入椎管硬膜下腔形成椎管阻塞。

3. MRI 表现

尽管 MRI 对骨髓瘤的显示（图 3-5-47）比 X 线平片敏感，但有些骨髓瘤 MRI 信号无异常改变。

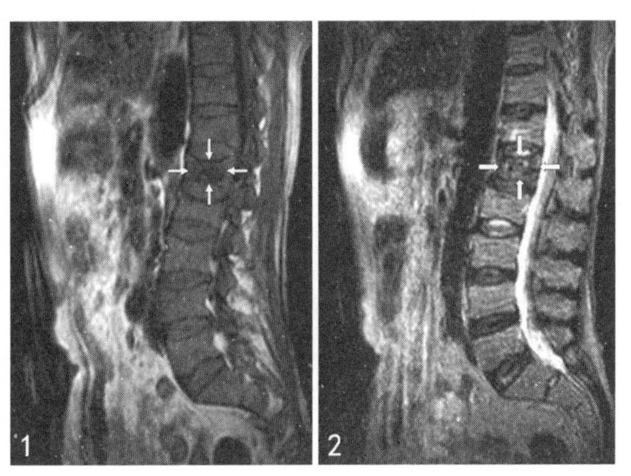

1. T1WI，第 1 腰椎椎体骨髓瘤呈类圆形低信号；2. T2WI，肿瘤呈“盐和胡椒征”

图 3-5-47　骨髓瘤，腰骶部 MRI 矢状面

通常骨髓瘤的骨髓浸润灶或骨质破坏区 T1WI 呈低信号，T2WI 及 STIR 信号升高。受累骨髓也可以表现为 T1WI 弥漫性结节状低信号，或者表现为弥漫不均的小颗粒状低信号病灶，与周围脂肪及部分骨髓的高信号相互混杂形成所谓“盐和胡椒征”。

4. 鉴别诊断

骨髓瘤需与下列疾病鉴别。

（1）老年性骨质疏松：女性多见，无进行性疼痛加剧和骨质破坏，血、尿化验无异常，颅骨无改变。

（2）转移性骨肿瘤：常伴有肺部转移、肋骨转移等，多无肿块，脊椎转移常破坏椎弓根，转移瘤灶大小不一，边缘模糊，多不伴有骨质疏松，病灶间骨质密度正常。

（六）脊索瘤

脊索瘤是人类及其他高等脊椎动物已退化的组织，由胚胎残留或脊索异位即形成脊索瘤，是局部侵袭性的一种先天性恶性肿瘤。可以发生于沿脊柱中轴的任何部位，但以枕骨斜坡下方和骶尾部最常见。脊索瘤虽然生长缓慢且很少发生远处转移，但其局部破坏性很强。

脊索瘤占原发恶性骨肿瘤的1% ~4%，男性多见。85%发生于50岁以上。发病部位和发生率依次为：骶骨45%~50%；枕骨斜坡35%~40%；腰椎7%；颈椎5%；胸椎2%。肿瘤因发生部位和发展方向不同，临床表现各异。如蝶鞍部脊索瘤可导致垂体功能低下，表现为阳痿、闭经、身体发胖等，视神经受压则产生原发性视神经萎缩、视力减退及双颞侧偏盲等；鞍旁部脊索瘤表现为动眼神经、滑车神经、外展神经麻痹，以外展受累较常见；枕骨斜坡部脊索瘤表现为脑干受压症状，即步行障碍、锥体束征阳性等。

1. X线表现

脊索瘤X线表现的主要特点是肿瘤发生于脊柱两端，居中线部位（图3-5-48）。为膨胀性溶骨性破坏，其中可残存碎骨片或小梁间隔，常伴有软组织肿块及钙化。

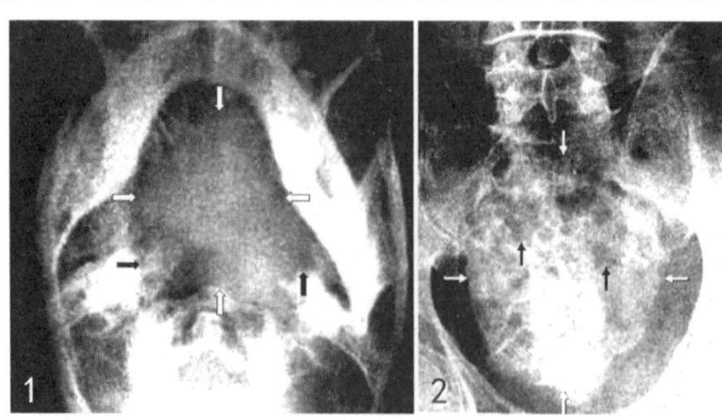

1. 颌顶位，颅底部脊索瘤；2. 正位，骶尾部脊索瘤；粗白箭头—颅底软组织肿块，溶骨性骨质破坏；粗黑箭头—颞骨岩尖部溶骨性骨质破坏；细白箭头—骶尾部软组织肿块，溶骨性骨质破坏；细黑箭头—残存碎骨片

图3-5-48 脊索瘤，平片

（1）颅底部脊索瘤：常位于蝶枕软骨联合部、蝶鞍附近，破坏蝶骨体和枕骨斜坡。也可累及一侧或两侧岩锥尖部，除溶骨性骨质破坏外，亦可伴有不规则的骨质增生硬化。肿瘤向周围蔓延时，可涉及蝶骨翼、蝶窦和筛窦等，向下生长时可有巨大软组织块影突至咽部气道。

（2）脊柱部脊索瘤：常发生于上部颈椎，表现为溶骨性破坏，少数可有成骨改变，破坏区可有残存骨片或钙化。可向鼻咽部生长，所有椎体及附件均可波及。肿瘤也可沿韧带向邻近椎体扩展，常侵犯2～3个椎体并可涉及附件。椎间隙正常，晚期可有破坏。病变周围可出现软组织块影，其中可有钙化。

（3）骶尾部脊索瘤：常发生于骶尾交界部位，主要向上发展，少数可累及尾椎。表现为膨胀性破坏，可有残存骨片及钙化，且常在骶骨前后形成软组织肿块。

2. CT 表现

CT 检查可清晰显示脊索瘤骨质破坏和软组织阴影与马尾神经、大血管及周围组织的关系（图 3-5-49），CT 增强扫描可更清晰地显示病灶情况。

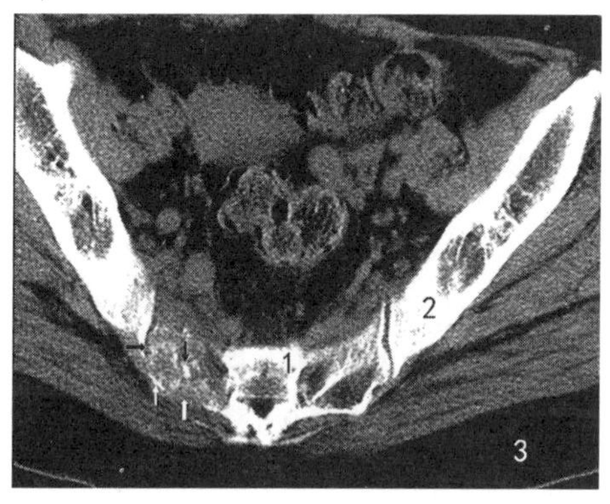

1. 骶骨；2. 髂骨；3. 皮下脂肪；粗白箭头—右侧骶骨翼溶骨性骨质破坏；粗黑箭头—右侧骶髂关节破坏；细白箭头—残存的碎骨片；细黑箭头—肿瘤组织钙化

图 3-5-49　骶椎脊索瘤，CT 软组织窗

3. MRI 表现

当 CT 扫描发现骨性破坏后，应常规进行磁共振检查。脊索瘤 T1WI 呈低信号或等信号，T2WI 分叶状的高信号病变与低信号分隔对比明显（图 3-5-50）。

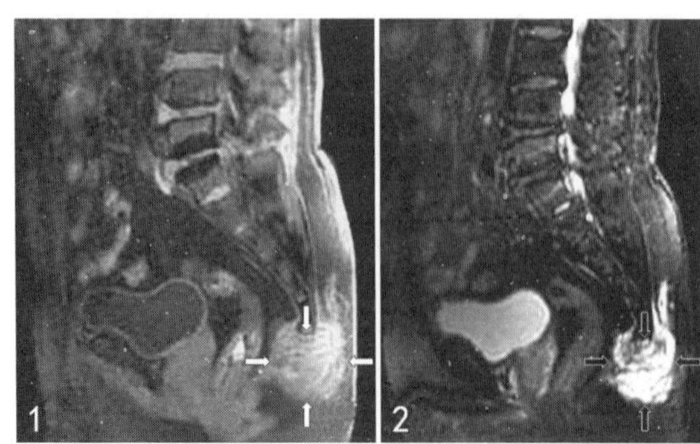

1. T1WI,肿瘤呈等信号为主的低等混杂信号;2. T2WI,肿瘤呈分叶状,高信号病变与低信号分隔对比明显

图 3-5-50 尾椎脊索瘤,骶尾部 MRI 矢状面

4. 鉴别诊断

脊索瘤需与以下疾病鉴别。

(1)转移性肿瘤:好发于躯干骨及长骨髓腔,多发性病灶。

(2)软骨肉瘤:容易发生混淆,非中线部分生长,环状、斑点状钙化。

(3)骨髓瘤:多骨、多发性穿凿样骨质破坏。

(七)转移性骨肿瘤

转移性骨肿瘤又称为骨转移性恶性肿瘤、骨转移瘤,是原发于骨骼以外组织器官的恶性肿瘤经血行或经淋巴转移至骨骼并继续生长形成的恶性骨肿瘤。在全身各部位转移瘤的发病率中,转移性骨肿瘤仅次于肺部和肝部,居第三位。

转移性骨肿瘤好发于 40~60 岁,多发生在躯干骨,主要临床症状为疼痛、肿胀、病理性骨折和脊髓受压,以疼痛最为常见。常发生骨转移的原发肿瘤有乳腺癌、前列腺癌、肺癌、肾癌等,儿童则多来自于成神经细胞瘤。

1. X 线表现

骨转移瘤的 X 线表现一般分为溶骨型、成骨型及混合型 3 类(图 3-5-51)。

(1)溶骨型骨转移瘤:约占转移性骨肿瘤的 80% 以上。原发瘤常为肾癌、甲状腺癌、肺癌、结肠癌、神经细胞瘤等。表现为骨骼内不规则溶骨性病灶,常呈多发性穿凿样、虫蚀样,边缘不规则。一般无硬化缘,少数患者可有骨皮质膨胀性改变,很少有骨膜反应。有的单发性的骨转移肿瘤范围较大,常发生病理性骨折。

(2)成骨型骨转移瘤:原发瘤常为前列腺癌、肺癌、胃癌、乳癌等。常呈斑点状或块状骨密度增高影,甚至呈象牙质状。可有骨膜反应。

(3)混合型骨转移瘤:骨质破坏区呈高、低混合密度区,兼有溶骨及成骨性改变。

(4)不同部位的骨转移瘤平片表现各异。

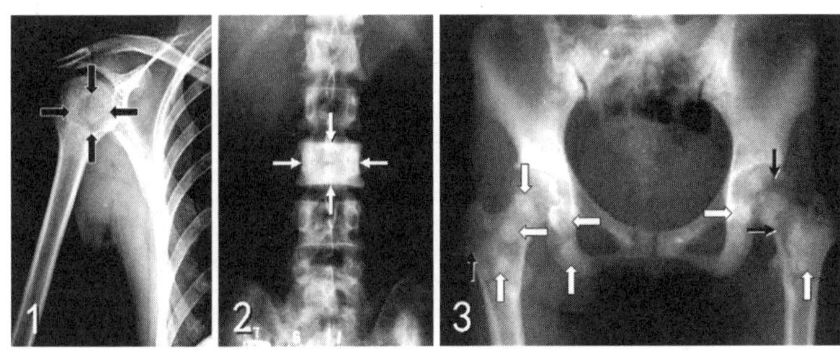

1. 右侧肱骨正位,肱骨头溶骨型骨转移瘤;2. 腰椎正位,第 3 腰椎成骨型骨转移瘤;3. 骨盆正位,混合型骨转移瘤;粗白箭头—多发类圆形成骨型骨转移瘤;细黑箭头—多发不规则溶骨型骨转移瘤

图 3-5-51　三种类型骨转移瘤,平片

① 骨盆转移瘤:病灶常位于髂骨翼及髋臼附近。溶骨性转移灶开始呈局限性骨质疏松,很快发展为虫蚀样、斑片状、穿凿样骨质破坏。病灶边界不明显,可累及耻骨。很少有骨膜反应,偶见肥皂泡状溶骨性破坏。成骨性转移灶则表现为斑点状或棉絮状密度增高影,一般在髋臼底部显示骨质增厚改变,并向耻骨和髂骨蔓延,亦可累及骶、尾椎。

② 脊柱:早期不易发现溶骨性转移病灶,仅表现为一个或数个椎体的骨质疏松。溶骨性转移灶连续或跳跃几个椎体,引起椎体不同程度的骨质破坏,呈楔形或扁平状改变。骨质破坏可累及附件。相邻椎间隙高度不变。成骨性转移病灶使椎体呈斑点状或块状密度增高或象牙质状改变。

③ 颅骨:多为溶骨性病灶,可为单个或分散的多个界限清楚的穿凿样、虫蚀样骨质破坏,亦可为局限性斑片状骨质破坏。病灶常同时累及颅骨的内、外板,可侵及皮下组织。

④ 肋骨:多为溶骨性病灶,但对放射线敏感的肋骨转移性骨肿瘤在放射治疗后,可见骨质增生修复的成骨性反应。

⑤ 股骨上端及肱骨上端的骨转移:以溶骨性骨破坏合并病理性骨折为多见。骨折可以在股骨颈粗隆间或粗隆下。

2. 核素扫描及 γ 闪烁显像

核素扫描及 γ 闪烁显像定位准确,可于早期发现病灶,对骨转移瘤的检出率高达 90% 以上。诊断骨转移瘤是通过放射性摄取的增多(浓集)或减少(稀疏)来实现的,凡出现多发浓集灶者即提示骨转移可能性大,单发浓集灶也有相当多的病例为转移灶(图 3-5-52)。

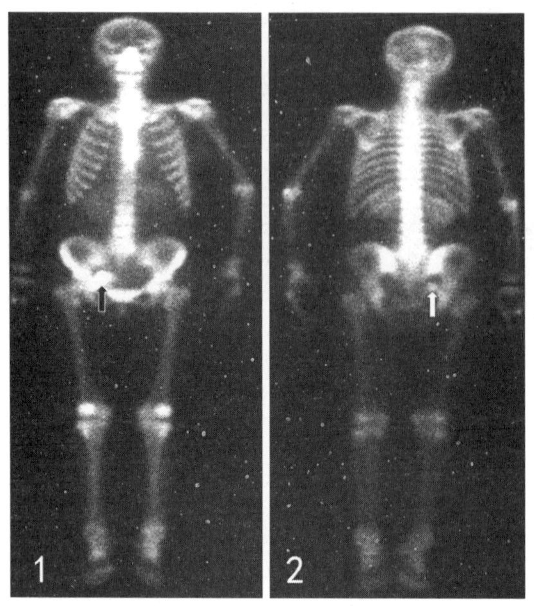

1. 骨盆前面的核素浓集灶;2. 骨盆后面的核素浓集灶

图 3-5-52　骨转移瘤,核素扫描

3. CT 表现

对骨痛处经 X 线及全身 ECT 检查的可疑病灶可行 CT 检查,能很好地显示病变的横断面结构及其周围组织关系。对脊柱转移瘤可以清楚地显示突入椎管内瘤组织造成的硬膜囊及神经根的压迫情况(图 3-5-53)。CT 增强扫描可进一步了解转移瘤血供情况。

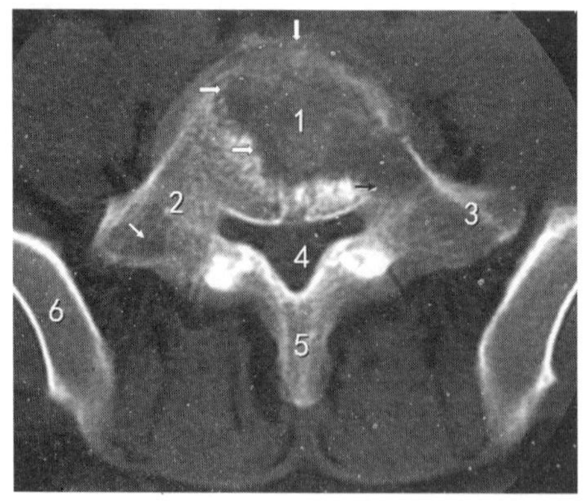

1. 溶骨性转移灶呈低密度骨质缺损区;2. 椎弓根;3. 横突;4. 椎孔;5. 棘突;6. 髂骨;粗白箭头—病灶边缘较锐利,无硬化;细白箭头—横突转移灶

图 3-5-53　腰椎溶骨性转移瘤,CT 骨窗

溶骨性转移表现为低密度的骨质缺损区,边缘较锐利,无硬化,可伴有邻近软组织

肿块。成骨性转移表现为骨松质内点状、片状、棉絮状或结节状边缘模糊的高密度灶，骨皮质相对完整，一般无软组织肿块，少有骨膜反应。

4. MRI 表现

MRI 诊断骨转移瘤比 X 线、CT、ECT 更敏感，可行三维成像，定位准确；能早期发现和准确诊断骨转移瘤；可直接显示受累血管情况；正常组织与转移瘤有鲜明的对比度；显示骨髓破坏比较清楚。

大多数骨转移瘤 T1WI 为低或等信号，T2WI 为高信号（图 3-5-54）。不同部位骨转移瘤的 MRI 表现亦不同，如肺癌，骨盆上的成骨转移瘤可出现"靶征"，脊柱转移瘤可出现"跳跃征""椎间盘嵌入征""椎间隙扩大征"等。对椎旁及硬膜外肿块、硬膜囊、脊髓受压及其继发神经根改变均能清晰地显示。

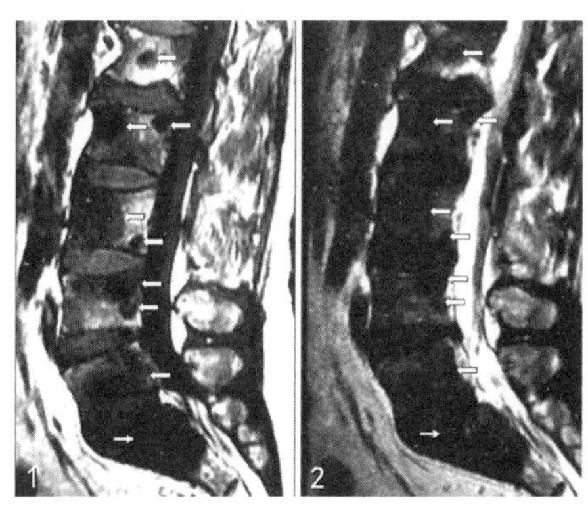

1. T1WI，骨转移瘤呈低信号；2. T2WI，骨转移瘤仍呈低信号

图 3-5-54 脊椎转移瘤，MRI 矢状面

5. 鉴别诊断

单发性骨转移瘤需与骨肉瘤、嗜酸性肉芽肿等相鉴别。多发性骨转移瘤需与甲状旁腺功能亢进、Paget 病、骨髓瘤等相鉴别。

（1）骨肉瘤：发病年龄较轻，易累及四肢长骨的干骺端，其影像表现多为不规则溶骨性破坏，伴有肿瘤骨生成及邻近软组织肿块。

（2）嗜酸性肉芽肿：发病年龄较小，多见于儿童和青少年，骨骼改变在影像上虽以溶骨性破坏表现为主，但边界清楚，病程经过良好。

（3）甲状旁腺功能亢进：虽然可以有多发性溶骨性骨质缺损表现，而易与多发性骨转移瘤相混淆，但甲状旁腺功能亢进一般都有全身性骨质疏松以及其他异常改变，包括骨膜下相骨吸收、血钙增高、血磷降低、血碱性磷酸酶增高等。

（4）骨髓瘤：最易误诊为骨转移瘤，因为骨髓瘤和骨转移瘤都好发于中老年人群，呈溶骨性骨质破坏，两者的鉴别诊断有时很困难。骨髓瘤的典型表现是广泛性溶骨性骨质破坏，病变大小比较均匀，骨转移瘤却很少有这些表现。虽然骨髓瘤的少数病灶可以融合成大块骨质破坏区，但总体上大块骨质破坏更多见于转移瘤。

四、骨肿瘤样病变

骨肿瘤样病变是指影像表现与骨肿瘤非常相似的一些非肿瘤性的骨骼病变，主要有骨纤维异常增殖症、畸形性骨炎、骨囊肿、动脉瘤样骨囊肿等，在病理组织学上，这些病变也常与骨肿瘤相混淆。

（一）骨纤维异常增殖症

骨纤维异常增殖症又称为骨纤维结构不良，是一种以纤维组织大量增殖代替正常骨组织为特征的慢性骨病。大多数在儿童时期发病，由于病变进展缓慢又无明显疼痛，所以常至青年期才被发现。病变可累及全身骨骼，单发或多发。单骨型无任何症状，40% 左右有发生病理性骨折可能，肢体可有弯曲畸形。多骨型 2/3 有临床症状，包括肢体疼痛、跛行。多骨型骨纤维异常增殖症合并皮肤色素沉着和性早熟等分泌紊乱表现，称为麦 - 奥综合征（Mclune - Albright's syndrome）。

骨纤维异常增殖症虽为骨的纤维组织异常，但可以恶变为骨肉瘤或纤维肉瘤，恶变率为 2% ~3%。

1. X 线表现

根据病灶发生的部位和数目，骨纤维异常增殖症可分为单骨型、多骨型和单肢型（一个肢体的几个骨骼发病）。病变可发生于四肢长骨和躯干骨，亦可发生于颅骨和颜面骨（图 3-5-55）。

（1）四肢和躯干骨：长骨病变多起于长骨近端的干骺端或骨干，并逐渐向远端扩展。

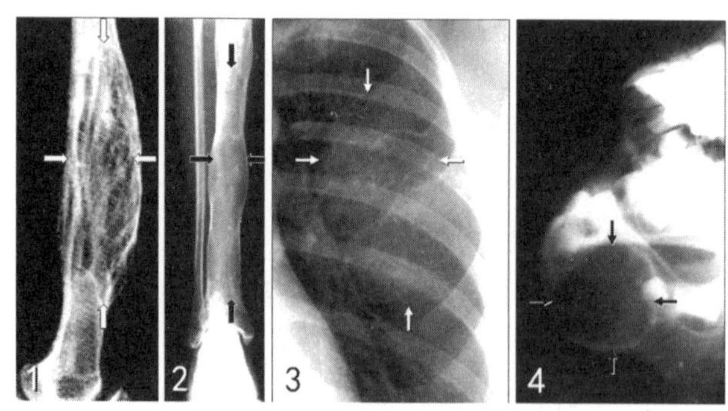

1. 右股骨侧位，股骨纤维异常增殖症，呈丝瓜囊状改变；2. 右侧小腿正位，胫骨纤维异常增殖症，呈丝瓜囊状改变；3. 左侧肋骨正位，肋骨纤维异常增殖症，呈磨玻璃样改变；4. 下颌骨左侧侧斜位，下颌骨纤维异常增殖症，呈囊状膨胀性改变

图 3-5-55　骨纤维异常增殖症，平片

囊状膨胀性改变：可为单囊或多囊，单囊膨胀的低密度区，边缘清楚，有硬化，骨皮

质变薄,囊内可见散在的条索状骨纹和斑点状影,多见于长骨和肋骨。多囊者表现为圆或椭圆形的低密度区,边缘清楚。可有较短的骨嵴自边缘伸向囊腔,呈梅花瓣样。多见于股骨、髂骨和胫骨。

磨玻璃样改变:由纤维性成骨所至的致密影,骨纹消失髓腔闭塞,呈磨玻璃样。常并发于囊状膨胀性改变之中。

丝瓜囊状改变:骨膨胀增粗,皮质变薄,骨小梁粗大而扭曲。在长骨常表现为沿纵轴方向排列的粗大骨纹。病变与正常骨质分界清楚。多见于股骨和肋骨。

虫噬样改变:为单发或多发的溶骨性破坏。边缘锐利,类似转移瘤。

钙化:呈斑点状或半环状,较少见。

畸形:病变范围较大时,容易发生骨干弯曲。多见于下肢。

(2) 颅面骨:在颅面骨常非对称性地侵犯一侧颅骨穹窿、面骨及颅底。

硬化型:多见于颅底骨和面骨。颅底骨改变主要为均匀性骨质增生硬化。面骨改变多见于上颌骨,硬化区波及眼眶下缘及颧骨,并占据上颌窦窦腔,使上颌窦闭塞,眼球突出,面部畸形,形成所谓“骨性狮面”。

囊型:多见于颅盖骨。表现为局限性或广泛性的圆形、椭圆形低密度区,边缘清楚,可有硬化环。并可呈膨胀状使颅骨内、外板变薄,尤以颅骨外板变薄且外凸为显著特征。

混合型:具有以上两种表现,为广泛的骨质增生硬化,伴有单发或多发圆形、椭圆形低密度区,多见于颅盖骨。

2. CT 表现

因避免了骨性重叠,CT 能更准确地显示骨纤维异常增殖症的范围及特点。CT 表现(图 3-5-56)为患骨粗大或板障骨增厚,病变区呈磨玻璃样高密度结构,夹杂有斑片状边界模糊的略低密度区。发生于颅面骨者常可见多骨受累,无软组织肿块。

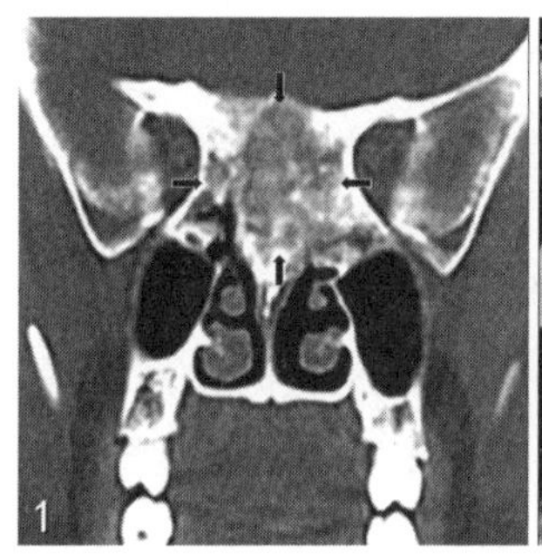

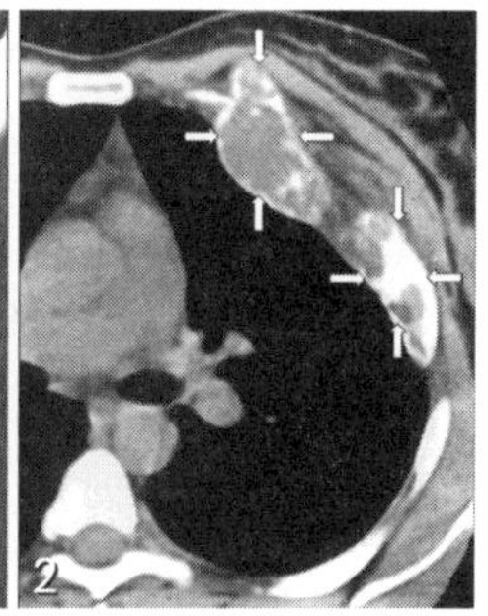

1. 面颅冠状面扫描,颅面骨混合型骨纤维异常增殖症,累及蝶骨、筛骨、上颌骨、鼻骨;2. 胸部纵隔窗,肋骨囊型骨纤维异常增殖症

图 3-5-56　骨纤维异常增殖症,CT

3. MRI 表现

骨纤维异常增殖症 MRI 无特征性表现，T1WI 多呈低信号，T2WI 呈不均匀或均匀高信号(图 3-5-57)。如果病灶生长加速，疼痛加重，影像检查显示溶骨性骨质破坏、肿瘤骨形成、明显软组织肿块，应考虑恶变。

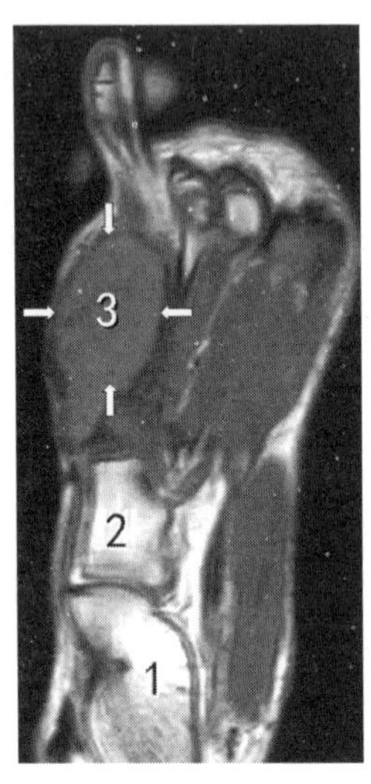

1. 跟骨；2. 舟状骨；3. T1WI，第 1 跖骨纤维异常增殖症，呈膨胀性均匀低信号

图 3-5-57　左足跖骨的骨纤维异常增殖症，MRI 横断面

4. 鉴别诊断

骨纤维异常增殖症需与以下疾病鉴别。

(1) 畸形性骨炎：以中老年多见，骨小梁增粗呈绳状，骨皮质增厚，颅骨外板呈绒状。

(2) 内生软骨瘤：多见于四肢短管状骨。囊状区常见沙砾样钙化。

(二) 畸形性骨炎

畸形性骨炎又称为变形性骨炎或佩吉特(Paget)氏病，不少学者认为可能是一种慢性病毒感染。实际上本病并非炎症，也不属肿瘤，有人认为它是一种骨组织代谢紊乱性疾病。少数病例可恶变为骨肉瘤。

发病年龄多在 40 岁以上，有阳性家族史者占 14%，男女比例为 3∶2。10% ~20% 的患者并无临床症状，往往在因其他疾病行 X 线检查时偶然发现。腰背痛是畸形性骨炎最常见的临床症状，多发生在负重骨骼。椎体发生病理性骨折时疼痛加重，如伴发骨肉瘤则病程进展迅速，很快出现神经压迫症状甚至下肢瘫痪。下肢长骨可发生畸形。颅骨受累者可出现头痛、耳鸣等症状，颅骨增厚使头颅周径增大。关节炎以髋关节和膝关节多见，表现为疼痛和功能障碍。临床根据受黑骨的多少，分单骨型和分骨型，以多骨型较为常见。

1. X线表现

最初表现为骨质破坏性病变，随后出现骨质增生，大量新骨形成。病变按发展过程可分为3期（图3-5-58）。

（1）破坏期：以骨质吸收、破坏为主，典型表现为局限性骨质疏松。颅骨，首先破坏外板，内板仍保持完整。长管状骨，除骨小梁减少外，还可见骨皮质变薄，病灶与正常骨质之间可见到“V”形分界线。椎体，可表现为病理性骨折。

（2）混合期：骨质破坏与修复同时存在。当颅骨外板尚有溶骨表现时，内板即已发生硬化。

（3）硬化期：以骨质增生为主。随着病变的发展，颅骨的外板逐步增厚，最后内外板界限完全消失，颅骨常增厚数倍。长管状骨则可见骨皮质增厚，骨小梁粗乱，并可发生弯曲畸形、不完全横形骨折、病理性骨折等。骨盆窄小，髋关节间隙变窄，严重者股骨头可凸入骨盆腔内。椎体中央骨小梁粗厚呈垂直平行排列，其间可见点状或不规则低密度区，有时椎体呈均匀性骨质密度增高，少数可见椎体压缩呈楔形，椎间隙一般正常。多个椎体受累时，常可致脊柱后凸畸形。病变也可侵及附件。

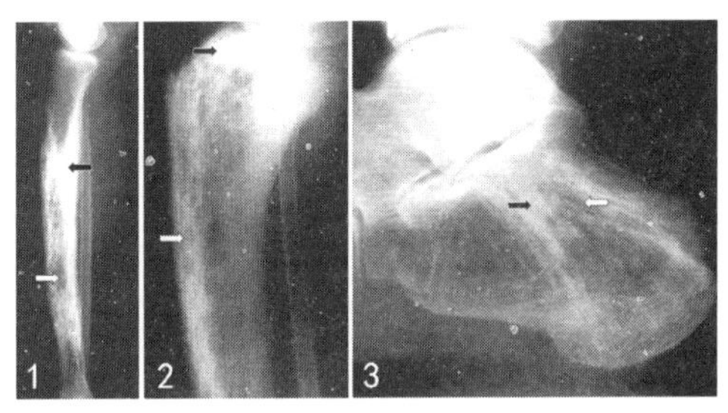

1. 左胫骨侧位，破坏期，病变累及骨干；2. 左胫骨侧位，混合期，病变累及骨干；3. 左跟骨侧位，硬化期；粗黑箭头—骨质增生；粗白箭头—骨质破坏

图3-5-58　畸形性骨炎，平片

2. CT表现

CT显示受累骨骼膨大、变形，骨皮质增厚、松化，呈不规则分层样改变，以股骨表现最为典型（图3-5-59）。病灶处骨质疏松，出现较大的小梁间隙，残存骨小梁粗大，排列紊乱。骨皮质松化的间隙、骨松质内的小梁间隙、骨髓腔呈脂肪密度，CT值平均为－59 HU。腰椎由于椎板和小关节突骨质疏松、膨大导致椎管变形、狭窄。下腰部前纵韧带骨化、逐渐增厚，并向上延伸。增厚的韧带附着处椎体骨小梁紊乱，逐渐出现畸形性骨炎改变。小骨突关节、骶髂关节面可部分消失。髋臼变深，股骨头内陷，骨盆变形。股骨颈、干粗大变形，受累之股骨头不增大。

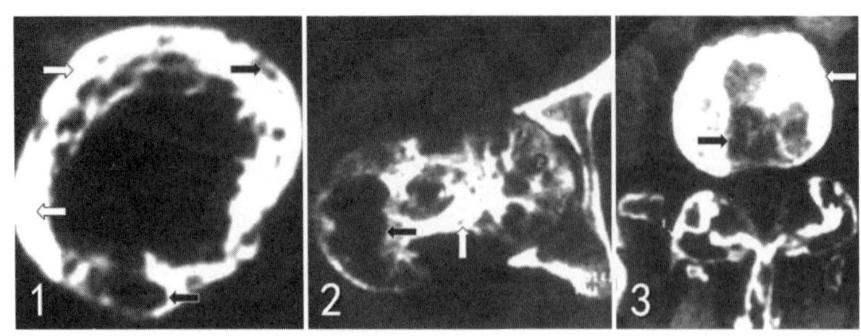

1. 右侧股骨骨干，破坏期；2. 右侧股骨头部和颈部，混合期；3. 腰椎，硬化期；粗白箭头—骨质增生；粗黑箭头—骨质破坏

图 3-5-59　畸形性骨炎，CT

3. 其他影像检查

畸形性骨炎患者可以做核素扫描、MRI 等项目检查，对于本病与肿瘤的鉴别诊断有一定帮助。

4. 鉴别诊断

畸形性骨炎需与下列疾病鉴别。

（1）成骨性转移瘤：畸形性骨炎和成骨性转移瘤鉴别诊断较难。

（2）骨纤维结构不良：多发于青少年，以疼痛、功能障碍及弓形畸形为症状，常伴有腰部、臀部及大腿皮肤色素沉着。X 光片显示病变位于长骨者常发生在干骺端，病变髓腔呈膨胀性溶骨改变，骨皮质变薄，厚薄不一。病变界限清楚，无骨膜反应。

（三）骨囊肿

骨囊肿又称为单发性骨囊肿、青年性骨囊肿、单纯性骨囊肿或孤立性骨囊肿等，可能因骨内出血伴有进行性骨质吸收、液化而形成的骨内良性、膨胀性病变，是常见的骨肿瘤样病变。好发于 5 ~ 15 岁儿童，绝大多数无临床症状。60% 的骨囊肿因病理性骨折而被发现。

1. X 线表现

骨囊肿好发于长骨干骺端，随年龄增长逐渐移向骨干（图 3-5-60）。位于肱骨、股骨近端，贴近骺板的囊肿为活动期；远离骺板的为静止期，发展缓慢。病灶呈椭圆形或锥形骨质破坏区，轻度膨胀，内部可见条状间隔。边缘清晰，无硬化缘。囊肿的壁在骺软骨板侧显示清晰锐利，在髓腔侧则较模糊。囊腔多位于骺端正中央，靠近骺软骨板，少数骨囊肿可穿过骺软骨板。病变邻近的骨皮质轻度变薄、完整，无骨膜反应。骨囊肿有病理性骨折时，碎骨片陷入囊腔内形成“骨折片陷落征”。

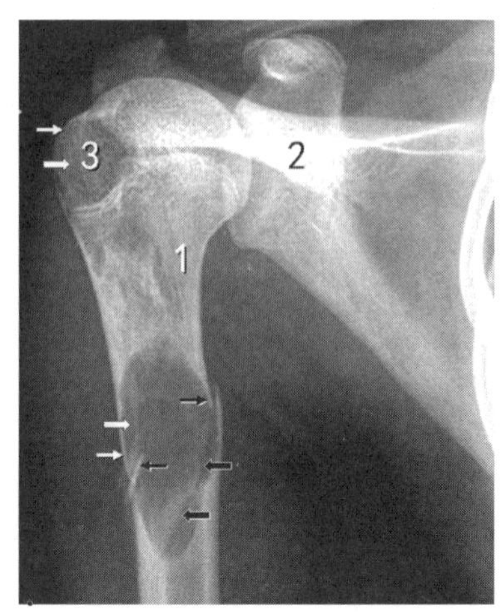

1. 干骺端；2. 肩胛盂；3. 膨胀性骨质破坏区；粗白箭头—病灶呈低密度；细白箭头—邻近骨皮质变薄；粗黑箭头—“骨折片陷落征”

图 3-5-60　右侧肱骨“骨折片陷落征”，正位片

2. CT 表现

骨囊肿为位于骨髓腔中央之圆形或椭圆形水样密度病灶，呈囊性膨胀性骨质破坏区（图 3-5-61）。偶见病灶内密度稍高，提示有出血可能，也显示为液-液平面。病灶周围一般无高密度硬化环，无骨膜反应。

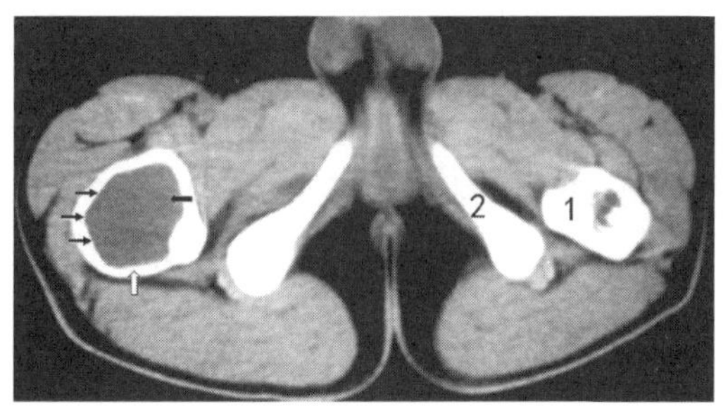

1. 左侧股骨小粗隆；2. 左侧耻骨；粗黑箭头—病灶呈低密度；粗白箭头—邻近骨皮质变薄；细黑箭头—病灶呈囊性膨胀性骨质破坏区，边缘清晰锐利

图 3-5-61　右侧股骨骨囊肿，CT 软组织窗

3. MRI 表现

病灶呈圆形或椭圆形，其长轴与长骨纵轴一致（图 3-5-62）。T1WI 多呈低或中等均匀信号，T2WI 呈明显均匀高信号。若囊液内有出血或含胶样物质，则 T1WI 和 T2WI 均呈高信号，少数呈多房改变时 T2WI 可见低信号纤维间隔。病灶周边骨壳呈圆圈样低信号，一般完整、清晰。局部骨皮质变薄，无骨膜反应。“骨片陷落征”在 T2WI 显示较清晰，在高信号的囊液中见低信号的骨片线条影。增强扫描，病灶不强化。

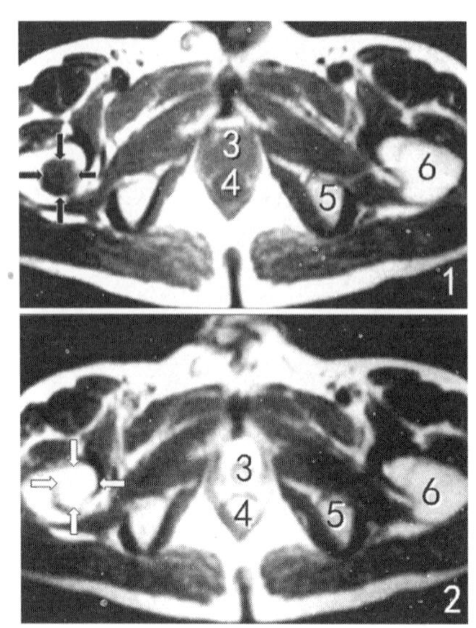

1. T1WI,右侧股骨颈骨囊肿呈均匀低信号;2. T2WI,骨囊肿呈均匀高信号;3. 前列腺;4. 直肠;5. 盆腔脂肪;6. 左侧股骨

图 3-5-62　右侧股骨骨囊肿,MRI 横断面

4. 鉴别诊断

骨囊肿需与下列疾病鉴别。

(1) 动脉瘤样骨囊肿:呈偏心性生长,显著膨胀,皮质吸收破坏。病灶内有骨嵴形成,液-气液平面较常见,囊变区之间实质部分可见钙化或骨化。

(2) 内生软骨瘤:多见于短管状骨,骨质破坏区有圆点状沙砾样钙化。

(3) 骨巨细胞瘤:多见于 20 岁以上者。好发于骨端而非干骺端。病变区膨胀更明显,膨胀方向呈横行。增强扫描,病灶内实性部分可有强化。

(四) 动脉瘤样骨囊肿

动脉瘤样骨囊肿因囊内充满血性液体并呈动脉瘤样扩张而命名是原因不明的肿瘤样病变。好发于 5 ~20 岁青少年,主要临床症状为局部疼痛和肿胀。病变靠近关节时引起关节运动功能障碍。脊椎发病可引起腰部带状疼痛,下肢进行性萎缩,大小便失禁,甚至截瘫。

1. X 线表现

病变呈偏心性、吹泡样膨胀性改变,骨皮质受压变薄或破裂,病灶与正常骨分界清楚,边缘光整伴有硬化(图 3-5-63)。病变可突入软组织,形成局限性肿块。

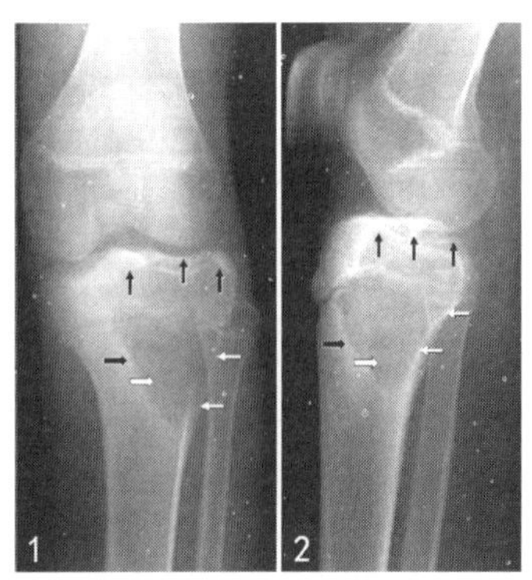

1. 左膝正位,左胫骨近端病灶偏外;2. 左侧位,病灶偏后;粗白箭头—病灶呈吹泡样膨胀性骨质破坏区;粗黑箭头—病灶周围骨质硬化;细白箭头—骨皮质变薄;细黑箭头—病变向膝关节生长

图 3-5-63　左胫骨近端动脉瘤样骨囊肿,平片

2. CT 表现

为单房、多房或肥皂泡样结构,骨皮质膨胀、变薄或破裂(图 3-5-64)。增强扫描边缘有强化,其内可见液-液平面,随体位改变而变化。囊状膨胀性骨破坏,其内充满液体密度,均质,无钙化,可见骨性间隔。囊内若显示有液-气液平面,上为水样低密度,下为略高密度,则为典型表现。局部骨皮质变薄,骨骼膨大。很少有软组织肿块。无骨膜反应。增强扫描,可见有粗大的供血血管,病灶内可见斑片状明显强化。

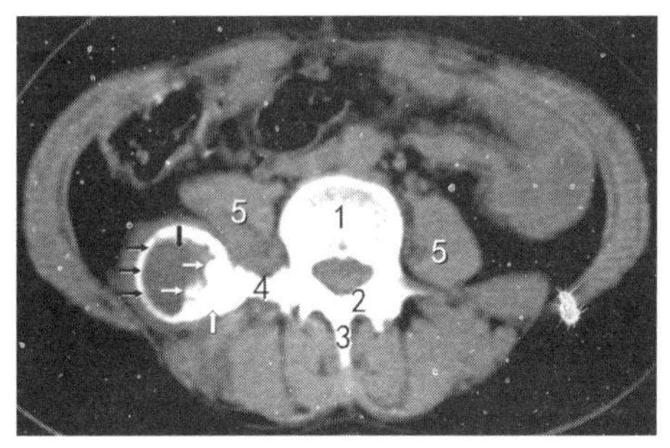

1. 椎体;2. 椎弓板;3. 棘突;4. 横突;5. 腰大肌;粗黑箭头—病灶为水样低密度;细黑箭头—骨皮质变薄;细白箭头—骨有骨嵴;粗白箭头—骨质增生

图 3-5-64　腰椎右侧横突动脉瘤样骨囊肿,CT

3. MRI 表现

好发在长管骨的干骺端,病灶呈显著膨胀的囊状表现。病灶主体 T1WI 呈低信号,T2WI 呈高信号(图 3-5-65)。腔内间隔均呈低信号。部分病例 T2WI 病灶内出现液-液平面,上部高信号区为浆液,下部低信号区为含铁血黄素沉积,是动脉瘤样骨囊肿的特征性表现。病灶周边骨壳呈圆圈样低信号,一般完整,边缘清晰。增强扫描,病灶内间

隔强化,T1WI 呈低等信号,T2WI 呈多发不均匀高信号,其间可见纤细的低信号间隔。随 T1WI 加重,病灶信号强度增高,或者病例出现 T2WI 可见液-液平面者,上方为高信号,下方为低信号。另外病灶中心活动度低,增强扫描可以显示病灶边缘性轻度强化,强化特点比 CT 灵敏度高。

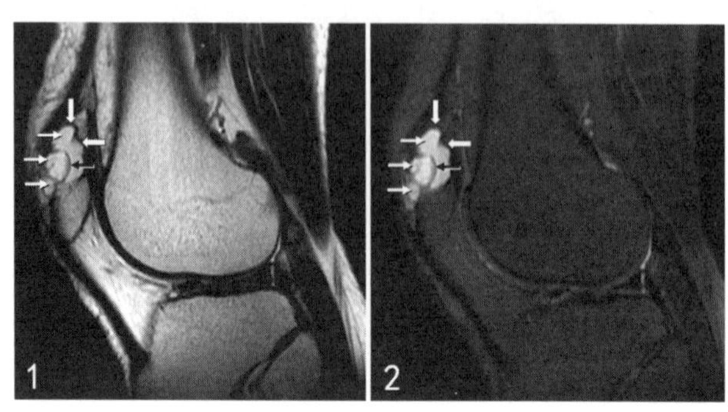

1. T2WI,病灶呈膨胀多囊状高信号区;2. T2WI FS,病灶信号更高;细白箭头—多囊腔;细黑箭头—腔内间隔呈低信号;粗白箭头—骨皮质变薄

图 3-5-65　左侧髌骨上缘动脉瘤样骨囊肿,MRI 矢状面

4. 鉴别诊断

动脉瘤样骨囊肿需与以下疾病鉴别。

(1) 骨巨细胞瘤:好发于 20 岁以上成人,位于骨端。骨端关节面下的骨皮质变薄,一般无骨膜增生(合并骨折时例外)。

(2) 纤维结构不良:好发于骨干、干骺端,呈磨玻璃样,膨胀不显著。

(3) 非骨化性纤维瘤:位于干骺端近骨干侧,长轴与骨干一致,膨胀不显著。

(4) 骨囊肿:病变好发于骨骼中心,呈纵向生长。无骨嵴或骨嵴较少,囊内密度较均匀,呈水样密度。CT、MRI 增强扫描无强化。

(姚立正)

任务 6　骨与关节先天畸形

骨与关节先天畸形指胚胎发育障碍所形成的骨与关节异常,在出生时即已存在。人类胚胎发育取决于遗传因素、机体内部各部分相互作用和环境条件的影响。诱发先天性畸形的原因很多,包括生物因素,如病毒、弓形体病和梅毒螺旋体等;物理因素,如各种放射线损伤;化学因素,如反应停、氨甲蝶呤、奎宁、巴比妥类、四环素、孕激素及某些避孕药物等;环境因素,如杀虫剂、工业粉尘及有机汞等;社会因素,如社会竞争、人际关系等。

一、脊柱畸形

人类脊柱在胚胎期发育较快,在数周内完成。椎体发育缺陷可分为:① 椎体分节不良,单侧分节不良称为骨桥,可导致脊柱侧弯。椎体前方分节不良可产生进行性驼背,后方分节不良可导致脊柱前突。两节以上的分节不良称为阻滞椎。② 椎体形成不良,侧方形成的半椎体会导致脊柱侧弯;后方半椎体可致脊柱后突。先天性椎体畸形多并发肋骨畸形。

(一) 移行椎

由脊柱错误分节所致,较常见。脊柱有 5 个移行带:即枕颈带、颈胸带、胸腰带、腰骶带和骶尾带。在移行带有脊椎变异叫作移行椎。整个脊柱的脊椎总数不变。移行椎分颅侧移行和尾侧移行两种。人体脊柱正常者仅占 40%,颅侧移行占 26%,尾侧移行占 34%。

1. 腰椎骶化

第 5 腰椎出现骶椎的特点,称为腰椎骶化。X 线片上表现为第 5 腰椎一侧或两侧横突宽而过长,与骶骨骨性融合或形成假关节,椎体间亦可融合。

2. 骶椎腰化

若 X 线片上,骶椎出现与骶翼分离的横突,甚至骶 1、2 间仅以椎间盘相连,即为骶椎腰化(图 3-6-1)。

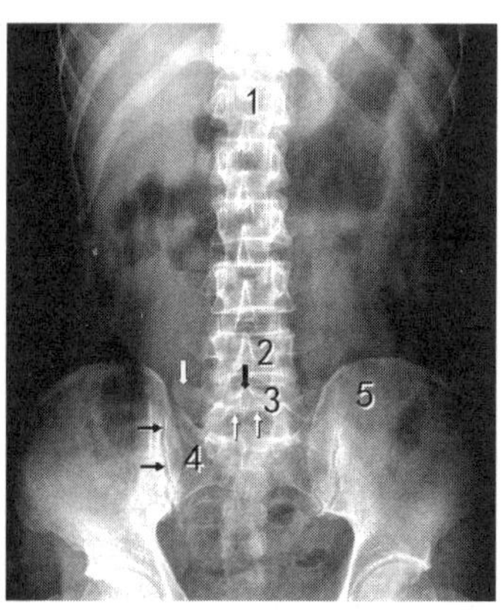

1. 第 12 胸椎;2. 第 4 腰椎;3. 第 5 腰椎;4. 骶骨翼;5. 髂骨翼;粗白箭头—横突与髂骨形成关节;粗黑箭头—棘突;细白箭头—椎弓板下缘;细黑箭头—骶髂关节

图 3-6-1 骶椎腰化,正位片

（二）椎体融合

椎体融合又称阻滞椎（图 3-6-2），是由于人体发育过程中椎体分节不良所致，常见于腰椎及颈椎。虽然多个椎体融合在一起，但其总高度不变，与正常一样。X 线平片显示两个或两个以上的椎体之间融合，可完全融合即椎间盘消失，也可部分融合即残留部分椎间盘痕迹，或只残留骨性终板。

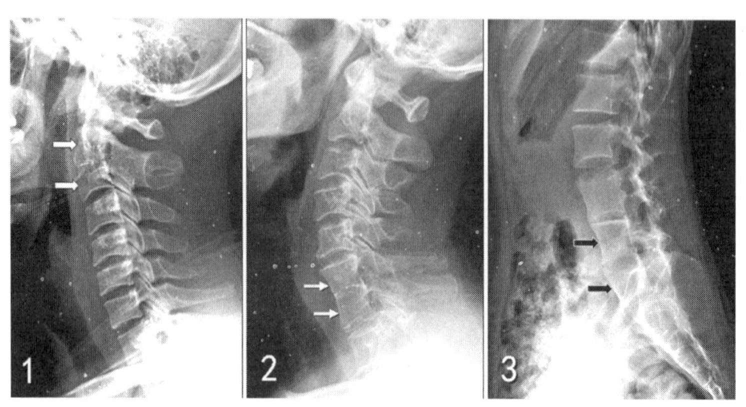

1. 颈椎左侧位，第 2、3 颈椎融合；2. 颈椎左侧位，第 6、7 颈椎融合；3. 腰椎左侧位，第 4、5 腰椎融合

图 3-6-2　椎体融合，平片

（三）裂椎及半椎体

胎儿时椎体被冠状裂及矢状裂分为前、后、左、右对称的四个骨化中心，随着人体生长发育而逐渐融合。有发育不良或不融合者，可表现为：

1．蝴蝶椎

若椎体两半不融合或仅部分融合，则形成裂椎（图 3-6-3）。在 X 线正位像上椎体中央部分很细，为两个不相连的楔形所构成，其形状似蝴蝶，又称蝴蝶椎。在侧位像上，椎体仍为方形，但椎体中部密度增浓。

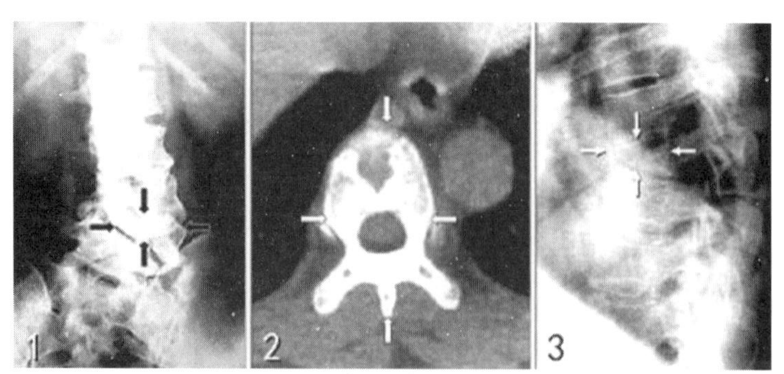

1. 腰椎左后斜位片，半椎体；2. 第 12 胸椎 CT，蝴蝶椎；3. 胸椎左侧位片，半椎体呈楔形

图 3-6-3　裂椎及半椎体

2. 楔形椎

若成对骨化中心的一个或成对骨化中心的各一半发育不良，则形成半椎体，常呈楔形，又叫楔形椎，呈向内或向前的楔形。半椎体可累及单一或数个椎体。累及数个椎体时，某一侧可发生椎体融合。胸部半椎体，常合并肋骨发育畸形，多发生在半椎体的对侧。

裂椎及半椎上、下邻近的椎体常代偿性地过大发育从而引起脊柱侧弯或后突畸形。

（四）脊柱裂

脊柱裂（图 3-6-4）是小儿椎管发育过程中产生的各种异常表现，定义为躯干中线间质、骨、神经结构融合不全或不融合。其表现形式多种多样。常为隐形脊柱裂，即两侧椎弓未闭合但无脊膜、脊髓膨出；显性脊柱裂则伴有脊膜膨出或脊膜、脊髓膨出。X 线平片可显示这些异常，但目前最佳确诊方法是 MRI。

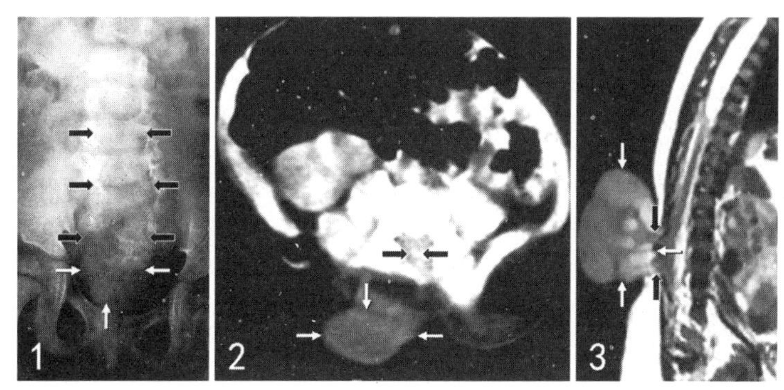

1. 腰骶部正位片；2. 腰部 CT；3. 腰部 MRI 矢状面；粗黑箭头—椎板裂隙；细白箭头—膨出的椎管内容物

图 3-6-4　真性脊柱裂

（五）寰椎枕骨化

寰椎与枕骨相融合又称寰枕融合。融合可能为全部，也可仅局限于前椎弓、后椎弓或侧块。它们常使寰椎向一侧旋转和倾斜，引起代偿性面骨不对称。单纯寰椎枕骨化一般无症状，但常合并寰枢椎脱位。

（六）椎弓崩裂及脊椎滑脱

椎弓崩裂是指脊椎的椎弓狭部（关节突间部）骨不连接称为椎弓狭部不连，又叫椎弓崩裂。椎弓峡部可能存在着先天性的发育缺陷或潜在的薄弱区，创伤可诱发峡部缺损的出现。在椎弓崩裂的基础上发生脊椎滑脱移位称为真性脊椎滑脱。由于椎间小关节病变或椎间盘病变所引起的椎体向前滑脱，而无椎弓崩裂者，称为假性脊椎滑脱。

椎弓崩裂多见于 20 ~ 40 岁男性，少数见于儿童。部分患者有明确的创伤史，局部有疼痛、压痛或功能障碍。临床上仅有椎弓峡部裂者可无症状,或有较轻的下腰部疼痛。如伴有脊椎滑脱,可有持续性下腰部疼痛,并常伴有一侧或两侧下肢放射性疼痛。

1. X线表现

X线检查除摄取腰椎正、侧位片外,还应摄左、右斜位片,以便发现椎弓关节间部的骨缺损、确定病变为一侧性还是两侧性(图3-6-5)。椎弓崩裂以腰、骶交界部位最常见。也有的患者同时累及数节脊椎,极个别发生在颈椎。

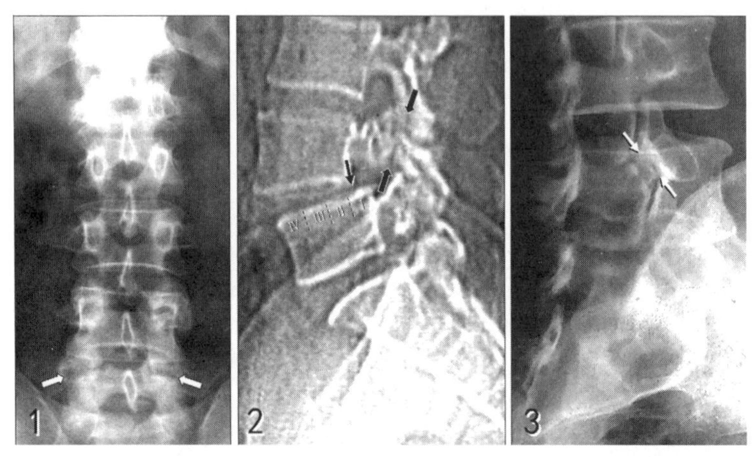

1. 正位,第5腰椎双侧椎弓崩裂;2. 左侧位,第4腰椎椎弓崩裂,椎体向前滑脱;3. 左后斜位,第5腰椎左侧椎弓崩裂;粗白箭头—"八字征";粗黑箭头—椎弓峡部裂;细黑箭头—第4腰椎椎体向前滑脱Ⅱ度;细白箭头—"猎狗项圈征"

图3-6-5　双侧椎弓崩裂,平片

(1) 前后位:在环形的椎弓根影下方见一由内上斜向外下的低密度裂隙,宽约2 mm,边缘不整,有硬化缘。双侧同时发生者称"八字征"。第4腰椎及其以上的峡部裂较易显示。伴有滑脱时,滑脱之椎体下缘常模糊不清,重叠在下一椎体上缘而显示新月形致密影。滑脱椎体之棘突影与上一椎体的棘突影常不在一条直线上。

(2) 侧位:椎弓峡部缺损位于椎弓根的后下方,上下关节突之间,为自后上斜向前下的裂隙样骨质缺损,边缘可有硬化。如单侧椎弓峡部裂,其裂隙可不完全或显示不清。只有两侧均发生峡部裂才能发生椎体滑脱。有滑脱时,裂隙两边的骨质可有分离和错位。椎体滑脱时,伴随脊椎一起向前滑脱的有上关节突、椎弓根和横突,而下关节突及棘突为固定部分。

侧位片上可以观察有无滑脱,对滑脱的程度进行测量。测量脊椎滑脱程度的方法很多,麦尔丁氏(Meyerding's)法简单实用:以第5腰椎滑脱为例,将第1骶椎上缘由后向前纵分为4等份,根据第5腰椎椎体后下缘与骶椎上缘的对应位置来衡量第5

腰椎向前滑脱的程度。脊椎滑脱分为 4 度,第 5 腰椎椎体向前滑脱后下缘对应骶椎上面的后 1/4 者为Ⅰ度滑脱,超过后 1/4 对应由后向前的第 2 个 1/4 者为Ⅱ度滑脱,依此类推。

(3) 斜位:左、右斜位为诊断椎弓崩裂的最好位置。正常脊椎在斜位片上呈猎狗形状。椎弓崩裂即在“狗颈部”出现一条带状低密度裂隙,称为“猎狗项圈征”。脊椎滑脱时,可见椎弓根、横突和上关节突随椎体前移,形似狗头被砍掉。有时邻近的上、下关节突挤入缺损间隙,可将间隙部分掩盖。裂隙内也可见小的游离骨块。

2. CT 表现

椎弓崩裂(图 3-6-6)在 CT 横断面上表现为上位椎体向前移位,使椎体后缘与其椎弓的间距增宽,椎管前后径增加。因椎间盘未移位而在椎体后缘形成条带影,易误认为椎间盘膨出,在椎弓狭部层面可显示狭部不连。采用多角度 MPR 重建可更清楚地显示狭部不连情况。

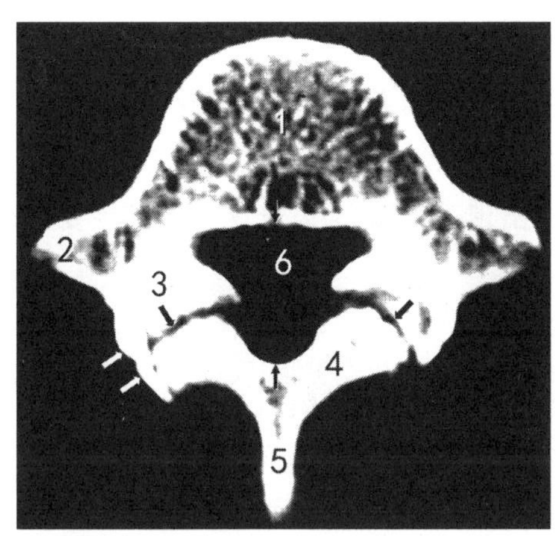

1. 椎体;2. 横突;3. 椎弓椎;4. 椎弓板;5. 棘突;6. 椎管;细黑箭头—椎管前后径增宽;粗黑箭头—椎弓狭部裂;粗白箭头—骨质增生

图 3-6-6　第 4 腰椎双侧椎弓崩裂,CT 骨窗

(七) 脊柱侧弯畸形

脊柱侧弯畸形分为原发性和继发性。原发性脊柱侧弯病因不明,多见于女性,一般在 6 ~ 7 岁开始发病,较轻,进展缓慢。椎体继发骨化中心出现(10 岁)以后,侧弯畸形迅速发展,1 ~ 2 年内即可产生严重的畸形,约在骺融合前一年,侧弯就停止发展。侧弯畸形常伴有脊柱扭转,造成胸廓畸形和驼背。继发性脊柱侧弯包括先天性脊柱畸形,如半椎体、神经纤维瘤病、小儿麻痹症、胸部病变等。

侧弯多发生在胸椎上部,其次为胸、腰段。一般正位观脊柱呈“S”形(图 3-6-7),有 3 个弯曲,中间一个为原发侧弯,上、下两个为代偿性侧弯。原发侧弯部位的椎间隙左、右不等宽,凸侧宽,凹侧窄,椎体向凸侧移位。病程较久者可出现椎间盘退行性改变。

若有脊柱扭转，凸侧椎弓向内移位，凹侧多显影不清，甚至消失，棘突亦向内侧移位。

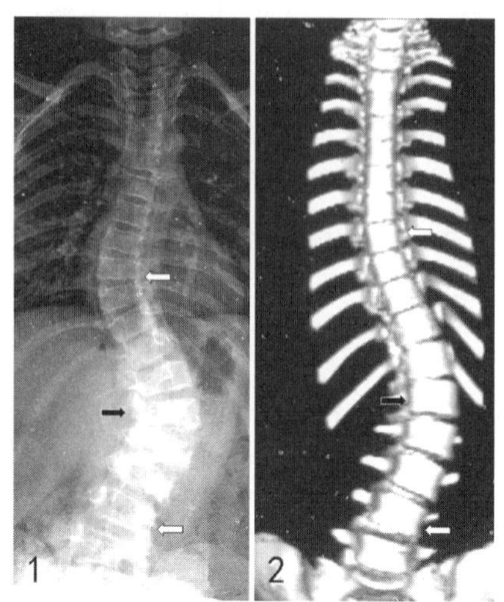

1. 正位；2. CT 三维重建；粗黑箭头—原发侧弯；粗白箭头—代偿性侧弯

图 3-6-7　脊柱侧弯畸形

（八）肋骨畸形

肋骨在发育过程中可出现下列畸形，X 光平片为其主要检查方法（图 3-6-8）。

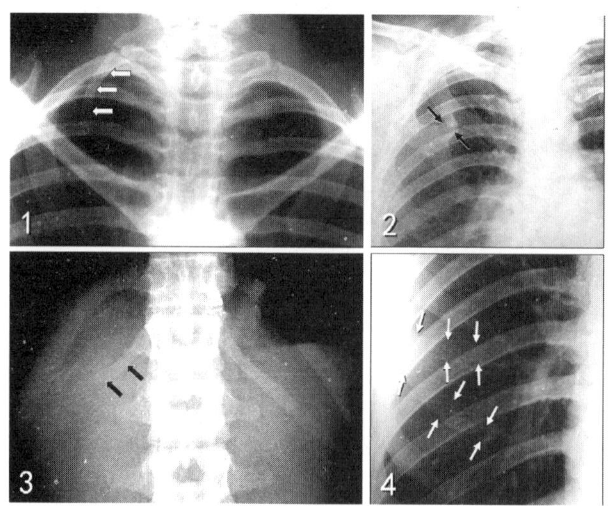

粗白箭头—右侧颈肋；细黑箭头—右侧第 2—3 肋联合；粗黑箭头—右侧第 12 肋细小；细黑箭头—右侧叉状肋

图 3-6-8　肋骨畸形，正位片

（1）颈肋：第 7 颈椎横突处可出现 1 根或 1 对肋骨，长短不一，形态不同。颈肋无症状，少数病例出现锁骨下动脉和臂丛神经受压症状。

（2）第 1 肋畸形：可完全不发育、两侧不对称、短小、肋骨端可分叉。

（3）肋联合：多发生在右侧肋骨后端，脊柱旁，好发于第2—6肋骨，其间多以骨桥相连。

（4）叉状肋：一个或多个肋骨的胸骨端呈分叉状。

（5）腰肋：肋骨常发育不全、短小，与第1腰椎横突形成关节。

（6）肋骨发育不全：较少见，肋骨一部分或多数发育不全，甚至缺如。

二、四肢骨与关节畸形

（一）并指（趾）畸形

并指（趾）畸形是最常见的手、足部畸形，可能只侵犯软组织（皮肤性并指畸形）或同时侵犯骨质。并指畸形大多数为常染色体显性遗传，但也有散发病例。单侧或双侧均可发生，男女之比为2∶1。

并指只发生在指的近段称为部分并指畸形（图3-6-9）；波及全指者称为完全性并指畸形；仅仅末节指合并称为指端并指畸形，常伴有多指、短指等畸形。

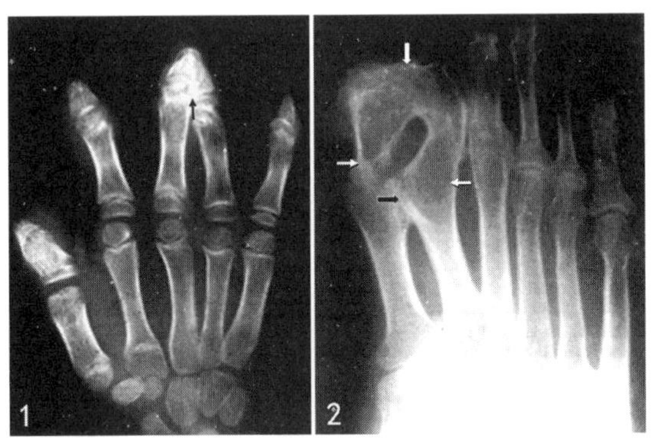

1. 左手正位，中指和无名指；2. 左足正位，第1、2趾完全性并趾畸形；细黑箭头—指端并指畸形；粗白箭头—趾端并趾；粗黑箭头—跖骨头部相并；细白箭头—第1、2跖趾关节融合

图3-6-9　并指（趾）畸形，正位片

（二）马蹄内翻足

马蹄内翻足为最常见的足部畸形，约占足部畸形的90%。原因迄今不明。一般于出生时即出现，可一侧或两侧。主要病理改变是内侧跟腱缩短，舟骨向内旋转移位，距骨头脱位，致使前足内收倒转及向背后弯曲畸形。X线表现为（图3-6-10）：

（1）跗骨。发育不良及位置改变。

（2）距骨。扁而宽，近端关节面呈切迹状，通过距骨的中轴线远离第1跖骨。

（3）跟骨。短而宽，前部可能增大，向内翻转及向后上方移位，几乎和胫骨相接触。

（4）舟骨及骰骨。均向内移位。

（5）跖骨。互相靠近重叠，第5跖骨肥大及第1跖骨萎缩等。

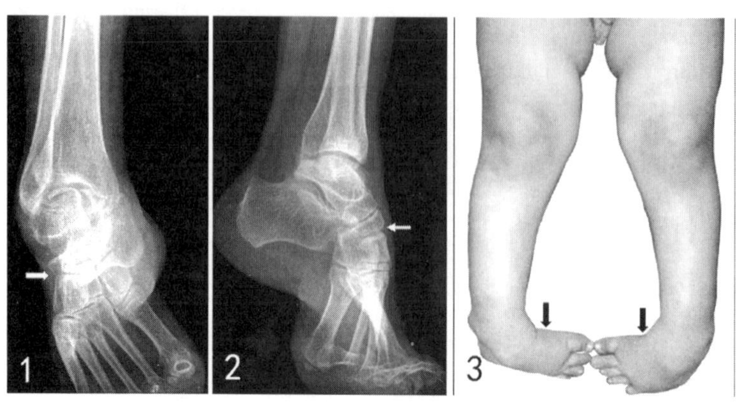

1. 正位片;2. 侧位片;3. 照片,双足内翻

图 3-6-10　马蹄内翻足

(三) 锁骨畸形

锁骨畸形是一次化骨中心骨化障碍所致,发生于一侧或双侧锁骨,为完全性或部分性锁骨缺损,以部分缺损较多见。患者颈长,肩窄且塌陷,锁骨陷窝不明显,肩部活动范围加大。如为双侧者,两肩可在胸前相互靠拢。锁骨发育不全合并颅骨病变者,称为颅锁发育不全。

X 线表现为锁骨外侧 1/3 或中段骨质缺损,内 1/3 不发育者少见。中部缺损者可形成假关节。

(四) 先天性肩胛骨高位症

先天性肩胛骨高位症又称为 Sprengel 氏畸形。在胎儿发育过程中,肩胛骨形成于颈部,以后逐渐下降至正常位置。当下降发生障碍时,即产生肩胛骨高位症。以女性多见。单侧比双侧多。

X 线表现为患侧肩胛骨发育较小,位置高,其上缘相当于或超过第 1 肋骨头。肩胛骨内缘向中线方向移位,肩胛盂小而浅。肩锁关节位置亦高。肩胛骨与下颈椎棘突间可有肩椎骨骨桥相连;常伴其他畸形,如颈椎半椎体和分节不良等畸形。

(五) 马德隆氏畸形

马德隆氏(Madelung's)畸形是由于桡骨远端内侧骨骺发育不良所引起的前臂和腕部畸形,多发生于 6 ~ 13 岁的女孩。近 1/3 有遗传性。后天性者,多与发育期间的骨骺损伤有关,一般为单侧性。由于桡骨远端内侧骨骺发育障碍,而外侧骨骺发育正常,所以随着骨骺和骨干的生长,使整个桡骨变短,内侧更短,以致桡骨向着后外方弯曲,并有尺桡远侧关节半脱位。

X 线表现为桡骨短而弯曲,尺骨相对较长(图 3-6-11)。桡骨远端向背外侧弯曲,其骨骺呈三角形变形,尖端指向内侧,桡骨远端关节面向掌侧及尺侧倾斜,其关节面的内倾角加大（正常 27°），内侧有缺损。尺骨向远端和背侧突出，桡骨远端关节面与远端突出的尺骨形成“V”形切迹，腕骨角变小（正常值 131.5°）。近侧腕骨失去其正常的排列次序和弧度，而形成以月骨为前端的尖角状排列。远侧尺、桡关节因桡骨缩短而呈半脱位。侧位片上桡骨远端关节面向前倾斜角度加大，尺骨的远端指向后方。

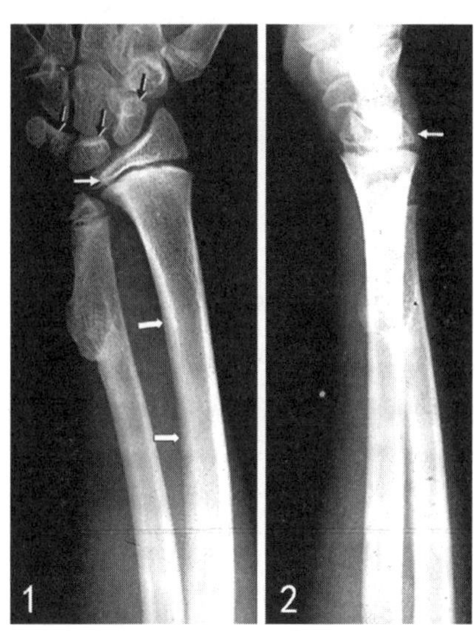

1. 正位；2. 侧位；粗白箭头—桡骨远端向外侧弯曲；细白箭头—桡骨远端骨骺呈三角形，内小外大；细黑箭头—近侧腕骨失去其正常的弧度

图 3-6-11　右侧马德隆氏畸形，平片

若双侧马德隆氏畸形合并肢中段短肢型侏儒症，称软骨生成障碍，又称为 Leri－Weill 综合征。

（六）先天性尺桡骨联合

先天性尺桡骨联合是尺、桡骨近端的先天性骨性联合。男性多见，一般为双侧性。因尺、桡骨近端有骨性联合，所以近侧尺桡关节丧失了旋转功能。

X 线表现为尺骨与桡骨近端有骨性联合，长 4～8 cm。严重者尺、桡骨完全联合成一骨。

（七）先天性胫骨弯曲

先天性胫骨弯曲又称胫、腓骨骨干弓状骨质增厚，指受累骨向前或向后方弯曲，同时合并向内或向外侧回转，常合并腓骨发育不良及足骨畸形。其特点是先天性、无痛性、双侧非进行性小腿弯曲，大多数病例胫、腓骨骨干中段对称性向前凸，也有向内、向后和向外凸，后侧皮质增厚。

X 线表现为胫骨向前弯曲者（图 3-6-12），于其弯曲最明显处骨质增厚，但越近骨的两端骨质增厚的程度就逐渐减轻。向内及向后变形者，常常合并足外翻。常合并病理性骨折或合并因骨折愈合不良所致的假关节。

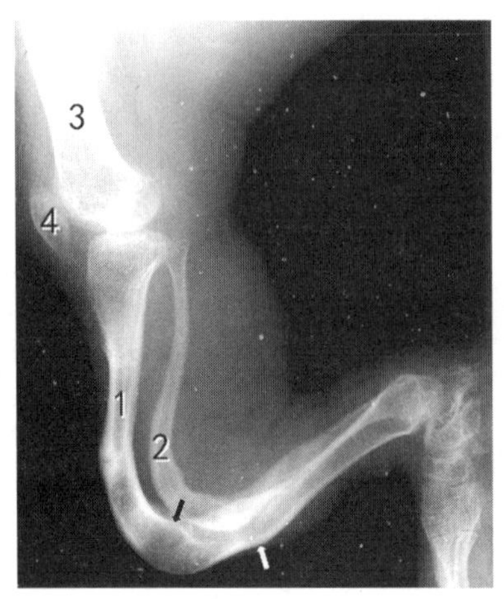

1. 胫骨;2. 腓骨;3. 股骨;4. 髌骨;粗黑箭头—弯曲最明显处;粗白箭头—骨质增厚

图 3-6-12　左侧先天性胫骨弯曲,左侧位片

(八) 先天性髋内翻

先天性髋内翻是由先天性骺板发育异常,股骨颈内侧钙化过程受阻,导致股骨颈内侧发育异常所致。女孩发病率较高,多为单侧。患儿在开始行走之前一般无症状,行走后出现臀中肌松弛的无痛性跛行。大粗隆与髂骨接触时,才出现疼痛。如为双侧病变,行走时呈鸭步。股骨颈弯曲内翻,肢体短缩。患髋外展、内收、旋转受限。屈氏(Trendelenburg's)征(单足站立试验)阳性。影像表现:

(1) 髋臼改变:髋臼变浅,髋臼角大于25°(图3-6-13)。连续测量髋臼角,可了解髋内翻进展程度,决定是否需要手术矫形、矫正多少才能防止畸形复发。

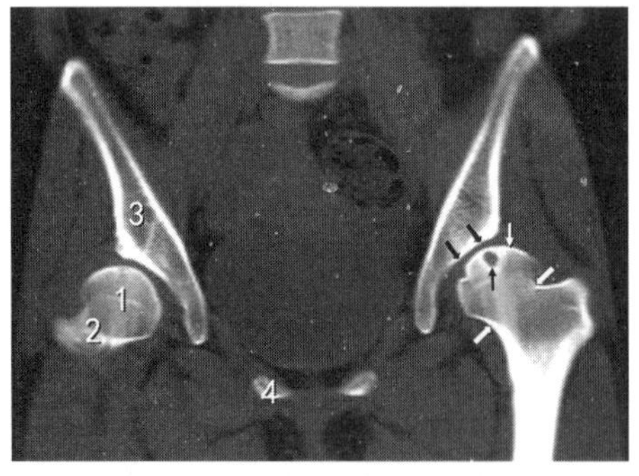

1. 股骨头;2. 股骨颈;3. 髂骨;4. 耻骨;粗黑箭头—髋臼变浅;细白箭头—股骨头向上移位;粗白箭头—股骨颈变短;细黑箭头—股骨头滑膜疝

图 3-6-13　先天性髋内翻,CT 冠状面重建

(2) 股骨头改变:向上移位。晚期病例的股骨头变得扭曲呈椭圆形。

(3) 股骨颈改变:股骨颈变短,内侧与股骨交界处可见一个三角形骨块,密度较低,呈倒“V”形,为一块骨质发育不良区,边缘与周围骨质有明显的界限。

(4)颈干角改变:颈干角小于120°,可达90°以下,甚至成锐角。

(九)先天性髋关节脱位

先天性髋关节脱位是髋臼发育不良及髋关节韧带松弛引起的一种先天性畸形。也可能与胎儿在子宫内胎位异常,承受不了正常的机械性压力,影响髋关节的发育有关。多为女性,新生儿和婴儿症状不明显。患者一般开始行走的时间较晚。单侧脱位者有跛行。双侧脱位者,站立时骨盆前倾,臀部后耸,腰部明显前凸,行走呈鸭步。患者仰卧位,双侧髋、膝关节各屈曲90°时不在同一平面。推拉患侧股骨时,股骨头可上下移动似打气筒样。髋关节外展活动受限。屈氏征阳性。

1. X线表现

怀疑有先天性髋关节脱位的患者,应在出生后3个月以上(在此之前髋臼大部分还是软骨)拍双侧髋关节正位片,可显示髋臼发育不良、髋关节脱位。拍片时加性腺防护板。

(1)髋臼角改变:髋臼角增大(图3-6-14),说明此髋臼窝较浅,髋臼发育不全。即使股骨头的二次骨化中心在髋臼内,以后仍有可能发生髋关节脱位。

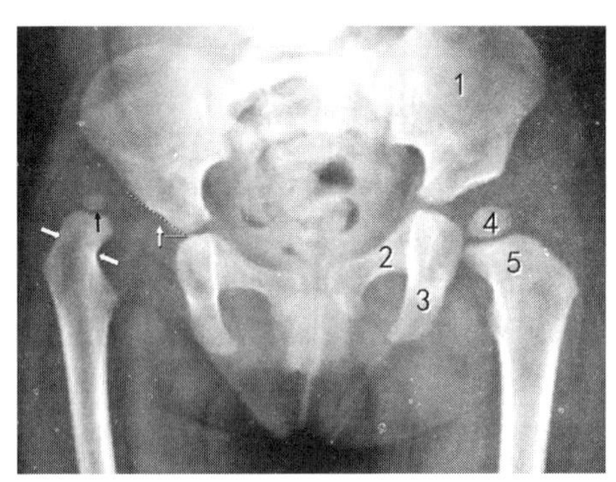

1. 髂骨;2. 耻骨;3. 坐骨;4. 股骨头化骨中心;5. 股骨颈;细白箭头—髋臼角增大;细黑箭头—股骨头骨化中心变小;粗白箭头—股骨颈缩短

图3-6-14 右侧先天性髋关节脱位,正位片

(2)股骨头位置的改变:可以通过髋关节正位片上测量沈通氏线、柏金氏方格划分法、$h-f$测量法,或通过投照髋关节蛙式位片等来确定。

沈通氏(Shenton's)线或耻颈线:髋关节正位,股骨颈的下缘与闭孔的上缘及内侧缘连续起来所形成的弓形曲形。正常时为一连续的光滑曲线。髋关节脱位或股骨颈骨折移位时,此线不连续。

柏金氏(Perkin)方格划分法:由髋臼外上缘向两侧Y线中心(髋臼底)各做一条垂线,将髋臼分为4个象限。正常情况下,股骨头的骨化中心在内下象限。如不在内下象限,提示有髋关节脱位。

$h-f$ 测量法:新生儿和婴儿时股骨头骨骺未出现,此时可用测量 h 和 f 的方法来观察。h 为股骨颈部上端外侧与 Y 线的垂直距离。f 为股骨颈上端内侧处(A 点)向 Y 线引一平行线,此线向内侧与坐骨支的相交点为 B 点。A 和 B 之间距离为 f。当脱臼时,h 变小,f 增大。

髋关节蛙式位片:正常情况下股骨干中轴线向上延长,通过髋臼内侧。脱位时此线只能通过髋臼外侧。

(3) 股骨头骨化中心的改变:与健侧比较,患侧变小,形态不规整,外侧变扁。

(4) 股骨的改变:股骨发育细小。股骨颈缩短,颈干角小于 120°。

(5) 骨盆的改变:患侧骨盆发育较小,坐骨支、耻骨支和髂骨翼发育均小。骨盆向健侧倾斜。

2. 超声检查

超声诊断先天性髋关节脱位是一种简便易行的方法,可以用于出生 1 个月的婴儿。从声像图上可测出髋关节脱位指数,表示髋关节脱位、半脱位和发育不良的程度。声像图还可以显示髋关节活动时髋臼与股骨头之间是否适应。

三、骨骼发育障碍性疾病

凡能影响骨骼发育、生长、外形和结构的原发性骨骼疾病都称为体质性骨病。骨与软骨发育障性疾病是体质性骨病中的一类,病因大都不明,大部分人认为是先天性遗传疾病。

(一) 软骨发育不全

软骨发育异常为先天性发育畸形,可能由于胚胎期存留在骨骼内的成软骨细胞不能正常成熟。随着骨骼增长成软骨细胞留在干骺端且保留了增生能力,在适当的条件下发展成软骨性肿块。男性发病率稍高于女性,一般在儿童期或青年期发病。

软骨发育不全四肢短小,属短肢型侏儒症。身高中等度短,出生时身长平均 47 cm。四肢短小以上臂和大腿短更为明显,因此称为肢根性短肢。上臂和大腿的皮肤相对增长形如套袖。第 3、4 指常自然分开,形状像三股叉,称“三叉手”畸形。胸腰段后凸,下腰椎前凸,臀部向后凸,因此躯干侧面观,形成一条特殊的曲线。头大,前额突出,鼻根低平。到儿童晚期和成年时期身材短小显得更为突出,身长平均约 120 cm。

1. X 线表现

好发于生长活跃的长骨干骺端,如膝关节上下、尺桡骨下端、肱骨上端(图 3-6-15),而手部特别指骨是最常见的部位。

(1) 长骨的改变:在干骺端有大小不等、形状各异、边界清楚的软骨化区呈柱状条纹状排列。干骺端有不规则的扩大,骨干缩短、变弯、骨皮质增厚,相邻的骨骺呈斑点状。在指骨,有膨大的不规则的囊性透光区,其中夹杂致密的钙化索条及斑点,使指骨变形。

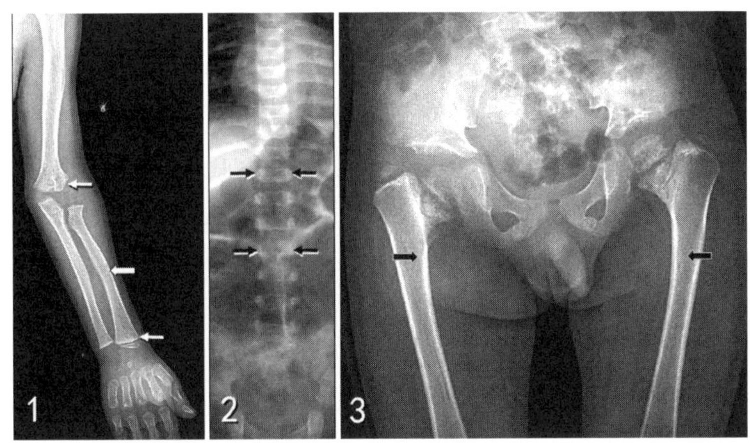

1. 左上肢正位;2. 脊柱正位;3. 股骨正位;细白箭头—扩大的干骺端;粗白箭头—桡骨变短并弯曲;细黑箭头—椎体变扁,第1—5腰椎,椎弓间距离逐渐变小;粗黑箭头—双侧髋内翻

图3-6-15　软骨发育不全,平片

(2) 颅骨的改变:颅盖大,前额突出,顶骨及枕骨亦较隆突,但颅底短小,枕大孔变小而呈漏斗状,其直径可能只有健康者的1/2。如伴发脑积水则脑室扩张。

(3) 脊椎的改变:椎体厚度减少,但脊柱全长的减少要比四肢长度的减少相对少很多。自第1腰椎~第5腰椎,椎弓间距离逐渐变小。脊髓造影可见椎管狭小,有多处椎间盘后突。

(4) 骨盆的改变:骨盆狭窄,髂骨扁而圆,髋臼向后移接近坐骨切迹,有髋内翻,髋臼与股骨头大小不对称。病灶在髂骨可见软骨柱呈扇形放射至髂嵴。

(5) 其他改变:肋骨变短,胸骨宽而厚。肩胛角变钝,肩胛盂变浅变小。

2. 鉴别诊断

软骨发育异常需与下列疾病相鉴别。

(1) 骨干连续症:有明显的遗传性,表现为多发性外生性骨疣,干骺端膨大如喇叭状。

(2) 骨斑点症:骨斑点广泛分布全身,骨结构正常,无内生软骨性肿块。

(3) 纤维结构不良:虽为囊性病变,但好发于骨干及颅骨,边缘不清楚。

(二) 成骨不全

成骨不全又称为脆骨病,为常染色体显性或隐性遗传性疾病。由于缺少成骨细胞成骨过程发生障碍,全身骨质疏松骨骼脆性增加。骨折、蓝色巩膜、牙齿发育不全和听力障碍为其四大特点。根据发病年龄和病变的严重程度可将其分为先天型、婴儿型及晚发型3种。先天型(胎儿型或Vrolik氏病),胎儿在子宫内起病,病情严重,大多为死胎,或产后短期内死亡;婴儿型,发病时间在出生1年以内,病情虽较胎儿型为轻,但预后不佳;晚发型(Lobstein氏脆骨症),多见于新生儿或婴幼儿,发病年龄愈早,病情愈严重，随着年龄增大，病情逐渐减轻。大多数患儿可以长期存活。

成骨不全主要症状有全身多处自发性骨折，以长骨和肋骨为好发部位。骨折疼痛不重，愈合迟缓。反复多发骨折造成肢体畸形，如身材矮小，小腿弯曲，婴幼儿期头颅畸形呈倒三角形，底为颅顶构成，前额宽且前凸，枕及颞骨向后向外凸出，双耳被推向外下方。颅骨脆弱，柔软有皮囊感。脊椎可明显向后凸或侧弯。骨盆亦可发生畸形。蓝色巩膜为常见表现，约占90%以上，这是由于巩膜透光度增加，蓝色的脉络膜色素外显所致。部分患者可伴有进行性耳聋、听力障碍。肌肉无力、关节韧带松弛、生长发育迟缓等亦为常见症状。

X线主要表现为骨质密度减低，普遍性骨质疏松，骨皮质变薄，骨折、骨痂形成和骨骼畸形等。但受累的骨骼也有其各自的表现(图3-6-16)。

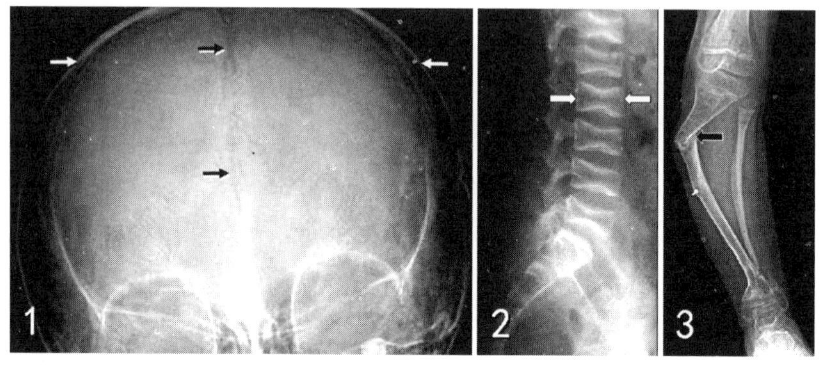

1. 头颅正位；2. 腰椎右侧位；3. 左下肢正位；细白箭头—颅骨骨板变薄；细黑箭头—颅缝增宽；粗白箭头—椎体常变扁，双凹变形；粗黑箭头—左侧胫骨骨干骨折

图3-6-16　成骨不全，平片

1. 头颅骨

呈短头型。颅骨骨板变薄，严重者颅骨似一薄膜，骨密度减低。囟门和颅缝增宽，闭合延迟，常有许多缝间骨，以顶枕区最为多见。头颅因向颞侧凸出而变宽，致使耳朵伸向外下方。亦有并发扁平颅底凹陷者。有少数病例颅骨非但不薄，反而增厚，并伴有弥漫性颗粒状骨质疏松，不可误认为其他疾病。

2. 躯干骨

密度减低，椎体常变扁，其上、下面均凹陷呈双凹变形。肋骨和骨盆也密度减低，常有骨折和各种畸形。

3. 长管状骨

长管状骨可分为粗短型、细长型和囊型3类。

(1) 粗短型：发生在胎儿和婴儿，病变严重。X线特点为四肢长骨变短变粗，多发骨折和广泛的骨痂形成及弯曲畸形，其内看不见骨小梁等结构。

（2）细长型：病变较轻，发病较晚。X线特点为四肢长骨干变细，骨皮质变薄，骨密度减低，骨小梁结构不清。长骨的干骺端常较大。在年龄较大的病例，长骨干骺端可见致密横行线影，呈直线形或波浪形。骨折发生时间可较迟，迟至儿童或成人，可见不同时期的多发骨折或骨痂。长骨骨干常呈不同程度的弯曲，严重者可弯曲呈"C"形，除反复骨折外，骨质软化也是该种畸形的重要原因。

（3）囊型：很少见，生后即开始，呈进行性。骨内出现多数囊样区，似蜂窝状，以下肢明显，随着年龄增大病变更加显著。同时见有反复骨折，长骨弯曲畸形，骨皮质变薄及骨质密度减低。

（三）石骨症

石骨症又称大理石骨、原发性脆性骨硬化、硬化性增生性骨病、粉笔样骨等，可能由于明显缺乏正常的破骨细胞或破骨细胞功能缺陷，大量钙化的软骨基质的存在使骨质硬化，骨髓腔明显缩小甚至闭塞，绝大多数病例为隐性遗传。

石骨症可分恶性型和良性型两种。恶性型，主要见于婴幼儿，特点为进行性贫血，血小板减少，肝脾肿大，淋巴腺病，脑积水和自发性骨折。由于颅底畸形可出现颅神经压迫症状，常有失明。患者对感染的抵抗力减低，常因反复感染等原因早期死亡。良性型，多见于成年人，通常无症状或症状轻微，常因自发性骨折或体格检查时被发现。偶有肝脾肿大和视听障碍。当骨硬化增生引起茎乳孔缩窄时，可出现面瘫。部分良性型患者有贫血。

X线表现为全身性骨骼受累的疾病（图3-6-17）。

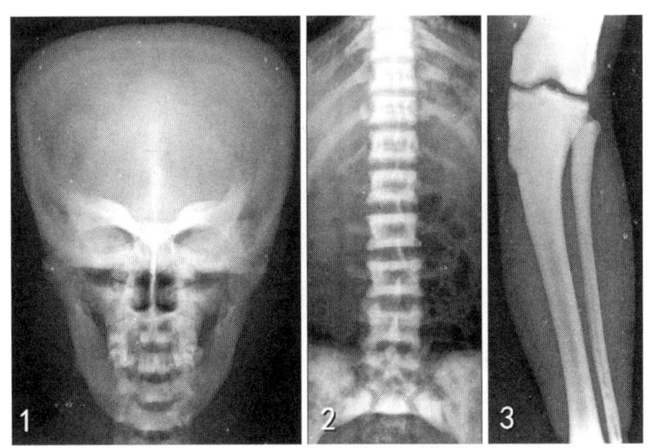

1. 颅骨正位，颅骨硬化，颅底更显著；2. 腰椎正位，椎体呈"夹心蛋糕征"；3. 左下肢正位，普遍性骨质增生，骨髓腔变窄

图3-6-17　石骨症，平片

1．颅骨的改变

广泛性的颅骨硬化，尤以颅底更显著，特别是蝶骨体及大、小翼均明显硬化，蝶鞍可缩小。颞骨及枕骨也可硬化，使板障密度增高，失去3层的分界。顶骨、额骨及颜面骨可不受侵犯或仅有轻微变化。视神经孔变窄且边缘模糊。乳突小房及鼻窦变小或发育不全。

2．脊椎骨的改变

椎体上、下缘特别致密，其间密度低者为正常骨质，组成3层带状影，形成夹心椎，又名"夹心蛋糕征"，为石骨症的特征性X线表现。

3．长管状骨的改变

骨质增生，髓腔变窄或消失，干骺端可呈多条互相平行或呈波状致密条纹，称为"骨内骨"。干骺端可呈杵状变形，尤其胫骨上端内侧边缘不光整呈粗锯齿改变。

4．其他骨骼的改变

髂骨翼典型改变为平行髂嵴的多层同心弧状硬化带呈"年轮样"。肋骨和锁骨均可呈均匀硬化，可见到骨折。在掌骨、跖骨、指骨及趾骨内常有界限分明的骨岛出现。

（四）蜡油样骨病

蜡油样骨病又称单肢型骨硬化、流动性骨质硬化症、蜡泪样骨硬化症等，增生的骨质自上而下沿骨干流注，似蜡烛表面的蜡油。蜡油样骨病多数发生于5～20岁，早期无明显症状，但随着病情恶化加重，受累患肢的痛感更强烈，活动时痛感明显加重，并且痛感与年龄成正比。患肢关节增粗可出现渐进性包块，质地比较硬，有压痛，关节活动受限。患者易劳累，常伴有肢体缩短。

1．X线表现

X线平片为首选检查方法，典型改变者（图3-6-18）多数能明确诊断。

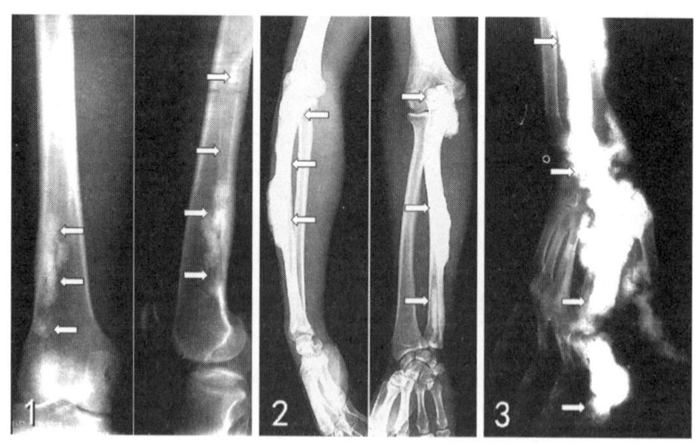

1. 右侧股骨正、侧位，病变位于外后方；2. 右侧前臂正、侧位，病变累及尺骨和肘关节；3. 手正位，病变累及桡骨、腕关节、第1—3掌骨、第2掌指关节和食指

图3-6-18　蜡油样骨病，平片

(1) 发病部位。好发于四肢长管状骨,下肢较上肢多见。多侵犯单一肢体的一根或数根骨骼。

(2) 形态结构。骨内病变为沿骨长轴走行的索状骨质硬化,边缘不规则。骨干的病变多靠近骨皮质内侧。骨外病变为骨皮质外不规则性骨硬化,表面高低不平,好似蜡烛油由上向下流注的影像,故称为蜡泪样骨硬化症。病变也可侵犯腕骨,为斑点状硬化,或为索条状硬化越过腕骨。

CT 可显示病变细节,作为补充检查项目。MRI 诊断意义不大,一般不选用。

2. 鉴别诊断

需与骨斑点症、石骨症、硬化性骨髓炎等相鉴别。

(1) 骨斑点症:为海绵骨的多发斑点状骨质硬化,并无骨质的烛油样新骨形成。

(2) 石骨症:全身骨质普遍硬化,骨皮质增厚,骨髓腔变窄,骨骼轮廓无波浪状变形,容易继发病理性骨折。

(3) 硬化性骨髓炎:病变多局限于某一根骨骼内,骨皮质增厚,局部呈梭形隆起,骨髓腔增生硬化。

(五) 马凡氏综合征

马凡氏综合征(Marfan's Syndrome)又叫蜘蛛指(趾)综合征,属先天性遗传性结缔组织疾病,为常染色体显性遗传。主要表现为骨骼、眼和心血管系统受累。

1. 骨骼肌肉系统

四肢细长,蜘蛛指(趾)(图 3-6-19),双臂平伸指距大于身长,双手下垂过膝,上半身比下半身长。长头畸形、面窄、高腭弓、耳大且低位。皮下脂肪少,肌肉不发达,胸、腹、

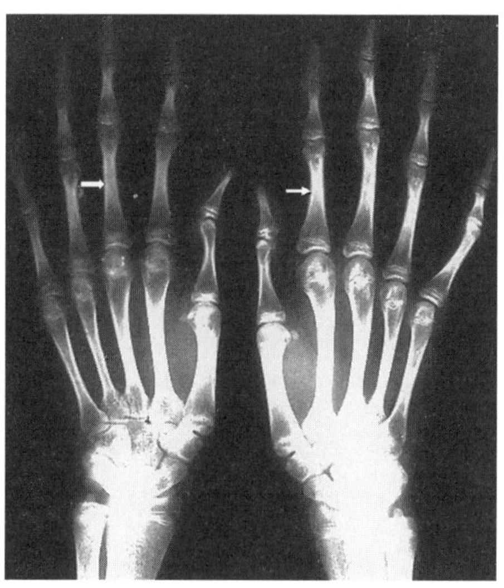

粗白箭头,指骨变长;细白箭头,骨干密度增高

图 3-6-19　蜘蛛指,双手正位片

臂皮肤皱纹。肌张力低,呈无力型体质。韧带、肌腱及关节囊伸长、松弛,关节过度伸展。有时见漏斗胸、鸡胸、脊柱后凸、脊柱侧凸、脊椎裂等。

2. 眼

有晶体状脱位或半脱位、高度近视、白内障、视网膜剥离、虹膜震颤等。男性发病者多于女性。

3. 心血管系统

约 80% 患者伴有先天性心血管畸形,如主动脉进行性扩张、主动脉瓣关闭不全、主动脉窦瘤、夹层动脉瘤、二尖瓣脱垂、二尖瓣关闭不全、三尖瓣关闭不全等。可合并先天性房间隔缺损、室间隔缺损、动脉导管未闭、法乐氏四联征、主动脉缩窄等,也可合并各种心律失常,如传导阻滞、预激综合征、房颤、房扑等。

(辛立旭)

参考文献

[1] 白人驹,张雪林. 医学影像诊断学. 3 版. 北京:人民卫生出版社,2010.
[2] 王振宇,徐文坚. 人体断面与影像解剖学. 2 版. 北京:人民卫生出版社,2010.
[3] 李萌,樊先茂. 医学影像检查技术. 3 版. 北京:人民卫生出版社,2014.
[4] 王鸣鹏. 医学影像技术学(CT 检查技术卷). 北京:人民卫生出版社,2012.
[5] 刘树伟. 人体断层解剖学图谱. 济南:山东科学技术出版社,2007.
[6] 辛春. 临床实用影像解剖彩色图谱. 北京:北京大学医学出版社,2010.